# *A Cura da Artrite*

# *A Cura da Artrite*

## O MILAGRE DA MEDICINA QUE PODE ESTACIONAR, REVERTER E ATÉ CURAR A OSTEOARTRITE

*Edição revista por*
DR. JASON THEODOSAKIS *e* SHEILA BUFF

Edição original pelo Dr. Jason Theodosakis, Brenda Adderly e Barry Fox

*Tradução*
MIRTES FRANGE DE OLIVEIRA PINHEIRO

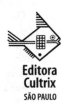

Editora
Cultrix
SÃO PAULO

Título original: *The Arthritis Cure.*

Copyright da edição revisada © 2004 Jason Theodosakis.

Copyright das ilustrações © 1997 Jackie Aher.

Todos os direitos reservados. Nenhuma parte deste livro pode ser reproduzida ou usada de qualquer forma ou por qualquer meio, eletrônico ou mecânico, inclusive fotocópias, gravações ou sistema de armazenamento em banco de dados, sem permissão por escrito, exceto nos casos de trechos curtos citados em resenhas críticas ou artigos de revistas.

A Editora Pensamento-Cultrix Ltda. não se responsabiliza por eventuais mudanças ocorridas nos endereços convencionais ou eletrônicos citados neste livro.

### Dados Internacionais de Catalogação na Publicação (CIP)
### (Câmara Brasileira do Livro, SP, Brasil)

Theodosakis, Jason

A cura da artrite : o milagre da medicina que pode estacionar, reverter e até curar a osteoartrite / edição revista por Jason Theodosakis e Sheila Buff. Edição original pelo dr. Jason Theodosakis, Brenda Adderly e Barry Fox ; tradução Mirtes Frange de Oliveira Pinheiro. — São Paulo Cultrix, 2008.

Título original: The arthritis cure
Bibliografia
ISBN 978-85-316-1005-9

1. Artrite — Exercícios terapêuticos 2. Artrite — Tratamento 3. Cura 4. Glicosamina — Uso terapêutico 5. Osteoartrite — Obras de divulgação 6. Sulfatos de condroitina — Uso terapêutico I. Buff, Sheila.

08-01579

CDD-616.7223
NLM-WE 348

### Índices para catálogo sistemático:
1. Osteoartrite : Cura : Medicina 616.7223

O primeiro número à esquerda indica a edição, ou reedição, desta obra. A primeira dezena à direita indica o ano em que esta edição, ou reedição, foi publicada.

| Edição | Ano |
|---|---|
| 1-2-3-4-5-6-7-8-9-10-11 | 08-09-10-11-12-13-14-15 |

Direitos de tradução para o Brasil
adquiridos com exclusividade pela
**EDITORA PENSAMENTO-CULTRIX LTDA.**
Rua Dr. Mário Vicente, 368 — 04270-000 — São Paulo, SP
Fone: 2066-9000 — Fax: 2066-9008
E-mail: pensamento@cultrix.com.br
http://www.pensamento-cultrix.com.br
que se reserva a propriedade literária desta tradução.

*A todos aqueles que conseguem transformar um desafio
em uma missão valorosa*

— Dr. Jason Theodosakis

# Agradecimentos

À minha família, por sua paciência e compreensão; a Jessica Galow, por seu apoio e motivação; à dra. Lisa Summer, por seus comentários inseridos no capítulo sobre doenças reumáticas; a Sheila Buff, por ser uma pessoa maravilhosa de se trabalhar, e a Heather Jackson, por manter este projeto em andamento.

# Nota importante para os leitores

O objetivo deste livro é exclusivamente fornecer informações. Ele não deve servir como prescrição nem substituir recomendações médicas. *Antes* de iniciar o programa, discuta com seu médico todos os aspectos de A Cura da Artrite. Se tiver alguma doença ou estiver tomando qualquer medicamento de venda livre ou controlada, consulte o médico antes de começar o programa ou alterar ou interromper o uso dos medicamentos.

O fato de *websites* ou outros recursos serem mencionados neste livro como possíveis fontes de informação não significa que eu, meu co-autor e o editor endossamos qualquer informação ou recomendação que eles possam conter. Da mesma forma, o fato do meu próprio *website* em inglês ser mencionado não significa que meu co-autor e o editor endossam qualquer informação ou recomendação que ele contenha.

Nem o título nem o conteúdo deste livro têm a intenção de sugerir que o uso dos suplementos recomendados erradicará totalmente a osteoartrite. As evidências, cuidadosamente apresentadas no livro, revelam que os suplementos nutricionais recomendados costumam ser eficazes, até por longos períodos. Mesmo assim, não ofereço garantias de que *todo* indivíduo se beneficiará deste programa.

Para proteger a privacidade dos pacientes mencionados no livro, foram usados pseudônimos e, em alguns casos, pequenos detalhes biográficos foram alterados.

# Sumário

NOTA DO DR. THEODOSAKIS .............................................. 13

PREFÁCIO ........................................................................... 15

1. Osteoartrite tem cura? ..................................................... 17
2. Quando as articulações adoecem ..................................... 37
3. Uma nova esperança para derrotar a osteoartrite ............ 47
4. IAS: mais uma arma para o arsenal terapêutico ............... 73
5. A cura da artrite .............................................................. 82
6. Como escolher e usar suplementos para artrite ............... 96
7. O problema dos analgésicos ............................................ 116
8. Exercícios que ajudam, e não que machucam ................. 135
9. Uma alimentação saudável é muito importante .............. 165
10. Como combater a depressão ......................................... 187
11. Você *pode* evitar a osteoartrite .................................. 204
12. Revisão da doença reumática ....................................... 222

REFERÊNCIAS .................................................................. 245

# Nota do dr. Theodosakis

Por que menciono a palavra *cura* na mesma frase de "doença crônica"?

Por *cura*, refiro-me ao alívio parcial ou completo dos sintomas da osteoartrite. Elaborei o programa descrito neste livro e o usei em meus pacientes, obtendo resultados impressionantes. Alguns deles não tinham conseguido obter alívio com os tratamentos convencionais, ou não toleraram esses tratamentos. Alguns permanecem sem sintomas, mesmo os que pararam de tomar os suplementos. A segurança e a eficácia dos suplementos apresentados neste livro foram comprovadas por estudos clínicos de longo prazo realizados com seres humanos. Ao ler este livro e discutir com seu médico se usa ou não os suplementos, você deve ter em mente o seguinte:

- Osteoartrite é uma doença variável – ou seja, duas pessoas com o mesmo estágio de lesão da cartilagem podem ter sintomas diferentes e responder diferentemente ao tratamento.
- Se sua cartilagem estiver totalmente desgastada até o osso, suas chances de cura certamente serão remotas. Ainda assim, o programa descrito neste livro poderá proporcionar um grande alívio, ajudar a adiar a cirurgia (às vezes por anos) e a evitar os riscos associados aos analgésicos e tratamentos tradicionais para osteoartrite. Este programa representa um tratamento alternativo mais seguro e, talvez, mais eficaz do que muitas terapias convencionais.
- A edição anterior de *A Cura da Artrite* apresentou ao público os benefícios da glicosamina e da condroitina. Esta edição traz mais informações sobre esses suplementos, introduz um novo agente modificador da doença e analisa as questões relacionadas com potência e pureza.
- Infelizmente, cerca de 80% dos produtos à base de glicosamina e condroitina vendidos hoje em dia têm uma quantidade insuficiente de ingredientes ou apresentam problemas significativos de qualidade. Portanto, se você não teve êxito, pode ser que tenha usado o produto errado. Meu objetivo é corrigir isso, para que você tenha a maior chance possível de melhorar o seu estado de saúde.

- Alguns casos de osteoartrite secundária são reversíveis, e existem outras doenças que imitam os sintomas da osteoartrite. O tratamento da doença de base pode eliminar de vez os sintomas da artrite. Portanto, é importantíssimo um diagnóstico minucioso para que se possa determinar o melhor tratamento. Antes de tratar os sintomas, obtenha um diagnóstico preciso.

# Prefácio

O campo da medicina é uma mistura fascinante de ciência, arte e filosofia. Como tempo e recursos são limitados, muitas vezes questões comerciais e políticas determinam as práticas e crenças médicas. Eu sabia que essas questões, e não a ciência, constituiriam um obstáculo ao reconhecimento e, mais tarde, à aceitação daquela que foi considerada uma idéia radical – o primeiro tratamento capaz de alterar o curso da osteoartrite (AO), essa doença dolorosa.

A realização e publicação de estudos clínicos são fundamentais para o avanço da medicina. É igualmente importante que essas informações sejam transmitidas para o público e para os médicos de forma compreensível. Existem mais de 2.200 periódicos biomédicos, e o volume de estudos publicado em poucos meses é maior do que o médico médio poderia ler ao longo de toda a sua carreira. Uma grande quantidade de pesquisas de qualidade e informações valiosas nunca chega ao conhecimento das pessoas que mais precisam dela.

Como professor e conferencista, tenho um talento natural para transmitir informações. Minha estratégia para acelerar a aceitação dessa extraordinária abordagem à osteoartrite foi, em primeiro lugar, instruir o público, depois me concentrar nas comunidades médica e científica e, por fim, atingir os formuladores de políticas de saúde.

Na medicina, às vezes leva tempo para mudar um tratamento, principalmente se os responsáveis pela implementação dessa mudança estiverem política ou financeiramente motivados a manter o *status quo*. Mas, no final, a ciência vence, e o novo substitui o velho.

Esse foi o caso de quase todos os grandes avanços alcançados na medicina, uma tendência que será mantida no futuro. O que me motivou a acelerar essa mudança no caso da osteoartrite não foi apenas a grande necessidade do público. Eu esperava mudar o tratamento da artrite porque as terapias tradicionais, na minha opinião, violam o juramento de Hipócrates de "Não causar danos".

Além de encobrir os sintomas sem abordar as raízes do problema, o tratamento tradicional da osteoartrite, por si só, produz um sofrimento significativo. Mais de 16.000 pacientes morrem todos os anos tentando obter alívio da dor implacável causada pela artrite.

Sabemos que o uso de apenas um dos nove passos apresentados neste livro – os suplementos de glicosamina, condroitina e IAS – pode reduzir tremendamente ou eliminar a necessidade que a maioria das pessoas tem de tomar medicamentos de venda livre ou controlada para aliviar a dor. O programa de tratamento como um todo poderá salvar milhares de vidas por ano nos Estados Unidos. Isso superou em muito minha esperança de fazer algo de bom como membro dos milhões de profissionais da saúde.

Embora este seja um livro popular de saúde, eu não gostaria de ser chamado de médico "alternativo". Minha rigorosa formação médica me proporciona uma base sólida sobre medicina convencional, e tenho grande respeito pelos milagres que ela é capaz de realizar. Contudo, todas as práticas e princípios médicos são alternativos antes de serem aceitos. Com milhões de pessoas seguindo parte ou todo o programa de tratamento para aliviar a dor da artrite, a Cura da Artrite está no caminho certo para se tornar o tratamento convencional de primeira linha. Esta edição revisada e atualizada inclui todas as maravilhosas informações e estudos publicados desde a primeira edição do livro, em 1997.

Dr. Jason Theodosakis

# I

# OSTEOARTRITE TEM CURA?

**O que é osteoartrite?**
**Por que a cartilagem é o alvo da doença?**
**Quais são os sintomas de osteoartrite e que articulações são afetadas?**
**O que causa a osteoartrite?**
**Quem tem osteoartrite?**
**Qual a diferença entre osteoartrite e artrite reumatóide?**
**Como diagnosticar osteoartrite?**
**Que substâncias estão sendo usadas para curar a osteoartrite?**

Começa com um pouco de rigidez no joelho direito. Nada com o que se preocupar. Então você percebe que a dor está aumentando, que de vez em quando tem dificuldade para andar e que sente muita dor ao correr. Talvez sinta um pouquinho de "rigidez matinal" nos quadris, e subir e descer escadas se torna um sacrifício. É preciso fazer alguma coisa — afinal, você tem a vida pela frente! Decide, então, ir ao médico.

O exame é rotineiro, praticamente apenas uma sondagem. Enquanto você está deitado na mesa de exame forrada com papel, o médico movimenta sua perna para cima e para baixo e de um lado para outro. "Dói quando movimento sua perna assim?", ele pergunta. Quando você responde que sim, ele diz: "Hum, vou pedir uma radiografia."

A radiografia mostra um estreitamento irregular no espaço articular entre os ossos do joelho direito. Franzindo o cenho ao analisar as radiografias, o médico faz o diagnóstico: "Você tem osteoartrite. Quer dizer, artrite 'de desgaste'. Na verdade a osteoartrite começa entre dez e vinte anos antes que os primeiros sintomas se manifestem."

"Por que o senhor não me disse isso há vinte anos? Assim eu teria parado de jogar tênis naquelas quadras duras e futebol com os amigos nos finais de semana. O que vou fazer agora?", diz você, ansioso.

"Tome aspirina ou ibuprofeno para a dor", responde o médico animadoramente. "E não exercite muito o joelho."

"Mas como peguei essa doença?"

"A osteoartrite é praticamente inevitável", responde o médico. "Quase todo mundo da sua idade tem. O problema é a cartilagem que protege as extremidades dos ossos. Ela se desgasta, e sem essa cartilagem para manter os ossos separados, eles raspam entre si, provocando dor e rigidez. Osteartrite é basicamente isso. Podemos tratar a dor até certo ponto, mas, infelizmente, não há mais nada a fazer."

## *A principal causa de incapacidade e dor crônica*

A artrite acomete quase 70 milhões de americanos, ou aproximadamente um em cada três adultos.[1] À medida que a população envelhecer e desenvolver mais obesidade, diabete e lesões articulares, esse número só aumentará. Neste exato momento, cerca de 60% dos americanos com mais de 65 anos, ou perto de 21 milhões de pessoas, têm artrite. A previsão é que esse número dobrará em poucas décadas — até 2030, mais de 41 milhões de adultos mais velhos nos Estados Unidos terão artrite ou dor articular crônica.

A artrite não causa apenas um leve desconforto — é a principal causa de incapacidade entre os adultos americanos. Na verdade, é responsável por cerca de 17% dos casos de incapacidade em todo o país, uma porcentagem muito maior do que a de cardiopatia, que responde por cerca de 11% dos casos de incapacidade.[2] Atualmente, a artrite restringe as atividades cotidianas de mais de sete milhões de americanos; até 2020, esse número deverá chegar a 12 milhões, à medida que a população envelhecer.

A incapacidade causada pela artrite acarreta custos enormes para os doentes, suas famílias e a economia do país. Todos os anos, a artrite consome 15 bilhões de dólares em custos médicos diretos relativos a 44 milhões de consultas ambulatoriais e 750.000 hospitalizações. O custo total estimado para a sociedade, inclusive perda de produtividade no trabalho, gira em torno de 83 bilhões de dólares por ano.[3]

A artrite não é uma doença, mas um grupo de doenças cujas características em comum são dor, inflamação, limitação dos movimentos e destruição articular. Três de cada cinco portadores de artrite têm menos de 65 anos — a artrite não é uma doença exclusivamente de idosos.

Embora mais de cem doenças afetem o sistema musculo-esquelético, a osteoartrite é disparadamente a mais comum, mais do que todas as outras formas de artrite juntas. Como ela se torna mais freqüente à medida que envelhecemos, muitas pessoas simplesmente presumem que deva ser parte normal do processo de envelhecimento, que a dor articular é como cabelo grisalho ou rugas, algo que se deve esperar. Mas, na verdade, a osteoartrite geralmente começa na meia-idade ou até mesmo mais cedo, quase sempre muitos anos antes de serem detectados os primeiros sintomas.

Em uma articulação acometida por osteoartrite, a cartilagem que reveste as extremidades dos ossos se degenera, permitindo que os ossos entrem em contato. Além disso, pode ocorrer o desenvolvimento de esporões e cistos ósseos, e as estruturas em volta da articulação, como tendões, ligamentos e músculos, ficam tensas, inflamadas e doloridas. O principal sintoma da osteoartrite é dor; inflamação (inchaço, rubor e calor locais) geralmente só constitui um problema mais tarde, durante o curso da doença. Muitas vezes, entretanto, a osteoartrite não produz dor — os principais sintomas são rigidez e menor flexibilidade das articulações. Algumas pessoas não notam essa perda da amplitude de movimento, uma vez que ela tende a ser bastante gradual. Por exemplo, talvez você não consiga virar a cabeça para o lado com a mesma facilidade de antes ao dar marcha a ré no carro. Mesmo que não sinta dor no pescoço, esse pode ser um sinal de osteoartrite na parte superior da coluna.

Até recentemente, os médicos americanos achavam que a osteoartrite era incurável. É por isso que o tratamento comumente prescrito é estritamente paliativo, destinado apenas a aliviar a dor sem abordar as verdadeiras causas da doença ou o problema articular. Para casos leves, os médicos prescrevem analgésicos, como paracetamol (Tylenol®), ou antiinflamatórios não-esteróides (AINEs), como aspirina ou ibuprofeno (Motrin®, Advil®). Injeções de esteróides, como cortisona e opiáceos (narcóticos), são reservadas para os casos mais resistentes. Infelizmente, os analgésicos e antiinflamatórios têm problemas. Eles aliviam a dor temporariamente, mas no longo prazo simplesmente suprimem os sintomas enquanto a doença avança. Os efeitos colaterais desses medicamentos vão desde aqueles incômodos aos claramente perigosos — a cada ano milhares de pessoas morrem em decorrência dos efeitos adversos de antiinflamatórios, paracetamol e esteróides. Para piorar ainda mais a situação, pesquisas recentes indicam que os antiinflamatórios não-esteróides, inclusive os novos inibidores de COX-2, cicloxigenase-2, (como Vioxx®, Celebrex® e

Bextra®),[4] na verdade podem fazer com que certas características da osteoartrite progridam mais rapidamente.[5,6,7] Além disso, esses novos medicamentos podem ter outros graves efeitos colaterais (veja o Capítulo 7 para saber mais detalhes).

Portanto, depois de mascarar a dor durante anos com medicamentos enquanto sua doença piora progressivamente, talvez você tenha de procurar um cirurgião para substituir seus quadris ou joelhos por próteses. Mas, mesmo com a nova articulação, sua capacidade funcional não será a mesma de antes da artrite. A cirurgia é dolorosa, cara e não tem caráter permanente — depois de uns dez anos a prótese provavelmente começará a falhar e a cirurgia terá de ser refeita. E toda vez que você for submetido a uma intervenção cirúrgica, correrá o risco de morrer ou ficar permanentemente incapacitado em decorrência de complicações. Mas, como disse o médico, não há nada mais que se possa fazer. Ou há?

## Uma nova abordagem

Em vez de apenas suprimir a dor artrítica com medicamentos ou realizar uma cirurgia cara e potencialmente perigosa, muitos médicos hoje em dia estão realmente *curando* os sintomas da osteoartrite. Como? Com três suplementos alimentares seguros, baratos e fáceis de serem encontrados: glicosamina, condroitina e extrato de óleo insaponificável de abacate e soja (IAS). Esses três suplementos podem ser adquiridos sem prescrição médica em praticamente todas as lojas de produtos naturais. Os fatos sobre essa abordagem revolucionária, porém simples, para resolver um problema disseminado são impressionantes:

- Como são substâncias que já consumimos, e que também são produzidas em pequenas quantidades pelo organismo, a glicosamina e a condroitina não têm efeitos colaterais significativos conhecidos. Esse fato surpreendente contrasta nitidamente com os analgésicos, como antiinflamatórios não-esteróides e injeções de cortisona, que podem fazer um grande estrago no organismo.
- O IAS, produzido a partir de frações de óleo de abacate e soja altamente purificadas e concentradas, é também seguro e muito bem tolerado. Durante muitos anos o IAS foi usado na França como principal tratamento de osteoartrite, produzindo excelentes resultados. Assim como a glicosamina e a condroitina, atualmente o IAS é considerado o terceiro tratamento mais eficaz para osteoartrite.

- Um grande número de pesquisas clínicas — realizadas ao longo de várias décadas — comprova que glicosamina, condroitina e IAS são eficazes tanto em seres humanos como em animais.
- Embora essas terapias seguras e eficazes há muito sejam usadas por médicos na Europa e em outros países, elas têm sido bastante negligenciadas pela comunidade médica americana. Felizmente, isso está começando a mudar. *Estamos na iminência de um avanço revolucionário no tratamento de osteoartrite e uma mudança revolucionária na forma como as pessoas encaram essa doença.*

O problema e a sua solução podem ser muito bem resumidos: milhões de americanos sofrem de osteoartrite, uma doença dolorosa e debilitante; outros milhões estão desenvolvendo a doença atualmente, mas ainda não apresentam nenhum sintoma. A osteoartrite, principal causa de dor crônica, é uma das doenças mais comuns na sociedade ocidental. Embora a maioria dos médicos ache que a osteoartrite não tem cura, na verdade a sua evolução pode ser interrompida com glicosamina, condroitina e IAS. (Essas fantásticas substâncias naturais podem ser eficazes também no tratamento de outras doenças musculo-esqueléticas.) Essa surpreendente informação tem sido bastante divulgada e muito bem recebida em muitos outros países. Em 1997, a edição original de *A Cura da Artrite* transmitiu a boa nova sobre glicosamina e condroitina para os Estados Unidos e, mais tarde, para mais de 60 países. Desde então, esses suplementos têm sido amplamente aceitos pela maioria dos médicos, mas outros ainda não estão convencidos. Eles relutam em aceitar avanços médicos provenientes de outros países.

Afinal de contas, os Estados Unidos têm um excelente sistema de saúde. Se algo é tão bom, os médicos americanos não teriam descoberto primeiro? E quanto ao controle de qualidade e aos estudos científicos? Eles não são menos rigorosos fora dos Estados Unidos? Talvez os médicos americanos não gostem de admitir, mas os médicos de outros países muitas vezes estão mais adiantados em muitas áreas da medicina. O primeiro transplante cardíaco foi realizado na África do Sul; o primeiro "bebê de proveta" nasceu na Inglaterra; a França foi precursora no desenvolvimento do medicamento AZT para AIDS. A angioplastia (com utilização de balão para desobstruir as artérias) e os *stents* coronários (endopróteses usadas para manter a artéria aberta após a angioplastia) foram desenvolvidos na Europa e são mais avançados nos países europeus do que nos Estados Unidos. Na Europa, os medicamentos são rigorosamente testados e regulamentados, assim como nos Estados Unidos. Na verdade, muitos medicamentos amplamente usados nos Estados Unidos e dois terços dos medicamentos usados em todo o mundo, como o omeprazol (Prilosec®) foram desenvolvidos em outros países.

Certamente temos um bom sistema médico, mas esse sistema tem sido tradicionalmente lento em aceitar novas terapias ou idéias. Em parte, isso se deve à atitude decididamente inamistosa do *Food and Drug Administration* (órgão responsável pelo controle de alimentos e medicamentos dos Estados Unidos) em relação ao uso de vitaminas e outros suplementos para qualquer finalidade que não seja a de assegurar que a necessidade diária recomendada seja suprida. E também à relativa falta de pesquisas sólidas sobre terapias alternativas nos Estados Unidos. Na verdade, boa parte das melhores pesquisas científicas sobre abordagens terapêuticas alternativas foi realizada na Alemanha e em outros países da Europa. Nem todos os estudos foram traduzidos para o inglês e, portanto, não chegaram ao conhecimento de muitos médicos americanos. No entanto, é bastante surpreendente que tratamentos empregados com tanto êxito em outros países para uma enfermidade tão comum e debilitante tenham passado despercebido nos Estados Unidos. Felizmente, isso começou a mudar.

## O que é osteoartrite?

Em grego, o termo osteoartrite significa literalmente *osteo* (do osso), *arthro* (articulação) e *itis* (inflamação). Mas "inflamação do osso/articulação" não é a descrição mais precisa de osteoartrite, uma vez que sua característica mais importante é a *dor* articular, e não a inflamação. Na verdade, embora a inflamação seja uma característica de várias formas de artrite, em muitos casos de osteoartrite ela *não* está presente. Talvez seja por isso que, para alguns médicos, essa doença deveria ser chamada de artrose, que significa "doença articular degenerativa".

Osteoartrite é apenas uma das diversas formas de doença articular. Entretanto, é uma das formas mais comuns de artrite, que acomete a cartilagem articular, a substância branco-azulada, lisa e brilhante aderida às extremidades dos ossos. (Você já viu ou tocou a ponta de uma coxa de frango? Essa é a cartilagem articular.) De fato, a cartilagem articular é uma das substâncias mais lisas que se conhece. Além da cartilagem articular, a osteoartrite (OA) afeta diversas outras áreas situadas no interior e em volta das articulações, como:

- O osso subcondral (as extremidades ósseas, onde estão fixadas as cartilagens)
- As cápsulas que envolvem as articulações
- Os músculos adjacentes à articulação

A dor osteoartrítica não é causada apenas pela lesão da cartilagem articular, mas do restante da articulação e da área à sua volta. É por isso que exercícios para fortalecer os músculos que sustentam as articulações fazem parte da cura da artrite (veja o Capítulo 8 para saber mais detalhes).

## Cartilagem: O alvo da osteoartrite

A osteoartrite começa na cartilagem, o tecido gelatinoso elástico encontrado nas extremidades ósseas. Formada por cerca de 65% a 80% de água, a cartila-

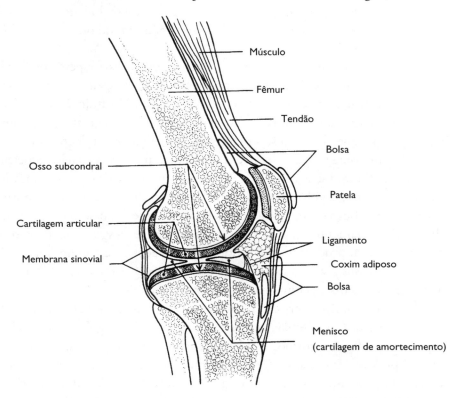

**Figura 1.1. Representação esquemática da articulação com seus componentes.**

gem tem duas funções: reduzir o atrito causado pelo contato dos ossos e aliviar o trauma constante infligido aos ossos durante as atividades cotidianas.

Imagine uma cartilagem sadia como uma esponja situada entre as duras extremidades ósseas. Esse material esponjoso absorve líquido (principalmente o líquido sinovial, encontrado naturalmente nas articulações) quando a articulação está em repouso. Quando você movimenta a articulação e exerce pressão sobre ela, o líquido é "espremido" para fora novamente. Por exemplo, a cada passo que você dá, sua perna suporta todo o peso do corpo. A cada passo, a cartilagem do joelho é comprimida, forçando a saída da maior parte do líquido sinovial. Mas quando você levanta o pé para dar outro passo, o líquido retorna para o interior da cartilagem. O líquido entra e sai conforme a cartilagem reage às forças dinâmicas exercidas sobre a articulação. Ao contrário de uma esponja, porém, a cartilagem sadia não se achata tão facilmente. Repleta de moléculas de *condroitina* carregadas negativamente que se repelem entre si, o aumento crescente do peso sobre a cartilagem intensifica a força repelente. É exatamente isso que acontece quando se tenta juntar dois ímãs que estão tentando se repelir. Quanto mais eles se aproximam um do outro, mais difícil fica mantê-los unidos.

Com o tempo, infelizmente, a osteoartrite pode causar a perda das moléculas de condroitina e de outros componentes da cartilagem, corroendo esse tampão protetor entre os ossos. Como você verá no Capítulo 2, o problema começa na matriz cartilaginosa, o "local de nascimento" da cartilagem, muito antes que qualquer sintoma seja detectado. À medida que a doença progride, a cartilagem começa a amolecer e a apresentar fissuras. O efeito repelente magnético diminui e as células da cartilagem morrem. Em casos avançados, podem formar-se esporões ósseos (osteófitos), endurecimento ósseo anormal (esclerose ou eburnação), e bolsas repletas de líquido no osso (cistos subcondrais). E, obviamente, quanto mais a cartilagem se desgasta, mais os ossos raspam entre si, produzindo mais dor, deformidades ósseas e, no final, inflamação. Em casos graves a cartilagem pode desaparecer totalmente, deixando as extremidades ósseas completamente expostas em alguns locais.

É fácil ver a lesão e a erosão da cartilagem nas radiografias de uma articulação osteoartrítica. A articulação mostra-se estreitada e irregular — e não bem separada e com os contornos regulares de uma cartilagem sadia. Na verdade, se você pudesse visualizar o interior de uma articulação artrítica, notaria imediatamente dois aspectos que a distingue de uma articulação sadia: em primeiro lugar, a cartilagem está se degradando, revelando uma superfície irregular e repleta de depressões puntiformes, podendo até mesmo ficar esburacada.

Em segundo lugar, nova cartilagem e novo osso estão sendo depositados pelo organismo numa tentativa de compensar a perda ocorrida. Infelizmente, essa nova cartilagem e esse novo tecido ósseo não substituem totalmente os que foram perdidos, e são inferiores aos tecidos sadios originais.

## Dor, rigidez e outras formas de sofrimento

Depois de vários meses ou anos de danos à cartilagem, podem surgir outros sintomas além de perda da flexibilidade e da amplitude de movimento das articulações. Os principais sintomas da osteoartrite são dor, rigidez, rangido, aumento de volume e deformidades na articulação ou articulações acometidas, com possível inflamação nos estágios avançados.

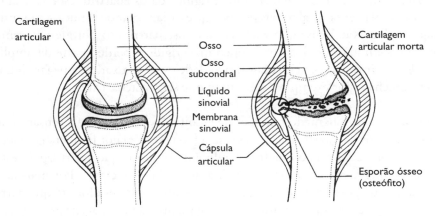

**Figura 1.2. Articulação normal vs. articulação osteoartrítica.**

*Dor.* A principal característica da osteoartrite é a dor, descrita pelos pacientes como uma dor surda leve a moderada a uma dor profunda e latejante. Em geral ela começa fraca e surge apenas depois que a articulação foi usada, desaparecendo com o repouso. A cartilagem não tem terminações nervosas, de modo que só se percebe a perda da cartilagem depois que a osteoartrite está em um estágio bem avançado e porções do osso estão expostas. Já o osso *tem* terminações nervosas — muitas delas — assim como todas as principais estruturas ao redor de uma articulação. A dor osteoartrítica é proveniente de diversas fontes, inclusive os locais em que os músculos, ligamentos e tendões se inserem nos ossos da articulação, o revestimento ósseo, a cavidade óssea e a inflamação ao redor da cápsula articular. À medida que a doença progride,

25

pode surgir uma dor aguda assim que a articulação é movimentada ou usada, nem que seja por pouco tempo. No final, a articulação dói mesmo em posição de repouso, quando não é usada nem submetida a nenhuma pressão. Nos casos graves, a dor osteoartrítica pode atrapalhar o sono, prejudicando ainda mais a vida do paciente.

*Rigidez.* As articulações osteoartríticas muitas vezes são rígidas nos primeiros minutos da manhã. Além disso, elas podem "travar" após longos períodos de inatividade, como permanecer muito tempo sentado no carro ou no cinema. No início do processo patológico a rigidez é passageira, e a articulação "volta a funcionar" quando a pessoa começa a se movimentar novamente. Mas, com o agravamento da doença, ocorre uma perda permanente da amplitude de movimento, que não melhora nem mesmo com exercícios de aquecimento e movimento contínuo. Nem sempre a rigidez da osteoartrite está associada com a dor. Na verdade, algumas pessoas apresentam grande rigidez sem sentir qualquer dor. Não pense que você não tem osteoartrite só porque não sente dor. Se você notar que ficou um pouco mais rígido e perdeu parte da amplitude de movimento — sente mais dificuldade de se abaixar para pegar algum objeto do chão, por exemplo — a causa pode ser a osteoartrite.

*Ruído articular.* Chamado também de crepitação, o rangido e a sensação de atrito oriundos da(s) articulação(ões) afetada(s) (com maior freqüência o joelho e menor freqüência o quadril) geralmente indicam que a cartilagem está áspera ou fragmentada (a cartilagem lisa normal é silenciosa). Por mais atemorizante que possa parecer, a crepitação geralmente é indolor até que parte do osso subjacente fique exposto ou os fragmentos de cartilagem provoquem inflamação articular. O som é mais pronunciado em estágios avançados de osteoartrite, podendo ser causado pelo atrito das articulações durante o seu uso regular ou pela manipulação passiva da articulação durante um exame médico. Incidindo com maior freqüência sobre os joelhos, o "rangido" às vezes pode ser bastante audível!

*Deformidade e alargamento/inflamação articular.* À medida que a cartilagem se degenera, ela vai perdendo suas propriedades amortecedoras. O organismo tenta compensar essa perda e impedir que os ossos sofram microfraturas adicionando tecido ósseo para ajudar a fortalecer a articulação. Isso leva ao alargamento do osso e, algumas vezes, à formação de esporões ósseos. Os esporões ósseos, também denominados osteófitos, podem invadir a cápsula articular ou revestimento do osso (chamado periósteo), produzindo mais dor e inflamação. Quando esse fenômeno ocorre nas articulações dos dedos da mão, geralmente é causado por nódulos de Heberden ou nódulos de Bouchard. Os nódulos de Heberden podem desfigurar as articulações mais próximas das pontas dos dedos, enquanto os nódulos de Bouchard podem provocar hipertrofia das articulações médias dos dedos. (Os nódulos de Heberden ou nódulos de Bouchard são mais comuns entre as mulheres. Acredita-se que se trata de uma forma hereditária de osteoartrite, uma vez que ocorrem freqüentemente em membros da mesma família.)

*Outros sintomas.* A osteoartrite também causa cistos ósseos, excrescências ósseas grosseiras, pernas arqueadas e "joelhos em xis". A presença de líquido sinovial excessivo na articulação também pode constituir um problema. Em alguns casos, o médico tem de retirar até 100 mililitros de líquido de uma única articulação osteoartrítica.

Embora a osteoartrite possa acometer qualquer articulação, seus alvos "favoritos" são os dedos da mão, articulações de sustentação de peso como joelhos e quadris, o pescoço, a região lombar e algumas articulações do pé. A maior parte da incapacidade, entretanto, é causada por quadris e joelhos osteoartríticos, uma vez que essa doença interfere principalmente na capacidade de caminhar e fazer exercícios.

A osteoartrite pode acometer uma ou mais articulações em qualquer parte do corpo, sem uma ordem em particular, mas em geral esse acometimento não é simétrico (ou seja, *os dois* quadris ou *os dois* joelhos, pelo menos no início). Quando a osteoartrite surge primeiro no quadril ou no joelho, geralmente a pessoa protege a área afetada exercendo mais pressão sobre o lado oposto, o que faz com que a cartilagem nesse local se degrade mais rapidamente. Nesse caso, a articulação oposta também pode desenvolver osteoartrite. A osteoartrite não migra como uma erupção, como algumas pessoas acreditam; as articulações adjacentes ou opostas são afetadas por causa da carga extra que elas têm de suportar para compensar a proteção à área que foi afetada primeiro.

## Osteoartrite primária e secundária

Existem duas formas de osteoartrite: primária e secundária.

*Osteoartrite primária*, a forma mais comum da doença, é um quadro lento e progressivo que costuma surgir após os 45 anos de idade, afetando predominantemente articulações de sustentação de peso, como joelhos e quadris, bem como a região lombar, o pescoço, os dedos dos pés e os dedos das mãos. A osteoartrite primária geralmente se desenvolve de duas maneiras: por aplica-

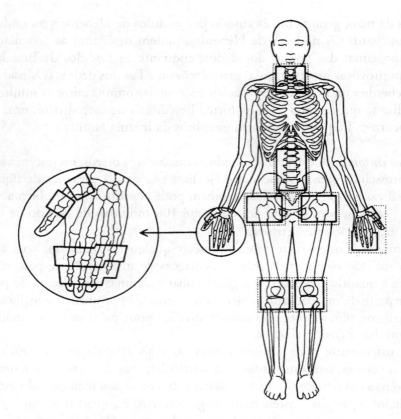

**Figura 1.3. Articulações mais afetadas por osteoartrite.**

ção de carga excessiva a tecidos articulares normais (cartilagem e osso subcondral) ou aplicação de uma carga razoável a tecidos articulares comprometidos. Ainda não se sabe a causa exata da osteoartrite primária, embora histórico familiar e obesidade sejam fatores de risco conhecidos.

O famoso Framingham Heart Study, iniciado em 1948 e ainda em andamento, foi projetado principalmente para identificar as causas da cardiopatia em um grande grupo de pacientes que foram acompanhados durante décadas. Os pesquisadores desse estudo também pesquisaram as origens da osteoartrite, e descobriram uma ligação conclusiva entre essa doença e a obesidade. O estudo Framingham demonstrou que pessoas obesas têm maior probabilidade de desenvolver osteoartrite do que pessoas magras.[8] Não admira! Os joelhos e quadris, principais articulações de sustentação de peso do corpo, suportam cargas equivalentes a 2,5 a 10 vezes o peso corporal. Isso significa que se você pesa 91 quilos, algumas de suas articulações podem suportar até uma tonelada de pressão quando você andar, correr, agachar ou usá-las de outras maneiras. É claro que fica incrivelmente difícil suportar a carga exercida sobre as articulações à medida que o peso corporal aumenta. Os pesquisadores descobriram que as mulheres de meia-idade podem reduzir bastante o risco de desenvolver osteoartrite simplesmente emagrecendo. (Leia mais sobre esse assunto importantíssimo no Capítulo 9.)

A hereditariedade também parece influenciar o desenvolvimento de osteoartrite primária. Há muito os pesquisadores sabem que a osteoartrite tende a acometer famílias, o que indica a existência de um forte componente genético. Por exemplo, um estudo realizado em 2000 mostrou que, se você tem osteoartrite no quadril, existe uma grande possibilidade de que um ou mais de seus irmãos tenham o mesmo problema. Diversos estudos atribuíram essa doença a diferentes genes, mas até agora nenhum gene foi identificado como *o* gene da artrite.[9]

A *osteoartrite secundária* é bem diferente da primária. Secundária significa simplesmente que a osteoartrite surge em conseqüência de outra doença existente. Com o maior conhecimento da osteoartrite, alguns pacientes que eram classificados como portadores de osteoartrite primária são reclassificados, pois sua doença tem uma causa conhecida. No futuro, a OA poderá ser classificada em diversas doenças isoladas, cada qual com características e propriedades específicas.

A osteoartrite secundária muitas vezes surge antes dos 45 anos de idade e tem causas muito bem definidas: trauma ou lesão, frouxidão articular (um joelho frouxo ou "traiçoeiro", por exemplo), infecção articular, desequilíbrios metabólicos (gota ou depósitos de cálcio, sobrecarga de ferro, doenças da tireóide ou uso crônico de determinados medicamentos) ou até mesmo uma cirurgia articular.

Trauma parece ser o principal responsável por osteoartrite secundária, principalmente em jovens. O trauma pode ser *agudo* (como uma lesão grave repentina) ou *crônica* (que apresenta recidiva com o tempo). O trauma crônico provoca lesão cumulativa na articulação, um "ai" aqui, outro ali. Os "ais" individuais podem não ser particularmente graves, mas, acumulados durante longos períodos, podem fazer com que os tecidos articulares falhem. Há sempre caos de trauma crônico em uma articulação instável ou "frouxa" porque um ligamento de sustentação já tinha sido rompido.

*A aplicação de carga de impacto repetitivo* é outra forma de trauma crônico. Trata-se de movimentos repetitivos que traumatizam a articulação. Um lançador de beisebol que atira a bola milhares de vezes, um operador de britadeira pneumática que absorve as vibrações do equipamento nos ombros durante anos e uma bailarina que fica na ponta dos pés podem sofrer impacto repetitivo. Com o tempo, esses movimentos repetidos podem danificar a cartilagem e o osso subcondral e causar osteoartrite secundária. A aplicação de carga de impacto repetitivo é a principal causa de osteoartrite secundária, principalmente em articulações que já apresentam alinhamento anormal ou que são usadas de formas indevidas.

Nem todas as atividades altamente estressantes danificam as articulações. Por exemplo, os graciosos mergulhadores de Acapulco que saltam diariamente de mais de 30 metros de altura não sofrem de osteoartrite na coluna. Os pesquisadores não têm explicação para a aparente imunidade dos mergulhadores. A maioria de nós, entretanto, não é como esses mergulhadores, e o desgaste causado por atividades altamente estressantes com o tempo muitas vezes leva à osteoartrite.

A osteoartrite também pode ser causada por mau alinhamento ósseo, articulações mal formadas ou simplesmente o modo de andar. Além de um cuidadoso exame biomecânico, com o emprego de tecnologia avançada e câmeras de vídeo de alta velocidade, os médicos podem ter uma idéia do que está ocorrendo no interior das articulações. Eles podem descobrir como as articulações funcionam sob pressão, se há anormalidades biológicas, se a marcha ou o tamanho da passada está contribuindo para a osteoartrite e de que maneira o fato de andar ou correr sobre diferentes superfícies afeta as articulações. Se o que está "perturbando" suas articulações é o fato de elas estarem sendo forçadas de forma anormal, o médico e o fisioterapeuta podem ensiná-lo a "aliviar essa carga", removendo a pressão excessiva. Aqui estão algumas técnicas para aliviar a carga das articulações:[10]

## Mudanças internas no corpo

- Fazer breves períodos de repouso.
- Emagrecer, se necessário.
- Manipular estruturas retesadas (músculos, tendões, tecidos conjuntivos ou cápsulas articulares) que exercem pressão sobre áreas adjacentes.
- Fazer exercícios para ajudar a disseminar as forças das atividades diárias para várias articulações, ajudando a proteger a articulação artrítica.
- Fortalecer os músculos e outras estruturas ao redor da articulação.

**Mudanças no ambiente externo**

- Usar uma bengala do lado oposto à articulação afetada do membro inferior.
- Usar colar cervical, tipóia, tala nos punhos ou dedos e colete para as costas durante breves períodos para aliviar a dor aguda.
- Trocar a cadeira, a cama, o piso ou as condições de exercício (por exemplo, caminhar na grama ou terra em vez de cimento ou asfalto e usar piso de carpete, borracha ou madeira.
- Usar tênis ou calçados de solado macio e substituí-los com freqüência.
- Usar calçados especiais com molas antichoque.

## Quem tem osteoartrite?

Milhões de pessoas em todo o mundo têm artrite, inclusive quase 70 milhões de americanos, ou um em cada três adultos. A osteoartrite, a forma mais comum de artrite, é mais prevalecente do que todas as outras formas juntas. Ela ocorre em todos os animais vertebrados, inclusive aves, anfíbios e répteis — até mesmo em animais aquáticos, como baleias e tartarugas.[11] É como se a osteoartrite tivesse afetado qualquer coisa com ossos desde os primórdios dos tempos. Os famosos banhos romanos eram usados originalmente para aliviar a dor de articulações artríticas. Arqueólogos encontraram evidências de osteoartrite em múmias egípcias, e paleontólogos detectaram a presença dessa doença nos esqueletos dos primeiros seres humanos que viveram há um milhão de anos. Na verdade, os dinossauros tinham artrite há 200 milhões de anos.

Entre 33% e 66% de qualquer grupo de pessoas têm osteoartrite. As estatísticas não são exatas, mas pode-se dizer que cerca de 2% das pessoas com menos de 45 anos, 30% das pessoas entre 45 e 64 anos e 63% a 85% das pessoas com mais de 65 anos têm osteoartrite.[12] Na verdade, os números reais podem ser mais elevados, porque muitos portadores de osteoartrite ainda não desenvolveram os sintomas. Entre as vítimas da osteoartrite com menos de 45 anos, a osteoartrite secundária é mais comum, enquanto a osteoartrite primária é rara.

Até os 45 anos, os homens são mais acometidos por osteoartrite do que as mulheres, talvez por praticarem atividades físicas mais extenuantes e ficarem expostos a graves lesões articulares. De 45 a 55 anos, homens e mulheres têm a mesma probabilidade de desenvolver essa doença. Depois dos 55 anos a osteoartrite é mais comum nas mulheres, e os sintomas são mais acentuados. Milhões de mulheres de todas as idades têm osteoartrite; elas são duplamente mais afetadas do que os homens.

Os padrões da osteoartrite variam de acordo com as origens étnicas. Por exemplo, casos de osteoartrite nos quadris são raros no Japão e na Arábia Saudita, mas são bastante comuns nos Estados Unidos.

## Osteoartrite não é artrite reumatóide

Osteoartrite e artrite reumatóide muitas vezes são confundidas, porque os nomes são semelhantes e ambas acometem as articulações. Mas são doenças muito diferentes. Artrite reumatóide é uma doença auto-imune que pode causar fraqueza, fadiga, febre, anemia e outros problemas, inclusive inflamação articular. (Na doença auto-imune, o organismo ataca seus próprios tecidos, como se fossem corpos estranhos.) A artrite reumatóide tende a se manifestar simetricamente, ou seja, os dois lados do corpo ao mesmo tempo (os dois punhos, as duas mãos e assim por diante). Cerca de 2,5 milhões de americanos têm artrite reumatóide.[13] O quadro abaixo mostra algumas das principais diferenças entre a osteoartrite e a artrite reumatóide, que é muito menos comum.

| Osteoartrite | Artrite reumatóide |
|---|---|
| Geralmente começa depois dos 40 anos. | Começa entre 25 e 50 anos. |
| Desenvolve-se gradualmente ao longo de vários anos. | Muitas vezes vem e vai sem aviso. |
| Geralmente afeta primeiro as articulações de um lado do corpo. | Geralmente ataca articulações dos dois lados do corpo simultaneamente (p. ex., as duas mãos). |
| Rubor, calor e inchaço (inflamação) das articulações são raros. | Rubor, calor e inchaço (inflamação) das articulações são sintomas universais. |
| Afeta principalmente articulações das mãos, dos quadris, dos pés e da coluna. Apenas às vezes ataca os nós dos dedos, os punhos, cotovelos ou ombros. | Afeta muitas ou a maioria das articulações, inclusive joelhos, nós dos dedos, punhos, cotovelos e ombros. |
| Não produz indisposição geral. | Costuma causar indisposição geral e fadiga, bem como perda de peso e febre. |

# Diagnóstico de doença articular

Antes de estabelecer o diagnóstico de osteoartrite, um bom médico toma nota cuidadosamente das queixas do paciente, analisa seu histórico médico e o examina da cabeça aos pés. Durante o exame, ele procura diversos sinais característicos, como limitação da amplitude de movimento, sensibilidade ao toque (palpação), dor mediante flexão da articulação (movimento passivo) e ruídos articulares (estalo, rangido, crepitação).

*Limitação da amplitude de movimento das articulações.* No começo, a incapacidade de movimentar uma articulação tão bem quanto antes pode ser sutil e difícil de avaliar, mas, com o tempo, a limitação do movimento ficará óbvia. Se a osteoartrite for na mão, por exemplo, você terá dificuldade de abrir um vidro ou segurar uma bola. Se for no joelho, sentirá bastante desconforto quando estender ou dobrar essa articulação. Se a coluna estiver afetada, você terá dificuldade de girar ou flexionar o tronco. Se o problema for grave e tiver afetado os joelhos e os quadris, articulações que sustentam o peso, você terá dificuldade de realizar atividades simples. Os movimentos finos das mãos, como pinçamento, geralmente não são afetados pela osteoartrite.

*Sensibilidade ao toque.* Nos primeiros estágios da doença a articulação não fica dolorida; mas, à medida que a osteoartrite progride, pode ocorrer inchaço, pois o organismo produz uma quantidade maior de líquido sinovial na articulação. O líquido em excesso exerce pressão sobre os tecidos ao redor da articulação, provocando dor e sensibilidade ao toque. Esporões ósseos e inserções tendíneas e ligamentares inflamadas também são áreas sensíveis e podem causar dor aparentemente fora da articulação.

*Dor mediante movimento passivo.* Normalmente não sabemos se sentimos dor mediante movimento passivo, porque nosso movimento quase sempre é ativo. Em geral só quando um médico movimenta nossos braços e pernas é que somos levados ao movimento passivo. Muitas vezes, entretanto, sentimos dor e ouvimos um estalar dos ossos quando o médico flexiona manualmente nossas articulações afetadas. Além de verificar a presença desses sinais físicos de osteoartrite, o médico solicitará uma radiografia simples para confirmar o diagnóstico. A osteoartrite aparece na radiografia primeiramente como alterações no osso localizado logo abaixo da cartilagem. Estreitamento dos espaços articulares também é detectado com freqüência. Em casos avançados, esporões ósseos, densidade anormal, desalinhamento articular e bolsas repletas de líquido (cistos ósseos) também podem ser vistos. Os osteófitos, ou esporões ósseos, que podem ser visualizados na radiografia, são um sinal de que o osso está tentando se reparar para suportar a carga sobre a articulação afetada.

Técnicas de imagem mais sofisticadas, como artrografia, TC (tomografia computadorizada) e RM (ressonância magnética) também podem ajudar a avaliar a extensão do dano causado à cartilagem, mas pode ser que o plano de saúde não pague esses exames se eles forem feitos apenas para o diagnóstico de osteoartrite. Às vezes retira-se líquido da articulação para análise, para diferenciar osteoartrite de gota, infecção ou outras causas de inchaço. Um bom médico passará algum tempo explorando causas secundárias de osteoartrite, para que a raiz do problema possa ser descoberta antes do tratamento. Uma lista mais abrangente dessas causas pode ser encontrada no *site* em inglês no endereço www.drtheo.com.

## O que não causa osteoartrite?

Apesar do grande número de evidências do contrário, três concepções errôneas sobre osteoartrite persistem: que se trata de uma parte normal do processo de envelhecimento, que é simplesmente um problema de "desgaste" e que não pode ser estacionada nem revertida. Nada poderia estar mais distante da verdade! A osteoartrite *não* é inevitável — existem medidas que você pode tomar agora para prevenir ou retardar o início da osteoartrite. Antes, acreditávamos que a deterioração da articulação que ocorre com o envelhecimento era o mesmo tipo de deterioração observada nos portadores de osteoartrite. Sabemos hoje que existem enormes diferenças entre articulações e cartilagens afetadas por osteoartrite e aquelas que envelheceram normalmente. Essas diferenças são descritas no quadro abaixo.

| Articulações envelhecidas | Articulação osteoartríticas |
|---|---|
| Ocorre deterioração nas faces da cartilagem que não sustenta peso. | Ocorre deterioração nas faces da cartilagem que sustenta peso. |
| As alterações físicas e químicas na matriz cartilaginosa são mínimas. | Ocorrem alterações físicas, químicas e degenerativas consideráveis na matriz cartilaginosa. |
| O tecido não aumenta de volume. | O tecido aumenta de volume. |

| | |
|---|---|
| Não ocorre alteração no conteúdo de líquido da cartilagem. | Ocorre um grande aumento precoce no conteúdo de líquido da cartilagem. (Essa pode ser a primeira alteração física.) |
| Presença de pigmento na cartilagem. | Ausência de pigmento na cartilagem. |
| Não ocorre esclerose ou eburnação óssea (densidade excessiva ou excrescência) | Ocorre esclerose e eburnação. |
| Não ocorrem alterações ósseas óbvias. | Alterações ósseas, inclusive formação óssea anormal (osteófitos). |

Embora a osteoartrite realmente seja mais freqüente e mais grave em pessoas mais velhas, isso se deve à prolongada exposição aos traumas cotidianos, aos movimentos repetitivos que ocorrem durante toda uma vida e à menor capacidade do organismo de efetuar pequenos auto-reparos. Mesmo que ocorra com maior freqüência e maior gravidade à medida que envelhecemos, a osteoartrite não é *causada* pelo processo de envelhecimento.

A osteoartrite primária *não* é causada por desgaste em decorrência de atividade física ou exercício extenuante. Estudos científicos recentes comprovaram de forma conclusiva que a prática regular de exercício não predispõe à osteoartrite. Na verdade, ocorre o oposto: o exercício vigoroso na realidade *melhora* o estado funcional dos portadores de osteoartrite.[14] A artrite secundária em conseqüência de lesões ou impacto repetitivo pode ser causada por uso excessivo de uma articulação, mas quantidades normais de exercício na verdade ajudam a *evitar* artrite primária e podem desempenhar um importante papel no tratamento da doença.

*Podemos* aliviar a dor e a incapacidade associadas à osteoartrite. A maioria dos médicos americanos aceita o "inevitável" e prescreve apenas analgésicos aos pacientes com osteoartrite. Mas a maior compreensão dos mecanismos da cartilagem e os anos de experiência com numerosos pacientes mostraram que é definitivamente possível retardar, interromper ou impedir a degeneração da cartilagem característica da osteoartrite. Especificamente, existem evidências de que a restauração do equilíbrio normal da matriz cartilaginosa pode ter um impacto positivo sobre o curso e as conseqüências da doença.[15]

A comunidade médica americana, que sempre teve uma postura tradicional, está se adaptando lentamente às grandes mudanças que estão ocorrendo no campo da osteoartrite. As evidências crescentes estão começando a forçar os médicos a reavaliar a sua maneira de pensar e abrir a mente para a promessa do programa de tratamento descrito aqui neste livro. Atualmente, um número cada vez maior de médicos recomenda aos pacientes osteoartríticos o uso de glicosamina e condroitina; no futuro, eles também recomendarão o uso de IAS. Aos poucos, os médicos estão começando a perceber que a osteoartrite *não* é inevitável, e que talvez possa até mesmo ser curada.

## Há esperança!

A osteoartrite é uma afecção comum que a maioria dos médicos americanos julga inevitável ou incurável. Felizmente eles estão errados! A Cura da Artrite ajudou a aliviar a dor osteoartrítica e a retardar a progressão da doença de muitas pessoas em todo o mundo, permitindo que elas voltem a ter uma vida normal e produtiva.

# 2

# QUANDO AS ARTICULAÇÕES ADOECEM

**Como funciona uma articulação?**
**De que é feita a cartilagem?**
**O que acontece quando a cartilagem degenera?**
**A cartilagem danificada pode ser curada sem medicamentos perigosos ou**
  **cirurgia?**

Ombros, joelhos, cotovelos, quadris, dedos, etc. — o corpo humano tem 143 articulações, cujas partes funcionam como as dobradiças, alavancas e amortecedores que nos permitem ficar em pé, andar, correr, ajoelhar, saltar, dançar, subir e descer, sentar, segurar, empurrar, puxar, dar um aperto de mão, coçar a cabeça, comer e realizar milhares de movimentos durante todo o dia. Grande, como o joelho, ou pequena, como a articulação do dedinho do pé, cada articulação é uma unidade complexa que possibilita os movimentos. Essas maravilhas mecânicas mantêm os ossos suficientemente unidos para permitir a realização de movimentos coordenados e, ao mesmo tempo, asseguram que eles deslizem suavemente uns sobre os outros, sem nunca grudar nem raspar.

## *Três tipos de articulação*

Todas as articulações do corpo humano se encaixam em uma de três categorias: fixa, ligeiramente móvel ou altamente móvel. Graças às diferenças das articulações, podemos alcançar um equilíbrio perfeito entre estabilidade e movimento.

   As articulações fixas unem ossos que têm pouquíssima ou nenhuma mobilidade, como as suturas cranianas que unem as placas ósseas que formam o crânio. A artrite não acomete essas articulações imóveis, que são chamadas de sinartroses.

Articulações ligeiramente móveis unem ossos que podem se movimentar um pouquinho entre si, como as articulações sacroilíacas, que unem a parte inferior da coluna com a pelve (ligando, assim, as partes superior e inferior do corpo). Chamadas de anfiartroses, apenas ocasionalmente essas articulações são afetadas por osteoartrite.

Os principais alvos da osteoartrite são as articulações altamente móveis. Chamadas também de diartroses ou articulações sinoviais, elas apresentam diversas formas. Os cotovelos, por exemplo, são articulações em dobradiça que permitem que o antebraço fique paralelo ao braço, assim como uma porta abre e fecha. As articulações esferóideas que conectam os ossos da coxa com a pelve propiciam uma amplitude de movimento muito maior do que a das articulações em dobradiça. As pernas podem ser movimentadas para a frente e para trás, para a esquerda e para a direita ou até mesmo em semicírculo. Há também as articulações selares que unem os ossos da base dos polegares, as articulações deslizantes na mão, nos ossos carpais no punho, etc.

As articulações altamente móveis têm diversos tamanhos e formatos, embora todas tenham propósitos e estruturas semelhantes. Essas articulações são projetadas para manter os ossos bem juntos e, ao mesmo tempo, permitir que se movimentem suavemente entre si. Sua estrutura, embora complexa, é muito parecida, seja em dobradiça, esferóidea, selar ou qualquer outro tipo de articulação altamente móvel. Todas as articulações apresentam as mesmas partes básicas:

- cápsula articular, forte membrana ou "saco" que envolve a articulação e liga um osso a outro, mantendo-os firmemente no lugar
- membrana sinovial, revestimento (interno) da cápsula articular que secreta *líquido sinovial* para lubrificar e nutrir a cartilagem
- cartilagem articular, a substância forte e elástica que recobre as extremidades ósseas e absorve choques, fornecendo, ao mesmo tempo, uma superfície lisa para permitir que as extremidades ósseas possam deslizar suavemente entre si durante o movimento
- ligamentos, faixas de forte tecido fibroso que unem os ossos e ajudam a promover estabilidade no interior da articulação
- tendões, faixas de forte tecido fibroso que unem os músculos aos ossos, permitem movimento e atuam como estabilizadores articulares secundários

- músculos, tecidos que se contraem para fornecer força ao movimento e que são essenciais para amortecer os choques oriundos das áreas próximas da articulação
- bolsas, pequenos sacos repletos de líquido situados em pontos estratégicos no interior e ao redor das articulações para "acolchoar" os ligamentos e tendões, protegendo essas estruturas contra atrito e desgaste

Agora que você conhece os elementos básicos de uma articulação, vamos analisar mais de perto a parte afetada pela osteoartrite: a cartilagem articular.

## Uma análise mais detalhada da cartilagem articular

Existem muitos tipos de cartilagem no corpo, que desempenham diversas funções, mas, quando se trata de osteoartrite, estamos preocupados principalmente com a cartilagem articular, encontrada nas articulações. Como essa substância deve estar presente e saudável para a realização de movimentos suaves e indolores nas articulações, vale a pena analisá-la mais detalhadamente.

Para ter uma idéia do que a cartilagem faz, imagine que você está esfregando dois cubos de gelo absolutamente chatos, lisos e levemente úmidos. Eles deslizam rápida e facilmente entre si, sem nunca enganchar nem diminuir a velocidade. Agora imagine uma superfície de cinco a oito vezes mais escorregadia do que o gelo. Essa é a cartilagem articular, o material que permite que as extremidades ósseas deslizem suave e facilmente entre si. De fato, nenhuma substância sintética se compara com as propriedades de baixo atrito e amortecimento da cartilagem sadia.

Assim como o corpo, a cartilagem é uma substância aquosa — na verdade, 65% a 80% da sua composição é água. O restante é constituído por *colágeno*, *células cartilaginosas (condrócitos)* e *proteoglicanos*, as substâncias que conferem à cartilagem suas fantásticas propriedades resilientes e amortecedoras. Juntos, água, colágeno e proteoglicanos formam a *matriz cartilaginosa*, o "berço" da cartilagem.

O *colágeno,* proteína conhecida por sua versatilidade, é encontrado em diversas partes do corpo, assumindo diferentes formas para exercer várias funções. Na verdade, as quatorze variedades de colágeno representam cerca de metade das proteínas do corpo humano. O colágeno é transformado em fortes cordas para formar os tendões, em delgados folhetos para formar a pele, em membranas transparentes para formar as córneas e em fortes estruturas de sustentação de peso que chamamos de ossos. Uma forma bastante específica de colágeno, o colágeno tipo II, é parte vital da cartilagem articular, conferindo-lhe elasticidade e a capacidade de agir como amortecedor. Além disso, cria um arcabouço que mantém os proteoglicanos no lugar.[1] De certo modo, o colágeno é a "cola" que mantém unida a matriz cartilaginosa.

*Proteoglicanos* são imensas macromoléculas compostas por proteínas e açúcares. Com aspecto de pequenas escovas de garrafa ou árvores de natal, os proteoglicanos são tecidos ao redor e através das fibras de colágeno, formando uma densa rede no interior da cartilagem. Os proteoglicanos tornam a cartilagem resiliente para que ela possa esticar e retomar sua forma quando nos movimentamos.[2] Os fantásticos proteoglicanos também retêm água. Imagine que você está segurando uma esponja debaixo d'água. Quando você espreme a esponja a água escoa, retornando assim que você abre a mão. Graças aos sedentos e resilientes proteoglicanos, a cartilagem atua como essa esponja, absorvendo água rapidamente na forma de líquido sinovial quando a articulação não está sob pressão e expulsando-a quando a articulação é pressionada. Isso permite que a cartilagem responda aos nossos movimentos e absorva os choques, em vez de rachar mediante tensão.

Além de colágeno e proteoglicanos, existem também células especiais chamadas *condrócitos* dispersos pela matriz cartilaginosa. Condrócitos são minifábricas que produzem novas moléculas de colágeno e proteoglicanos, assegurando sempre que haja uma quantidade suficiente dessas substâncias vitais. Mas, como tudo no corpo humano envelhece, os condrócitos também liberam enzimas para "digerir" e eliminar as moléculas de colágeno e proteoglicanos que "passaram da idade".

### Quando o impacto físico danifica a cartilagem

Esses quatro elementos da cartilagem sadia — colágeno, proteoglicanos, condrócitos e água — atuam juntos para assegurar movimentos suaves e indolores. Infelizmente, vários fatores podem perturbar o cuidadoso trabalho de equipe, causando doença, dor e sofrimento. Não sabemos exatamente o que causa a osteoartrite primária, mas sabemos que a osteoartrite secundária muitas vezes é causada por traumatismo. O traumatismo pode ser repentino e forte, como um golpe no quadril durante um jogo de futebol, ou lento e gradual, o efeito cumulativo de centenas ou milhares de pequeninas lesões. A obesidade também pode lesar as articulações ao forçá-las a suportar uma quantidade excessiva de peso ou, talvez, provocando mudanças hormonais que ainda não foram identificadas.

Às vezes as articulações ficam lesadas simplesmente porque a pessoa herdou (ou desenvolveu) um corpo que infelizmente se "desgasta". Sabemos que, acima de determinado patamar, o impacto físico pode fazer com que as células da cartilagem se transformem em células "osteoartríticas". As células da cartilagem ficam maiores e bastante ativas tanto na produção como na destruição da cartilagem, mas, principalmente, na sua destruição.

Algumas pesquisas recentes revelaram que um mecanismo preciso envolvendo um pequeno fragmento de colágeno pode desencadear essa transformação. Aparentemente, uma vez acionado, é difícil interromper esse mecanismo.[3]

Seja qual for a razão que desencadeia essa transformação na osteoartrite secundária, quando o trauma ocorre, a cartilagem então sadia começa a se deteriorar.

A superfície da cartilagem danificada pode ficar rota e cheia de cicatrizes. No final, pode se romper totalmente, deixando buracos que lhe dão uma aparência de suéter roído por traças. Sem uma cartilagem íntegra e sadia para acolchoá-los, os ossos podem começar a raspar uns nos outros, provocando fortes dores. A falta de acolchoamento também pode causar pequenas fraturas na cartilagem. O organismo geralmente reage produzindo mais cartilagem para fechar as rachaduras, mas a cartilagem de reposição tem qualidade inferior e não consegue proteger as extremidades ósseas das forças de impacto. Conseqüentemente, as extremidades desses ossos sofrem alterações, perdendo parte da sua capacidade de "vergar" sob tensão e atuar como amortecedores. O organismo, então, pode produzir tecido em excesso para as extremidades ósseas, numa tentativa de corrigir o problema. Mas isso só piora a situação, acarretando superfícies articulares irregulares, aumento da articulação e formação de esporões ósseos.

Não importa se é a cartilagem ou o osso que é danificado, o resultado é ruim. Uma cartilagem irregular danificada é como um velho tapete puído, e uma excrescência óssea é como um chão repleto de pedras pontiagudas. Em ambos os casos, a articulação perdeu seus contornos regulares, impossibilitando a realização de movimentos fluidos e indolores.

À medida que a articulação degenera, o revestimento articular (membrana sinovial) muitas vezes fica inflamado. A membrana sinovial tem muitas terminações nervosas e receptores de dor, de modo que a inflamação invariavelmente envia mensagens de dor para o cérebro. A membrana tenta resolver o problema produzindo quantidades cada vez maiores de líquido sinovial, a substância aquosa lisa que lubrifica e nutre a cartilagem. Essa parece uma boa idéia, mas o líquido resultante não tem a mesma qualidade do líquido normal. Além disso, o líquido sinovial às vezes pode acabar inundando o espaço articular, provocando inchaço, reduzindo a amplitude de movimento e talvez ainda mais dor. A própria membrana sinovial pode inchar e exsudar material purulento.

É isso o que acontece dentro da articulação doente. Mas tudo o que você sabe é que o seu joelho dói, está inchado e difícil de flexionar, e que você não quer exercer peso sobre ele. E tudo isso começa com algum tipo de evento desencadeante.

## *Teorias sobre osteoartrite primária*

Por que temos osteoartrite? Que vantagem existe em ter um mecanismo embutido que faz a cartilagem se degenerar? Os pesquisadores não sabem ao certo, mas uma possibilidade é que as articulações necessitam de algum mecanismo de auto-reparo, mas não podem usar o mesmo tipo de sistema de reparo que as outras partes do corpo. Em geral, quando um tecido é lesado ele sangra, como quando se corta o dedo. O sangramento produz um coágulo e, em seguida, uma cicatriz. Esse processo funciona para a pele e até mesmo para os músculos, mas não para as articulações. As articulações não podem ter tecido cicatricial que possa limitar seus movimentos. Além disso, o tecido cicatricial não é um bom amortecedor e cederia facilmente diante da força exercida sobre a articulação durante o movimento ou a sustentação de peso.

As articulações são um sistema relativamente fechado. Elas são rodeadas por uma cápsula fibrosa à prova d'água, e a cartilagem não contém vasos sangüíneos para levar nutrientes para dentro da articulação e remover do seu interior os resíduos metabólicos. A transferência de nutrientes ocorre por meio de um intermediário — vasos sangüíneos existentes na cápsula articular trocam nutrientes e resíduos com o líquido articular (sinovial).

Se existissem vasos sangüíneos na cartilagem, até mesmo a mais leve lesão poderia produzir sangramento. O sangue no interior da articulação formaria um coágulo e, mais tarde, uma cicatriz, que poderia diminuir rapidamente a função articular ao reduzir a amplitude de movimento da articulação e alterar a maneira com que ela absorve choques. Essa não é uma boa maneira de reparar uma articulação. Sabemos disso porque lesões articulares graves, como ruptura de ligamentos ou luxação articular, podem causar sangramento, inchaço e rápida redução da função articular.

Em vez disso, o organismo emprega um sistema de equilíbrio para lidar com as muitas lesões de pequeno porte que ocorrem rotineiramente e fazem com que a cartilagem se rompa ou solte pequenos fragmentos. Um processo natural de formação e degradação de cartilagem permite que as articulações degradem quaisquer fragmentos soltos que possam prejudicar o seu funcionamento. Sem essa capacidade de degradar cartilagem, alguns desses fragmentos poderiam atuar como um calço de porta e bloquear o movimento articular.

A degradação dos fragmentos de cartilagem é a única forma que o organismo tem de retirá-los da articulação. (Até pouco tempo atrás não havia cirurgiões ortopédicos.) Uma das formas pela qual os fragmentos podem ser degradados é as células cartilaginosas (condrócitos) perceberem a presença da lesão articular e começarem a produzir substâncias químicas (enzimas ou citocinas) capazes de decompor cartilagem. Normalmente os condrócitos são quiescentes na cartilagem sadia — eles não têm de produzir muitas moléculas novas de cartilagem. Após um trauma, entretanto, os condrócitos entram em ação e se tornam aumentados (hipertrofiados) e muito ativos. Uma vez iniciado esse processo, entretanto, não é fácil interrompê-lo. Os condrócitos podem continuar a degradar cartilagem — até mesmo a cartilagem sadia. Com o tempo, isso pode levar a uma decomposição gradual, porém contínua, da cartilagem, que é a principal característica da osteoartrite — um processo em que a destruição de cartilagem é mais rápida do que a capacidade de reparação do organismo. Além desse desequilíbrio entre reparo e degradação da cartilagem, a osteoartrite faz com que a nova cartilagem seja diferente da cartilagem normal, como se ela estivesse sendo produzida casualmente apenas para preencher as lacunas. Ocorrem aumentos de outros tipos de colágeno, como os tipos III, VI e X. A nova cartilagem que se forma não é tão forte como a original e, conseqüentemente, é mais provável que sofra degradação mais tarde.

Até o século XX, não importava muito se o processo de degradação da cartilagem parecia ser um fenômeno unidirecional — depois de destruir a cartilagem danificada, os condrócitos passavam a atacar a cartilagem sadia. Isso porque, na virada do século XX, a expectativa média de vida das pessoas era de apenas 46 anos. Antes disso, era ainda mais baixa. Como os seres humanos viviam tão pouco, mesmo que o processo osteoartrítico começasse na adolescência ou na casa dos 20, a lenta degradação da cartilagem provavelmente não causaria nem mesmo sintomas de dor articular, quanto mais o desaparecimento da cartilagem, antes que as pessoas morressem de outras causas. A osteoartrite produzida por lesão não era importante, porque a maioria das pessoas não vivia tempo suficiente para sentir seus efeitos dolorosos!

Sabemos que o impacto físico é uma das causas da osteoartrite secundária, mas os pesquisadores ainda não determinaram a causa exata da osteoartrite primária. Existem diversas teorias sobre a gênese desse problema doloroso e intrigante.

*Alterações na matriz cartilaginosa.* Os condrócitos são responsáveis pela manutenção da mistura normal de colágeno, proteoglicanos e água que compõem a matriz cartilaginosa. Por razões desconhecidas, na osteoartrite primária a "receita" desanda e as proporções são alteradas. Uma possível causa da matriz defeituosa é o acúmulo de *produtos avançados de glicosilação* nos condrócitos (AGEs). Imagine os AGEs como resíduos metabólicos que se acumulam e impedem a atividade normal dos condrócitos (e de outras células, como "manchas senis" na pele). Quanto maior o acúmulo de AGEs, menor a capacidade dos condrócitos de manterem a matriz cartilaginosa. Pense da seguinte maneira: se você nunca tirar o lixo da cozinha, terá cada vez mais dificuldade para preparar o jantar; e vai chegar um dia em que será impossível até mesmo entrar na cozinha!

A teoria de que a osteoartrite primária é causada por AGEs é corroborada por evidências crescentes e ajuda a explicar a maior freqüência dessa doença em diabéticos e idosos, dois grupos que têm uma produção acelerada desses produtos.

*Alterações no osso subcondral.* O endurecimento do osso subcondral situado sob a cartilagem pode reduzir a capacidade que o osso tem de deformar mediante tensão física. Isso, por sua vez, pode aumentar a pressão sobre a cartilagem e, talvez, sobre os condrócitos, causando a sua morte prematura. Não confunda essa alteração óssea com osteoporose. Aparentemente, não há uma relação significativa entre osteoporose (perda óssea) e o desenvolvimento (ou proteção de) osteoartrite.

*Uma enzima ou sinal químico na cartilagem pode estar fora de controle.* Os condrócitos produzem colágeno e proteoglicanos para que o organismo possa tentar corrigir os problemas da cartilagem fabricando mais condrócitos, em geral do tipo hipertrofiado ou hiper-reativo. Porém, esses condrócitos hipertrofiados não fabricam apenas substâncias que produzem cartilagem, mas também enzimas que digerem as moléculas velhas de colágeno e proteoglicanos. Uma quantidade extra de condrócitos significa uma quantidade maior de substâncias que produzem cartilagem, mas também uma quantidade maior de enzimas que digerem cartilagem. O resultado líquido pode ser o oposto do pretendido: a quantidade de cartilagem destruída é maior do que a quantidade de cartilagem criada. Quando uma articulação é inundada com essas enzimas que digerem cartilagem, as fibras colágenas diminuem de tamanho e sua densa rede fica rota ou cheia de furinhos. Os proteoglicanos, que normalmente são unidos pelo colágeno, começam a se dispersar e a se decompor. Sem uma quantidade suficiente de proteoglicanos para atrair e reter água, e repelir as forças aplicadas à articulação, a cartilagem fica mais suscetível a rachaduras, sofrendo fissuras e desgastando-se completamente. Isso pode ser visto com o auxílio de um microscópio: os proteoglicanos sadios parecem grossas árvores de natal, mas os danificados parecem árvores de natal velhas e mortas.

Normalmente a quantidade de enzimas que destroem cartilagem, produzidas pelos condrócitos é equilibrada por uma quantidade igual de enzimas que promovem a formação de cartilagem. Se não houver esse equilíbrio, ou for produzida uma quantidade excessiva de enzimas que destroem cartilagem, os resultados poderão ser desastrosos. Esse desequilíbrio entre degradação e formação de componentes da cartilagem é a marca registrada da osteoartrite. E é exatamente o que tentamos restaurar por intermédio dos suplementos analisados neste livro.

**Doença óssea.** Uma irrigação sangüínea insuficiente para os ossos pode enfraquecê-los, causando pequenas fraturas e *osteonecrose*, ou "morte do osso". Alcoolismo, infecção e traumatismo agudo são alguns dos possíveis culpados nesse cenário.

**Função hepática anormal.** O fígado é a fonte de muitos hormônios, fatores de crescimento e substâncias que auxiliam a formação de cartilagem e osso. Se esse órgão não estiver funcionando adequadamente, poderá ocorrer destruição de cartilagem e formação de excrescências ósseas.

## Podemos reparar o dano?

Seja qual for a causa dessa doença, o que os portadores de osteoartrite querem saber é: Há alguma maneira de fazer com que a superfície da cartilagem volte a ser lisa e escorregadia? É possível reparar e restaurar a cartilagem que foi danificada há muito tempo? O reparo da cartilagem eliminaria a dor, a inflamação e as excrescências ósseas? E isso curaria a artrite?

É muito comum as pessoas esperarem até que a doença esteja bem avançada para procurar ajuda. Em geral, quando alguém apresenta sintomas de limitação de movimento ou dor persistente na articulação a cartilagem está extensamente danificada, e a osteoartrite já se instalou há muitos anos. Como a maior parte das alterações precoces da osteoartrite são químicas ou microscópicas, é difícil diagnosticar a doença nos seus primeiros estágios. Não existem exames de sangue (nem mesmo de líquido articular) universalmente aceitos para revelar se alguém tem ou não osteoartrite. Radiografias não ajudam a detectar osteoartrite precoce. Imagens de ressonância magnética (RM), que usam um campo magnético e ondas de rádio (mas não radiação de raios X) conseguem detectar alterações na cartilagem muito antes, e estão se tornando o novo padrão tanto para o diagnóstico quanto para pesquisas de osteoartrite. Hoje em dia as imagens de ressonância magnética são usadas principalmente para detectar a presença de cartilagem rompida ou cartilagem nas articulações, ou outros problemas, como morte do osso (osteonecrose). Nesses casos os planos de saúde pagam por esses exames, pois acham que poderão evitar que um paciente tenha de ser submetido a uma cirurgia cara, mas geralmente não pagam uma RM para diagnóstico de osteoartrite.

Acredito que o emprego de RM para detectar osteoartrite ficará mais comum e será reembolsado quando os planos de saúde perceberem que, implementando o programa a Cura da Artrite logo no início, eles poderão economizar dinheiro em medicamentos e custos com cirurgia, além de evitar anos de sofrimento para os pacientes.

Até o momento, nada é capaz de reverter as alterações ósseas ou remover os esporões ósseos, mas foi comprovado que uma intervenção nos primeiros estágios da doença interrompe o processo de destruição da cartilagem e reduz os outros fatores que causam dor e perda funcional. Essa é a base da teoria "condroprotetora" do tratamento de artrite, uma abordagem baseada na proteção das células cartilaginosas. É possível cessar a destruição da cartilagem na osteoartrite, recuperar parte da cartilagem perdida e melhorar a função articular. Atualmente, *podemos* restaurar a saúde e o equilíbrio da matriz cartilaginosa sem esperar o aperfeiçoamento de novas técnicas cirúrgicas ou o desenvolvimento de novos medicamentos. Muitas vezes, *conseguimos* aliviar ou eliminar a dor e a incapacidade da osteoartrite com um programa de nove passos que incorpora três suplementos nutricionais simples e seguros: glicosamina, condroitina e IAS (extrato de óleo insaponificável de abacate e soja).

# 3

# UMA NOVA ESPERANÇA PARA DERROTAR A OSTEOARTRITE

**Glicosamina e condroitina realmente modificam o curso da osteoartrite?**
**O que é glicosamina? Como funciona?**
**O que é sulfato de condroitina? Como funciona?**
**Por que a glicosamina e a condroitina são usadas juntas?**
**Estudos científicos corroboram o uso de glicosamina e condroitina?**
**Outras substâncias agem com a glicosamina e a condroitina?**
**O que é o estudo GAIT?**
**Por que demorou tanto tempo para que a glicosamina e a condroitina fossem usadas nos Estados Unidos?**
**Preciso de receita médica para comprar glicosamina e condroitina? Onde posso comprar?**

Brett Jacobs era um exuberante atleta amador de 42 anos esbelto e "sarado". Apesar de trabalhar muito como vice-presidente de propaganda de uma grande empresa de brinquedos, ele ainda arrumava tempo para correr vários dias por semana, jogar basquete com os amigos às quintas-feiras à noite e participar da equipe de *softball* da empresa nos finais de semana.

Então, um dia seu joelho direito começou a doer. Era uma dor surda contínua na parte de dentro do joelho que ia e vinha sem motivo aparente. No começo a dor surgia apenas quando ele estava correndo ou saltando na quadra de basquete, mas logo começou a se manifestar quando ele estava em pé parado, sentado à sua mesa e, finalmente, quando estava dormindo. Não havia um padrão para a dor, exceto que estava ficando cada vez pior.

Felizmente ele tinha um excelente plano de saúde, e consultou os melhores ortopedistas, neurologistas, reumatologistas, clínicos, quiropráticos, acupunturistas e outros especialistas. Mas os exaustivos exames (apesar de não serem invasivos) não detectaram nada de errado em seu joelho — ou em qualquer outra parte do seu corpo. Brett tomou vários medicamentos, fez fisioterapia e até tomou injeção de esteróides. Frustrado, acabou se submetendo a uma cirurgia artroscópica, quando foi constatado certo grau de degeneração da cartilagem na extremidade do osso da coxa (fêmur). O médico achava que não havia nada a fazer do ponto de vista cirúrgico, sobretudo porque a cartilagem ainda não estava totalmente lacerada. Basicamente, ele disse a Brett para "agüentar as pontas". Mas a dor ficou cada vez pior, e depois de um ano Brett tinha parado de correr e de jogar basquete e beisebol. Ele não agüentava mais.

Menos de dois anos depois de ter surgido a primeira dor leve, Brett era forçado a passar a maior parte do dia sentado, ficando em pé ou andando apenas quando era absolutamente necessário. Por sorte, seu trabalho permitia que ficasse a maior parte do dia sentado. Mas ele sentia falta da sua vida ativa. Quando os amigos perguntavam se algum dia ele voltaria a praticar esportes, ele dava um grande suspiro e dizia: "Não, estou pendurando minhas chuteiras. Minha vida como pessoa ativa acabou, agora sou um 'sentador' medalha de ouro. Mas a boa nova é que, com a quantidade de aspirina que tomo para os joelhos, nunca mais vou sentir dor de cabeça na vida."

Deprimido, Brett já tinha perdido todas as esperanças de conseguir andar sem sentir dor. Foi então que ouviu falar de glicosamina e condroitina num programa de rádio sobre saúde e nutrição. Esses suplementos foram mencionados rapidamente, mas Brett decidiu tentar. Duas semanas depois de começar a tomar glicosamina e condroitina ele disse: "Parei de tomar aspirina só para ver o que aconteceria. Fiquei surpreso ao constatar que meu joelho já não doía tanto. Então comecei a ficar em pé e andar um pouquinho, só um pouquinho. Continuei a tomar glicosamina e condroitina. Algumas semanas depois comecei a avançar um pouco mais, dando uma volta completa no quarteirão, só para ver o que acontecia. Foi ótimo, não senti nenhuma dor! Toda semana eu aumentava um pouco minha atividade. Uma semana eu caminhava dez minutos a mais, na outra, quinze minutos e na outra, trinta. Passei então a andar de bicicleta no clube durante cinco minutos e na semana seguinte, dez minutos, e assim por diante. Fui aumentando aos poucos até que estava correndo novamente. Menos de dois quilômetros no começo, mas eu tinha conseguido!

Comecei então a jogar alguns minutos de basquete, depois mais um pouco e mais um pouco. Agora estou fazendo exatamente o que fazia antes."

Seis meses depois de ter começado a tomar glicosamina e condroitina, Brett estava calçando o tênis de corrida novamente, jogando *softball* nos fins de semana e fazendo cestas no basquete com os amigos. "Estou 90% bom", disse ele sorrindo, "espero estar 100% em breve!"

Não são apenas os pacientes empolgados com esses dois suplementos nutricionais que combatem a artrite. Há anos médicos europeus e asiáticos estão usando com sucesso glicosamina e condroitina no tratamento de osteoartrite. Nos Estados Unidos, muitos especialistas nessa doença estão receitando esses suplementos, muitas vezes como terapia de primeira linha, antes de analgésicos ou antiinflamatórios. Depois de ler sobre as evidências, os médicos não podem negar que algumas vezes os suplementos são mais eficazes e muito mais seguros que os medicamentos que costumavam receitar. Como me disse um médico: "De acordo com o juramento de Hipócrates, não devemos causar danos. Depois de ler diversos estudos, inclusive estudos comparativos com antiinflamatórios, achei difícil, de um ponto de vista ético, *não* receitar glicosamina e condroitina primeiro, antes de Tylenol, Celebrex ou Advil." À medida que essa mensagem for passada adiante, será apenas uma questão de tempo para que esse tipo de atitude seja visto em toda a comunidade médica.

## Imagine só

A cartilagem sadia precisa de três coisas: água para lubrificação e nutrição, proteoglicanos para atrair e reter a água e colágeno para fixar os proteoglicanos.

Imagine uma densa rede composta por inúmeras cordas entrelaçadas, umas correndo para cima e para baixo e outras de um lado para o outro para formar uma malha. A cartilagem sadia tem uma estrutura semelhante. Seus "fios" são fibras colágenas fortes e com aspecto de cordas dispostas em ângulos retos com um padrão entrecruzado, formando várias camadas.

Os proteoglicanos ancoram-se firmemente nos espaços da "rede" de colágeno, envolvendo completamente suas fibras. Os proteoglicanos são absolutamente essenciais para uma cartilagem sadia, pois atraem e retêm muitas vezes o seu peso em água, que lubrifica, nutre e auxilia a atividade da cartilagem. A água aumenta a capacidade de absorver choques da cartilagem, comportando-se de maneira muito parecida com a água de um colchão de água. Mas, se a cartilagem for danificada, ou se as enzimas que digerem cartilagem ficarem incontroláveis, a rede ficará fraca e puída. À medida que a rede perde a sua forma e se desenrola, os proteoglicanos se desprendem e se dispersam, sendo digeridos por enzimas. Sem essas moléculas que atraem água, a cartilagem perde a sua propriedade amortecedora e suas células morrem, incapazes de atender a demanda para produzir mais matriz cartilaginosa ou obter os nutrientes de que precisam. Sem as células cartilaginosas, é apenas uma questão de tempo para que o restante da matriz comece a se desgastar, sofrer fissuras e, no final, desgastar-se até o osso. Em seguida, como o osso fica exposto, as terminações nervosas ficam irritadas, causando a dor articular característica. Sem o efeito protetor da cartilagem e do espesso líquido articular nutritivo (chamado hialuronano ou ácido hialurônico) produzido pelos condrócitos, o osso subjacente fica sujeito a pressões crescentes. Num esforço para evitar que a articulação sofra pequenas fraturas, as células ósseas começam a depositar uma quantidade maior de minerais ósseos duros. Isso provoca o endurecimento do osso, o desenvolvimento de esporões ósseos e um aumento no tamanho da articulação. Em muitos casos, os esporões ósseos e excrescências ósseas estiram, puxam ou pinçam algumas das estruturas ao redor da articulação. Às vezes, fragmentos de osso e cartilagem se soltam, fazendo com que a articulação raspe ou até mesmo prenda ou trave. O resultado de toda essa degeneração são os familiares sinais e sintomas de osteoartrite avançada: dor, inflamação e inchaço, juntamente com sintomas "mecânicos" de travamento e perda de flexibilidade.

## Retentores de água

Como a glicosamina ajuda a cartilagem a se manter saudável? A glicosamina é composta por glicose (o açúcar que o corpo queima para obter combustível) e um aminoácido chamado glutamina. Trata-se de uma parte importante dos mucopolissacarídeos, que fornecem estrutura a tecidos como ossos, cartilagem, pele, unhas e pêlos, entre outros. A *glicosamina* é uma unidade básica importante dos proteoglicanos que têm grande afinidade pela água. Ela é especialmente necessária para a produção de *glicosaminoglicanos* (GAGs), macromoléculas dispostas em cadeia que fixam a água na matriz cartilaginosa. Além de fornecer matéria-prima para a síntese de proteoglicanos e outros GAGs, a simples presença da glicosamina age como um estimulante para as células que sintetizam esses produtos, os *condrócitos*.[1] Na verdade, é a glicosamina que determina quantos proteoglicanos serão produzidos pelos condrócitos. Se hou-

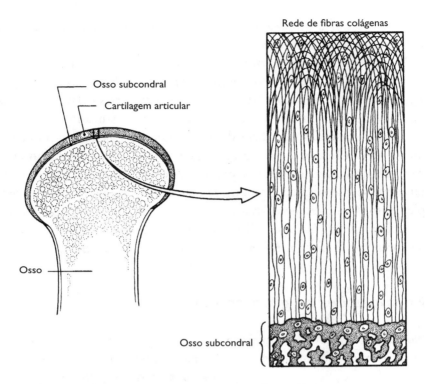

Figura 3.1. Composição e estrutura da cartilagem.

ver uma grande quantidade de glicosamina, será produzida uma grande quantidade de proteoglicanos, e uma grande quantidade de água será retida em seu devido lugar. Mas, se houver apenas um pouco de glicosamina, será produzido um número menor de proteoglicanos, e uma quantidade menor da preciosa água será atraída para a área. Comprovou-se que a glicosamina também estimula os condrócitos a produzirem mais colágeno e proteoglicanos e normaliza o metabolismo da cartilagem, ajudando a impedir a sua degradação.[2]

Estudos recentes revelaram outras formas pelas quais a glicosamina contribui para a saúde da cartilagem e das articulações. Sabemos agora que ela também ajuda a diminuir a produção de enzimas degradadoras de cartilagem,[3] a manter as células cartilaginosas aderidas à matriz[4] e a diminuir a produção de uma substância química sinalizadora chamada óxido nítrico.[5] (Comprovou-se que o óxido nítrico leva à morte prematura das células cartilaginosas.) Por fim, em um estudo, a glicosamina inibiu a enzima COX-2,[6] o que pode explicar por que ela consegue reduzir o processo inflamatório e proporcionar alívio sintomático em um prazo bem curto (o Capítulo 7, sobre analgésicos, fala mais sobre este assunto).

Como a glicosamina ativa a produção desses importantes elementos da matriz cartilaginosa e depois os protege, *na verdade ela pode ajudar o organismo a reparar a cartilagem danificada ou corroída*. Em outras palavras, a glicosamina fortalece os mecanismos naturais de reparo do organismo.

Diversos estudos científicos demonstraram que, além de estimular a produção de cartilagem, a glicosamina ajuda a aliviar a dor e a melhorar o funcionamento da articulação nos portadores de osteoartrite.[7,8] Aparentemente, tanto faz se glicosamina é produzida pelo organismo ou fornecida como suplemento. O suplemento atua exatamente como a glicosamina encontrada naturalmente na cartilagem. Sua origem não é importante, mas, sim, que esteja presente. E ela continua a agir mesmo após o tratamento.

## Formulações de glicosamina

Nos Estados Unidos, os suplementos de glicosamina são vendidos sem receita médica em três formulações — cloridrato de glicosamina, N-acetilglicosamina e sulfato de glicosamina. Há outros componentes ligados à base da molécula de glicosamina que a tornam uma estrutura estável para que possa ser usada em pó nos suplementos. A glicosamina livre pura não é vendida, e você não ia querer comprar, pois ela é instável. Ela ficaria inativa rapidamente ou tentaria se ligar a alguma outra substância.

Regulamentada e vendida como medicamento na Europa, o sulfato de glicosamina é a formulação mais usada nas pesquisas. Aproximadamente 75% de todos os estudos clínicos de glicosamina foram realizados com uma formulação estabilizada de sulfato de glicosamina. Grande parte das pesquisas científicas e estudos clínicos com animais foram realizados com cloridrato de glicosamina e, portanto, sabemos que também é eficaz. Até hoje não foram realizados estudos clínicos comparando os efeitos do cloridrato com o sulfato de glicosamina. Mas a equivalência foi demonstrada em laboratório. Por outro lado, existem evidências de que o enxofre da ligação sulfato pode conferir alguns benefícios próprios.[9] Como recomendo que a glicosamina seja usada com sulfato de condroitina, de qualquer maneira as pessoas obtêm quantidades suficientes de enxofre.

Infelizmente, a maior parte dos produtos comercializados que alegam conter sulfato de glicosamina na verdade não usam o mesmo composto que foi usado nas pesquisas. E o que é mais importante, como veremos no Capítulo 6, muitos dos produtos vendidos atualmente — talvez mais de 80% — não contêm quantidades suficientes nem de cloridrato de glicosamina nem de sulfato de glicosamina.

Sabemos com certeza que a N-acetilglicosamina não é tão eficiente em ajudar as células cartilaginosas a produzir mais proteoglicanos.[10] Como não existem evidências clínicas de que ela dê resultados, deve-se evitar produtos que contenham N-acetilglicosamina. É preciso ter cautela também com os produtos que alegam conter "complexo de glicosamina". Alguns fabricantes misturam as formulações de glicosamina, talvez achando que, de alguma maneira, soe melhor para o consumidor. Na verdade, o que acontece é que a dosagem das diferentes formulações é muito menor do que a que demonstrou fazer efeito. A adição de N-acetilglicosamina pode diluir a mistura de tal forma que ela não exerce nenhum efeito. Por enquanto, fique com o sulfato de glicosamina ou o cloridrato de glicosamina. Novas pesquisas podem mudar isso — o *site* em inglês www.drtheo.com traz atualizações sobre este assunto.

## A *prova está nas pesquisas*

Teoricamente, a glicosamina deve ser um remédio potente para a osteoartrite. Mas teoria e prática nem sempre caminham juntas, e é por isso que as teorias são testadas em estudos controlados. Vamos analisar alguns desses estudos — e ver porque a glicosamina passou com distinção.

Ao ler sobre esses estudos, lembre-se de que o padrão de referência para pesquisas médicas é um grande estudo duplo-cego, controlado com placebo e de longo prazo. Esse tipo de delineamento de estudo reduz a possibilidade de que os resultados sejam casuais ou tendenciosos. Como até o final do estudo ninguém sabe quem está tomando placebo (uma substância inativa, como um comprimido de açúcar) e quem está recebendo o medicamento, os resultados não são influenciados por esperança ou viés por parte dos pesquisadores ou participantes.

Os estudos que mostram que glicosamina e condroitina são eficazes seguem o padrão de referência. Na verdade, eles vão além disso. Para verificar os resultados fornecidos por estudos isolados, os pesquisadores muitas vezes usam uma técnica chamada metanálise. Ao aplicar poderosos instrumentos estatísticos para os resultados combinados de diversos estudos de alta qualidade, a metanálise revela um quadro geral. No caso da glicosamina e condroitina, a metanálise confirmou o que já sabíamos: glicosamina e condroitina são eficazes.

Se alguém lhe disser que não existem evidências científicas que comprovem a eficácia da glicosamina e da condroitina, seja bastante cético. Na verdade, esses suplementos estão entre as terapias mais cuidadosamente pesquisadas em todos os tratamentos de osteoartrite. O tipo e a qualidade dos estudos foram iguais ou superiores aos dos antiinflamatórios de venda livre e controlada anunciados na televisão e em outros meios de comunicação. Não apenas as pesquisas comprovaram os benefícios da glicosamina e condroitina em relação ao alívio da dor e melhora da função articular, mas existem atualmente evidências substanciais de que esses suplementos realmente modificam e melhoram o processo patológico, algo que os analgésicos tradicionais não conseguem.

Foram realizados tantos estudos desde a última edição de *A Cura da Artrite* que é impossível descrever todos eles neste livro — terei de me ater a algumas amostras dos que foram publicados recentemente em renomados periódicos médicos. (Se quiser ler os resumos desses estudos ou imprimir uma cópia para mostrar ao seu médico, visite meu *site* em inglês no endereço www.drtheo.com.)

Vamos começar com os estudos mais importantes realizados recentemente. Em um estudo clínico randomizado, duplo-cego e controlado por placebo, 212 pacientes com osteoartrite no joelho receberam uma dose diária de 1.500 mg de sulfato de glicosamina ou placebo durante três anos. Para determinar o efeito sobre o processo patológico, foram tiradas radiografias dos joelhos com apoio de carga no início do estudo e depois de um ano e três anos para medir a largura do espaço articular (um sinal de perda ou ganho de cartilagem). Os sintomas de dor e a função articular foram avaliados com o emprego do índice de WOMAC (*Western Ontario e McMaster Universities Osteoarthritis Index*).

Os 106 pacientes que tomaram placebo apresentaram perda progressiva do espaço articular (média de 0,31 mm após três anos). Não houve perda significativa do espaço articular nos 106 pacientes que receberam glicosamina! Além disso, a dor e a função articular pioraram ligeiramente nos pacientes que receberam placebo, enquanto melhoraram de forma significativa nos pacientes tratados com glicosamina. Quando os grupos de placebo e glicosamina foram comparados, não houve diferenças nas medidas de segurança ou razões para retirada do estudo. Esse fabuloso estudo, publicado no famoso periódico médico inglês *The Lancet* em 2001, mostra que a glicosamina, administrada a longo prazo, foi segura e eficaz na melhora da dor e da função articular.

E não é só isso, ela modificou o curso da doença, pois o grupo de glicosamina realmente apresentou melhora na dor e função articular.[11]

Um estudo bastante semelhante conduzido por outros pesquisadores com outros pacientes confirmou o estudo apresentado acima. Esse também foi um estudo randomizado, duplo-cego e controlado por placebo. Metade de um grupo de 202 portadores de osteoartrite no joelho recebeu 1.500 mg de sulfato de glicosamina oral uma vez ao dia durante três anos; o outro grupo recebeu um comprimido de placebo uma vez ao dia pelo mesmo período. Todos os pacientes tiraram radiografia do joelho regularmente. O grupo de placebo perdeu uma média de 0,19 mm de espaço articular ao longo dos três anos do estudo. O grupo de glicosamina *ganhou* uma média de 0,04 mm! Além disso, a melhora na dor e na função articular obtida pelo grupo de glicosamina foi semelhante à de uma dose total de antiinflamatório de venda controlada — mas sem os perigosos efeitos colaterais desses medicamentos. Por fim, a segurança do uso prolongado de glicosamina foi confirmada mais uma vez. Não houve diferença significativa em nenhum parâmetro convencional de segurança, como função renal, função hepática, problemas cardiovasculares, alergias ou outros indicadores avaliados.[12]

Um estudo importante realizado anteriormente analisou 80 pacientes em Milão, Itália, todos com grave osteoartrite estabelecida.[13] Durante o período de 30 dias desse estudo duplo-cego, os participantes receberam ou 1,5 grama de glicosamina ou placebo.

Toda semana, os pesquisadores avaliavam os parâmetros de dor, sensibilidade articular e inchaço do joelho dos pacientes, bem como qualquer restrição de movimento ativo ou passivo. Os resultados finais foram positivos e animadores: o grupo tratado com glicosamina apresentou uma redução significativamente maior nos sintomas gerais, comparado com o grupo de placebo (73% contra 41%).

Levou apenas vinte dias para que os sintomas fossem reduzidos pela metade no grupo de glicosamina, comparado com 36 dias para o grupo de placebo.

Vinte por cento dos pacientes do grupo tratado com glicosamina ficaram *totalmente livres de sintomas*, o que não ocorreu com *nenhum* dos 40 pacientes do grupo de placebo! Quando os médicos que participavam do estudo foram solicitados a classificar os resultados, eles disseram que 29 dos 40 pacientes tratados com glicosamina obtiveram resultados "excelentes" ou "bons", comparado com apenas 17 dos 40 pacientes que receberam placebo. Além do mais, quando amostras de cartilagem dos pacientes tratados com glicosamina foram examinadas ao microscópio eletrônico, elas eram extraordinariamente semelhantes à cartilagem sadia. Mas amostras retiradas dos pacientes do grupo de placebo mostraram indícios típicos de osteoartrite. Em outras palavras, a cartilagem parecia "doente". Os pesquisadores concluíram que o sulfato de glicosamina *reconstruiu a cartilagem danificada*, restaurando, assim, a função articular dos pacientes osteoartríticos que tomaram o suplemento.

A glicosamina certamente demonstrou o seu valor em diversos estudos. Mas ela é mais eficaz do que os analgésicos populares? Até o momento, foram feitos quatro estudos clínicos controlados comparando glicosamina e antiinflamatórios vendidos com receita médica. Em dois estudos, a glicosamina demonstrou a mesma capacidade dos antiinflamatórios de aliviar a dor e melhorar a função articular. Os outros dois estudos revelaram que a glicosamina era mais eficaz do que os antiinflamatórios no alívio da dor e na melhora da função articular.[14] Em todos os casos, a glicosamina foi considerada mais segura, como indicou o menor número de eventos adversos ou efeitos colaterais. Além disso, quando os pacientes foram acompanhados após a suspensão do suplemento e do medicamento de comparação, os que tinham sido tratados com glicosamina conseguiram manter a melhora na dor e na função articular — mas os que tomaram antiinflamatórios voltaram a sentir as dores e os problemas funcionais do início do estudo. Esse é um testemunho de que, além de ter uma ação prolongada, aparentemente a glicosamina melhora o próprio processo patológico, em vez de apenas mascarar a dor.

O que não vemos nesses estudos, entretanto, são as diferenças nos efeitos sobre a cartilagem. Na verdade, nenhum desses quatro estudos analisou a modificação da doença, de modo que a verdadeira superioridade da glicosamina em relação aos antiinflamatórios não foi nem mesmo salientada. Esses estudos analisaram apenas a dor e a função articular dos portadores de osteoartrite. Eis um exemplo de dois desses estudos.

Pesquisadores portugueses compararam sulfato de glicosamina com ibuprofeno (como Advil®, Motrin® e Nuprin®) em portadores de osteoartrite no joelho.[15] Nesse estudo duplo-cego, 40 pacientes receberam 1,5 g de sulfato de glicosamina ou 1,2 g de ibuprofeno diariamente (equivalente a seis comprimidos de venda livre) durante oito semanas.

Os níveis de dor caíram significativamente nos dois grupos durante as duas primeiras semanas; na verdade, o alívio da dor foi ainda mais rápido no grupo de ibuprofeno do que no grupo de glicosamina. Mas, depois das duas primeiras semanas, o ibuprofeno pareceu perder parte da sua potência e o alívio da dor começou a desaparecer. A glicosamina, por outro lado, continuou potente durante todo o período de tratamento. Ao final do período de oito semanas houve uma diferença extraordinária na pontuação de dor entre os dois grupos. Em uma escala de 0 a 3, em que 3 representa a dor mais intensa, o grupo de glicosamina apresentou uma pontuação de apenas 0,8, comparado com 2,2 do grupo de ibuprofeno. Além disso, o inchaço do joelho cessou em 20% dos pacientes do grupo de glicosamina, comparado com 0% no grupo de ibuprofeno. Ao todo, 29% mais pacientes do grupo de glicosamina obtiveram um bom resultado.

A glicosamina também foi comparada com ibuprofeno por cientistas de quatro laboratórios, três alemães e um italiano.[16] Mais uma vez, a glicosamina demonstrou ser tão eficaz quanto o ibuprofeno no controle da dor — e foi muito mais bem tolerada. Dos cem pacientes no grupo de ibuprofeno, 35 queixaram-se de efeitos adversos durante todo o tratamento, sendo que sete deixaram permanentemente o estudo. Mas apenas seis dos cem pacientes no grupo de glicosamina tiveram efeitos adversos, e apenas um deixou o estudo.

Muitos estudos sobre a glicosamina são realizados com pacientes que têm artrite no joelho, em grande parte porque essa articulação é afetada com tanta freqüência que há um grande número de pessoas para serem recrutadas. Além disso, é muito fácil radiografar o joelho para verificar a existência de alterações no espaço articular. Mas isso não significa que a glicosamina só é eficaz para artrite no joelho — mas, sim, para qualquer articulação artrítica. Em um estudo publicado em 2001 no *Journal of the American Medical Association*, por exemplo, a glicosamina foi mais eficaz que o ibuprofeno em pacientes com artrite na articulação temporomandibular (a "dobradiça" da mandíbula). Qual foi a conclusão depois que 45 pacientes foram estudados durante três meses? A glicosamina teve um efeito significativamente maior na redução da dor produzida durante o funcionamento da articulação (como mastigação) e durante as atividades diárias. Além disso, o estudo mostrou que a glicosamina tem um efeito residual. O estudo durou 90 dias; depois de 120 dias, os pacientes tratados com glicosamina tinham muito menos necessidade de tomar analgésicos do que os pacientes tratados com ibuprofeno.[17]

### Estudos revelam o que os pacientes sabem

Não é só quem tem a sorte de participar de estudos clínicos que desfrutam dos benefícios da glicosamina. Muitas pessoas estão encantadas com o alívio que obtiveram com o suplemento. Edna Taylor, de 62 anos, gostava de ser ativa.

Depois de trabalhar como voluntária na igreja todas as manhãs, essa mulher alegre cuidava do próprio jardim e passeava durante a tarde. Certa noite, ao entrar no carro, sentiu uma pequena "pontada" no quadril direito. "Não foi nada", explicou ela mais tarde. "Apenas como se alguém tivesse me dado um leve beliscão."

Uma semana depois, o "leve beliscão" pareceu mais uma forte compressão na coxa e no quadril direitos. "Quando eu andava, ou até mesmo mexia a perna, sentia como se alguém estivesse me batendo nessa região com um martelo! Eu não conseguia fazer nada", disse ela. "Nada de jardinagem, nada de caminhada. Só o fato de levantar da cadeira e ir ao banheiro já era uma tortura. Fiquei furiosa. Por que fiquei assim? E por que os médicos não podiam fazer nada?"

Além da dor original, não demorou muito para que Edna passasse a ter dores de cabeça, visão borrada e lesão hepática, todos efeitos colaterais dos vários medicamentos que os médicos receitaram. "A vida era divertida", disse ela desanimada. "Agora é um inferno."

Felizmente a situação melhorou quando Edna começou a tomar glicosamina. "Na primeira semana eu não observei nada. Achei que não ia funcionar e decidi parar de tomar no final do nono dia. Mas, quando acordei no décimo dia, meu quadril estava muito melhor. Então continuei a tomar o suplemento. No décimo quinto dia eu estava 25% melhor e no vigésimo dia, 50% melhor. Minha irmã não acreditou quando eu lhe disse pelo telefone que tinha obtido uma melhora de 50%."

Depois de tomar o suplemento durante várias semanas, Edna voltou a cuidar do jardim e a passear pelo bairro como fazia antes. E não precisava mais se preocupar com os efeitos colaterais dos analgésicos tradicionais.

Don Summers, um ciclista de 43 anos de renome internacional, foi ao meu consultório com queixa de dores constantes e inchaço nos dois joelhos sempre que pedalava, apesar de já ter se submetido a uma cirurgia de reconstrução de ligamento. Seus joelhos simplesmente nunca mais foram os mesmos depois da cirurgia. Antiinflamatórios e compressas de gelo não estavam funcionando e, incapaz de se exercitar e treinar, ele ficou bastante deprimido. Mas, depois de tomar glicosamina e condroitina durante algumas semanas, Don percebeu uma diferença. Anos depois, ele está 100% curado — não sente absolutamente nenhuma dor nem tem inchaço. De fato, ele mostrou que estava muito bem ao descer dois lances de escada me carregando nas costas!

A glicosamina, sozinha, é um instrumento fabuloso para aliviar os sintomas da artrite e restaurar a saúde da cartilagem. Mas o alívio que ela proporciona é reforçado pelo uso de um segundo suplemento nutricional — sulfato de condroitina.

## Condroitina: "o ímã de água"

Talvez pelo fato de as pessoas abreviarem glicosamina/condroitina como "glicosamina", a condroitina fica sempre em segundo plano. Isso é lamentável, pois durante muitos anos havia mais evidências a favor da condroitina do que da glicosamina. Só recentemente a publicação de novos estudos sobre a glicosamina equilibrou os números. A condroitina tem muitas funções benéficas para a saúde da articulação. Algumas se sobrepõem às da glicosamina; outras são exclusivas. É por isso que sempre recomendo o uso combinado desses dois suplementos para aplicar um golpe duplo na osteoartrite.

Tanto a glicosamina como a condroitina ajudam a formar os proteoglicanos que preenchem os espaços na "rede" de cartilagem. Mas a condroitina, uma cadeia longa de açúcares que se repetem, age como um "ímã de líquidos" e ajuda a atrair líquido para o interior das moléculas de proteoglicanos. Isso é importante por duas razões: primeiro, o líquido age como um amortecedor esponjoso; segundo, o líquido transporta nutrientes para o interior da cartilagem. A cartilagem articular não tem irrigação sangüínea, portanto toda a sua nutrição e lubrificação são provenientes do líquido que flui e reflui mediante a aplicação e liberação de pressão sobre a articulação. Sem esse líquido, a cartilagem ficaria mal nutrida, mais seca, mais fina e mais frágil.[18] Quando isso acontece, conseqüentemente as células cartilaginosas acabam morrendo, levando a uma degeneração lenta porém constante da cartilagem e da articulação como um todo.

Como a condroitina assegura que os proteoglicanos atrairão e reterão água na cartilagem? Isso está relacionado com a estrutura das "cadeias" de condroitina. Imagine o tronco alto e forte de uma árvore estendendo-se em direção ao céu. Essa é a espinha dorsal de uma molécula de proteoglicano. Grandes galhos (núcleo protéico) saem do seu tronco e, de cada galho, saem cem galhos menores (cadeias de sulfato de condroitina). Essas cadeias de condroitina têm carga elétrica negativa, o que significa que repelem umas às outras. Imagine que você está colocando dois ímãs lado a lado. Se você alinhá-los com os pólos opostos voltados um para o outro, eles se atrairão. Mas se alinhá-los com pólos iguais virados um para o outro, eles se repelirão: os ímãs não querem ser aproximados. As cargas negativas da condroitina agem da mesma forma, separando as condroitinas e, desse modo, criando um espaço que forma a matriz cartilaginosa. Deve haver umas 10.000 dessas cadeias numa única molécula de proteoglicano, o que a torna uma super-retentora de água!

Provavelmente você já obtém quantidades bem pequenas de condroitina da sua alimentação. A condroitina é encontrada em quase todos os tecidos animais, principalmente na cartilagem ao redor das articulações. Sempre imagino que a ingestão de condroitina pelos seres humanos era muito maior no passado. Tenho certeza de que nossos ancestrais na Idade da Pedra comiam todos os ligamentos, tendões e cápsulas ao redor das articulações dos animais que matavam, e provavelmente comiam também a cartilagem das extremidades ósseas. Hoje em dia, poucas pessoas comem essas partes, de modo que a ingestão de condroitina deve ter diminuído ao longo dos anos. Felizmente, a ingestão de suplementos de condroitina demonstrou ser eficaz. Algumas das condroitinas que ingerimos são absorvidas intactas pelo nosso organismo e incorporadas a vários tecidos, inclusive a cartilagem articular. Na verdade, estudos cuidadosamente controlados sobre absorção revelaram que cerca de 12% a 15% da condroitina ingerida por via oral é absorvida pelo organismo.[19]

A absorção da glicosamina gira em torno de 85%. Não deixe que esses números o levem a pensar que o efeito da glicosamina é maior só porque ela tem uma porcentagem de absorção maior. A condroitina tem afinidade ou atração especial pela cartilagem osteoartrítica, por isso tende a se concentrar na cartilagem que mais precisa de ajuda.[20] Isso a diferencia da glicosamina e equilibra as diferenças na absorção. Poderíamos até mesmo afirmar que a absorção *efetiva* de condroitina, em conseqüência de sua afinidade especial, é maior que a da glicosamina. Por esse motivo, podemos usar uma dose um pouco menor de condroitina (800 a 1.200 mg) do que de glicosamina (1.500 mg).

## AS TAXAS DE ABSORÇÃO E A REALIDADE

*Não deixe que os comerciantes de suplemento o tapeiem com o termo "absorção". A quantidade absorvida de qualquer suplemento ou medicamento tem muito pouco a ver com a sua eficácia. Um dos medicamentos mais eficazes para aumentar a densidade óssea, o alendronato (Fosamax®) tem uma absorção de apenas 0,6%. Em outras palavras, mais de 99% do medicamento não atinge o organismo. A taxa de absorção da condroitina é cerca de 25 vezes maior. A absorção apenas nos indica a dosagem que devemos usar, não a eficácia do produto.*

## O papel da condroitina

Além de atrair um líquido precioso, a condroitina tem outras funções importantíssimas nas articulações:

- Proteger a cartilagem existente de degradação prematura ao inibir a ação de certas enzimas que digerem cartilagem.[21]
- Ajudar a evitar a morte de condrócitos relacionada com a idade.[22]
- Estimular a produção de proteoglicanos, glicosaminoglicanos e colágeno, as moléculas da matriz cartilaginosa que servem como unidades básicas da nova cartilagem sadia.[23]
- Aumentar a síntese de hialuronano, que pode tornar mais espesso o líquido articular e torná-lo um amortecedor melhor.[24]
- Inibir os efeitos negativos da interleucina-1 beta (IL-1b) e bloquear o fator de necrose tumoral alfa (TNF-alfa).[25] A IL-1b e o TNF-alfa estão envolvidos na destruição da cartilagem.
- Reduzir a necessidade de medicamentos antiinflamatórios,[26] graças ao seu leve efeito antiinflamatório.[27]
- Agir sinergicamente com a glicosamina — uma substância intensifica a ação da outra.[28]

Felizmente, o suplemento de condroitina atua de forma muito parecida com a condroitina que ocorre naturalmente na cartilagem, protegendo a cartilagem velha de degradação prematura e estimulando a síntese de nova cartilagem.

Uma revisão de um artigo publicado no ano de 2000 sobre nove estudos duplo-cegos e controlados por placebo sobre condroitina mostrou a segurança desse suplemento. Os estudos não indicaram efeitos adversos graves da condroitina, e o número de efeitos colaterais leves foi ainda menor do que nos grupos de placebo.[29] Isso quer dizer que não precisamos sofrer quando nossos mecanismos naturais que mantêm a cartilagem saudável entram em colapso. Podemos repor com suplementos o que o organismo deixou de produzir ou não produz em quantidades suficientes.

## Pesquisas sobre a condroitina

Assim como a glicosamina, a condroitina foi testada em hospitais e centros de pesquisa. Os resultados foram surpreendentemente positivos e animadores.

Em 2001, pesquisadores suíços, franceses e americanos se reuniram para avaliar 300 pacientes com osteoartrite documentada no joelho. Um estudo duplo-cego, randomizado e controlado por placebo utilizou 800 mg de condroitina no grupo de tratamento. Esse foi um estudo de longo prazo (dois anos de duração) projetado para provar que a condroitina exercia efeitos modificadores da doença sobre a osteoartrite. Uma análise radiográfica cuidadosa realizada antes e após a intervenção revelou que os indivíduos no grupo de placebo perderam cartilagem na taxa esperada, mas o grupo tratado com condroitina não apresentou alteração significativa ao longo dos dois anos. Essa diferença foi estatisticamente significante e forneceu evidências bastante convincentes para a dose diária de 800 mg de condroitina.[30]

Outro estudo radiográfico ainda maior realizado durante dois anos foi apresentado em 2003. Esse estudo usou 800 mg de condroitina por dia e mostrou que a largura mínima do espaço articular aumentou nos joelhos dos usuários de condroitina, enquanto caiu significativamente no grupo de placebo. O mais impressionante é que isso aconteceu independentemente de os participantes do estudo terem observado ou não qualquer redução da dor.[31]

Como esses resultados podem ser comparados com o uso de antiinflamatórios de venda controlada? No Capítulo 7, descreveremos um estudo que utilizou rofecoxib (Vioxx®) e que demonstrou enormes perdas de cartilagem ao longo de apenas um ano de tratamento. Estudos sobre dor e função articular também favorecem significativamente a condroitina, não apenas em relação a segurança e efeitos colaterais, mas também porque os usuários de condroitina têm uma melhora mais acentuada na dor e na função articular por um período prolongado, mesmo depois que a sua administração foi suspensa.

Um estudo duplo-cego e randomizado realizado na França em 1992 comparou a eficácia analgésica do sulfato de condroitina em relação a um placebo.[32] Para esse estudo, 120 portadores de osteoartrite nos joelhos e quadris receberam condroitina oral ou placebo. Além disso, todos os pacientes receberam as mesmas doses de AINEs. Depois de três meses, os pacientes tratados com condroitina mostraram uma melhora significativa na dor e na função articular. A condroitina foi muito bem tolerada por todos os que a tomaram — nenhum paciente teve de ser retirado prematuramente do estudo em decorrência de efeitos colaterais. Como vantagem extra, houve um efeito residual: os pacientes no grupo de condroitina continuaram a usufruir dos benefícios durante a fase de avaliação pós-tratamento de dois meses do estudo. Todos os estudos sobre condroitina que analisaram o efeito pós-tratamento demonstraram que os benefícios de redução da dor e melhora da função articular foram mantidos até mesmo meses depois da suspensão do suplemento. Um estudo demonstrou que o benefício de redução da dor continuou a melhorar, caindo para níveis cada vez mais baixos, muito embora a administração de condroitina tivesse sido suspensa dois meses antes. Aparentemente, a condroitina tem efeitos residuais muito mais longos do que a glicosamina ou qualquer outro tratamento oral para osteoartrite. Na verdade, hoje em dia quando os pesquisadores fazem estudos sobre osteoartrite eles tentam se certificar de que os participantes do estudo não usaram glicosamina pelo menos durante os dois ou três meses que antecederam o estudo ou condroitina durante quatro ou seis meses anteriores (isso é chamado de período de eliminação). Eles precisam fazer isso para que os resultados do estudo não sejam influenciados por efeitos residuais da glicosamina ou condroitina — e como os suplementos são tão populares, muitas vezes eles têm dificuldade de encontrar voluntários que já não os estejam tomando ou que estejam dispostos a parar de tomá-los.

Os efeitos da condroitina, na verdade, podem durar muito mais do que seis meses. Os pesquisadores escolheram esse período de forma um tanto arbitrária, porque ninguém realmente acompanhou os pacientes depois que eles suspenderam o uso de condroitina por mais de dois meses. Em contrapartida, o período de eliminação para usuários de paracetamol e antiinflamatórios geralmente é de apenas alguns dias, o que significa que esses medicamentos servem apenas para aliviar a dor e não fazem muito, se é que fazem alguma coisa, para melhorar a saúde da articulação.

Comprovou-se que a condroitina não é apenas um tratamento eficaz para osteoartrite, mas também um tratamento *eficaz em termos de custo*. Um estudo realizado na França analisou até que ponto a condroitina diminuiu a confiança dos pacientes nos medicamentos antiinflamatórios para tratamento da dor causada pela osteoartrite. O estudo analisou 11.000 pacientes; alguns foram atendidos por clínicos gerais e outros por reumatologistas. Os pacientes que tomaram 1.200 mg de condroitina diariamente em geral usaram 63% a menos de medicação antiinflamatória. No subgrupo atendido por reumatologistas, os resultados foram ainda mais extraordinários: foi relatado um uso 85% menor de medicação antiinflamatória. Obviamente, esses números são médias. Alguns pacientes conseguiram reduzir a ingestão de antiinflamatórios apenas ligeiramente, mas outros conseguiram eliminar completamente a necessidade desses medicamentos, o que, por si só, representa uma grande vitória no tratamento da osteoartrite.[33] Como os antiinflamatórios chegam a custar pelo menos *três vezes mais* que uma dose diária de condroitina, só esse dado mostrou que a condroitina apresenta uma boa relação custo-benefício.

Mas, quando se leva em consideração o fato de que o uso de antiinflamatórios muitas vezes exige o uso de outros medicamentos para contrabalançar seus efeitos colaterais adversos e que mais de cem mil americanos por ano são hospitalizados em decorrência das complicações desses medicamentos, é fácil ver que a condroitina se paga com folga.

A magnitude da redução de custo foi determinada em outro estudo europeu. Cem portadores de osteoartrite que estavam tomando antiinflamatórios para combater a dor foram aleatoriamente selecionados para tomar condroitina ou um antiinflamatório de venda controlada. Os pacientes foram avaliados quanto à dor e função articular e acompanhados durante um ano. Embora o antiinflamatório fosse genérico e, portanto, mais barato, o custo global para tratar os pacientes osteoartríticos foi 49,1% *mais baixo* nos que receberam condroitina. Além disso, os usuários de condroitina obtiveram maior controle da dor e melhora funcional do que os que tomaram antiinflamatórios.[34] Não admira que alguns países europeus subsidiarão total ou parcialmente os pacientes em tratamento com condroitina para osteoartrite. Os custos globais são menores, a melhora da dor e da função articular é maior e a segurança é incomparável para os que tomam condroitina. Pense nisso se você se recusa a pagar um preço relativamente alto por suplementos de qualidade!

A partir de 2003, foram realizados cerca de 40 estudos clínicos controlados com seres humanos sobre glicosamina e condroitina. Pelo menos dezesseis desses estudos foram duplo-cegos e controlados por placebo. Não é possível analisar aqui todos os dezesseis estudos, mas foram publicadas duas revisões desses estudos. Em uma das revisões, o efeito geral do tratamento de condroitina superou o de glicosamina; no outro, os dois suplementos apresentaram efeitos positivos semelhantes sobre a melhora da dor e da função articular de portadores de osteoartrite.[35]

A boa notícia é ainda melhor. Esses estudos e revisões analisaram a glicosamina e a condroitina separadamente. Tomadas juntas, os efeitos são ainda mais animadores.

### Glicosamina/condroitina: o golpe duplo

Aparentemente, alguma coisa dá errado com a matriz cartilaginosa num portador de osteoartrite. O organismo não produz proteoglicanos e colágeno, as unidades básicas da cartilagem, suficientemente rápido para manter a cartilagem sadia. (Esse é um dos efeitos do envelhecimento sobre a cartilagem.) Ao mesmo tempo, as enzimas degradadoras de cartilagem estão trabalhando a todo vapor, destruindo a cartilagem ativa existente. Trata-se de um problema duplo que necessita de uma solução dupla: glicosamina *e* condroitina. Juntas, a glicosamina e a condroitina intensificam o reparo da cartilagem e melhoram a função articular.

Atuando juntas em sinergia, a glicosamina e a condroitina estimulam a síntese de nova cartilagem ao mesmo tempo em que mantêm as enzimas destruidoras de cartilagem sob controle e os condrócitos saudáveis. Isso ajuda a normalizar a matriz cartilaginosa, basicamente tratando a doença em nível celular. Outros tratamentos de artrite aliviam a dor ou diminuem a inflamação, mas não atacam o problema de base na cartilagem. O soco duplo de glicosamina e condroitina pode realmente deter o curso do processo patológico e ajudar o organismo a se curar.

Sozinhos, ambos os suplementos são eficazes. Juntos, eles podem muito bem ser a resposta para milhões de pessoas que sofrem de osteoartrite, a solução que funciona onde medicamentos e cirurgias falharam. Inúmeros artigos científicos explicam por que essas substâncias atuam melhor quando são tomadas juntas. Resumindo, para ser considerado um agente verdadeiramente condroprotetor, um composto deve ser capaz de:

1. aumentar a síntese de macromoléculas pelas células cartilaginosas (glicosaminoglicanos, proteoglicanos, colágenos, proteínas, RNA e DNA)
2. aumentar a síntese de hialuronano (a substância que confere ao líquido articular a sua grossa viscosidade, fornecendo lubrificação entre a membrana sinovial e a cartilagem)
3. inibir as enzimas que degradam as macromoléculas das células cartilaginosas
4. remover coágulos sangüíneos, depósitos de gordura e depósitos de colesterol do interior dos espaços sinoviais e vasos sangüíneos nas articulações vizinhas
5. diminuir a dor articular
6. reduzir a sinovite (inflamação de uma membrana sinovial)
7. ajudar a evitar a morte precoce de células cartilaginosas (condrócitos)

Nenhum medicamento ou suplemento isolado consegue fazer tudo isso. Mas a glicosamina e a condroitina, atuando juntas, conseguem. Estudos clínicos e a ciência básica demonstraram que a glicosamina consegue satisfazer os objetivos 1, 2, 3, 5 e 6, enquanto a condroitina consegue satisfazer os objetivos 1, 2, 3, 4, 5 e 7. Suas capacidades sobrepostas explicam por que a combinação de glicosamina e condroitina é um golpe duplo tão poderoso contra a osteoartrite.

Um estudo sofisticado realizado em 2000 comprovou a superioridade dessa combinação ao analisar amostras de cartilagem antes e após o tratamento com os suplementos isolados ou juntos e com um placebo. Os resultados confirmaram a teoria proposta pela primeira vez na primeira edição de *A Cura da Artrite*. A glicosamina e a condroitina, isoladas, foram significativamente mais eficazes que o placebo na prevenção de erosões da cartilagem. Mas a combinação desses dois suplementos foi capaz de impedir a ocorrência de graves erosões da cartilagem e de aumentar sinergicamente a produção de proteoglicanos das células cartilaginosas.[36]

## O estudo GAIT do NIH

A principal razão que me levou a desenvolver o programa terapêutico a Cura da Artrite foi dar ao público uma solução para a causa número um de dor crônica e incapacidade. Além disso, eu queria salvar vidas apresentando às pessoas um substituto dos perigosos antiinflamatórios e das cirurgias. Era muito difícil naquela época, como ainda é hoje em dia, saber que milhares de pessoas estão morrendo ou sofrendo desnecessariamente com as conseqüências adversas dos tratamentos tradicionais para osteoartrite quando temos algo muito melhor e mais seguro. A Cura da Artrite foi o primeiro programa completo que realmente modificava essa doença. De uma perspectiva acadêmica, entretanto, eu queria conscientizar as pessoas sobre esses fantásticos suplementos, em um esforço para estimular a realização de mais pesquisas.

Foi com grande honra e satisfação que, em 2002, fui convidado para fazer parte do *Conselho Diretor de Supervisão* de um estudo sobre glicosamina e condroitina dos Institutos Nacionais de Saúde (NIH)* orçado em 16 milhões de dólares. O nome oficial do estudo é GAIT (Glucosamine/Chondroitin Arthritis Intervention Trial), Estudo de Intervenção da Artrite com Glicosamina e Condroitina.

O objetivo desse estudo é aumentar o já impressionante volume de pesquisas relacionadas com os suplementos ao analisar informações sobre o maior grupo isolado de participantes até o momento.

---

* National Institutes of Health — órgão do governo norte-americano responsável por estabelecer as diretrizes e financiar pesquisas para o controle de doenças que têm impacto na saúde pública.

Trata-se de um estudo duplo-cego e controlado por placebo, realizado simultaneamente em várias instituições de pesquisa, que analisará diversos fatores relacionados aos suplementos, inclusive os aspectos de segurança e tolerabilidade.

Mais de 1.500 participantes serão divididos em cinco grupos, ou braços:

Braço 1: Cloridrato de glicosamina oral apenas (1.500 mg)
Braço 2: Sulfato de condroitina oral apenas (1.200 mg)
Braço 3: Uma combinação de glicosamina e condroitina
Braço 4: O antiinflamatório celecoxib (Celebrex®)
Braço 5: Placebo

O estudo foi dividido em duas partes. A principal parte do estudo analisará os parâmetros da dor e função articular durante um período de seis meses de tratamento. Um subconjunto menor de indivíduos será avaliado em relação aos possíveis efeitos modificadores da doença (capacidade de impedir a perda de cartilagem) nos cinco braços de tratamento durante dois anos. Os efeitos modificadores da doença serão avaliados por meio de radiografias dos joelhos com apoio de carga tiradas no início do estudo e após dois anos de intervenção.

Os pesquisadores tiveram bastante trabalho para recrutar os participantes do estudo. É difícil encontrar pacientes artríticos que satisfaçam todos os rigorosos critérios para participação, inclusive por não estarem tomando glicosamina e condroitina e estarem dispostos a ser designados aleatoriamente para um grupo de placebo (ou um grupo de Celebrex® apenas).

Apesar do tremendo esforço feito por todos os pesquisadores, esse estudo clínico, assim como todos os estudos clínicos, não é perfeito. A maior parte das imperfeições está relacionada com as dificuldades técnicas impostas pela mensuração da perda de cartilagem. Infelizmente, creio que algumas dessas imperfeições diminuirão o verdadeiro benefício dos suplementos ou, na pior das hipóteses, até mesmo alterarão toda a conclusão do estudo.

Os problemas mais significativos com o estudo estão relacionados com a porção que analisa as alterações na largura do espaço articular antes e depois do tratamento em cada um dos cinco braços do estudo. Como mencionado anteriormente, as radiografias não são muito sensíveis na detecção de uma perda muito pequena de cartilagem que ocorre em portadores de osteoartrite. De fato, a perda média de cartilagem nos joelhos em vários estudos foi de aproximadamente 0,1 mm por ano, embora alguns estudos tenham demonstrado uma perda maior.

O estudo GAIT avaliará os participantes por meio de radiografia ao longo de dois anos. Se a média se mantiver, a previsão é de que as pessoas do grupo de placebo percam cerca de 0,2 mm da cartilagem do joelho.

No entanto, mesmo que as pessoas nos grupos de glicosamina e condroitina consigam *aumentar* a quantidade de cartilagem de suas articulações em 0,1 mm, da maneira como o estudo foi delineado, talvez essa diferença não seja considerada *significante* do ponto de vista estatístico. Tendo em vista a imperfeição das técnicas radiográficas, talvez uma diferença inferior a 0,2 mm não seja considerada significante.

Apesar de não ter absolutamente nenhum conhecimento dos resultados do estudo (ninguém ainda tem, uma vez que os resultados serão ocultados até o final do estudo), eu poderia apostar que nenhum braço de tratamento será capaz de mostrar uma alteração extraordinária na cartilagem num período tão curto.

Como os padrões estão sendo elevados tão alto, a conclusão global praticamente inevitável será que a glicosamina e a condroitina não exerceram efeito como agentes modificadores da doença. As manchetes na mídia sem dúvida alguma dirão: "Glicosamina e condroitina não têm efeito sobre a cartilagem", mesmo que não seja verdade. Afinal de contas, sabemos por meio de outros três grandes estudos de longo prazo e três estudos menores que as pessoas que tomam esses suplementos realmente obtêm um benefício significativo, comprovado por radiografias. Estudos realizados com animais, em que podemos realmente analisar a cartilagem ao microscópio antes e depois do tratamento e detectar alterações e melhoras na cartilagem, mostram a mesma coisa. E, como os estudos com animais analisam o interior da articulação, eles são muito mais exatos do que o método relativamente imperfeito que usa radiografias.

A conclusão potencialmente trágica do estudo GAIT poderia prejudicar a credibilidade desses suplementos, muito embora diversos estudos sobre modificação da doença (com duração de até *três anos*) tenham comprovado que eles modificam significativamente o processo patológico da osteoartrite ao cessar a perda de cartilagem.

Como me disse um veterano pesquisador de osteoartrite: "Nem sei por que eles estão realizando essa parte do estudo; sabemos quais serão os resultados." Chegamos a comparar com uma tentativa de adivinhar quem conseguiria saltar mais alto, um leão ou um porco. Suponha que os dois animais fossem colocados atrás de um muro de seis metros de altura e você ficasse do outro lado para vê-los surgir por cima do muro. Quando nenhum dos dois aparecesse do outro lado porque nenhum deles conseguiu saltar uma altura de seis metros, você não poderia presumir que esses animais têm a mesma capacidade de saltar. A parede era alta demais para os dois animais transporem.

Esse é o mesmo problema que enfrentamos para determinar o efeito modificador da doença no estudo do NIH. Os porcos (celecoxib e placebo) poderiam ser colocados no mesmo plano dos leões (glicosamina e condroitina).

A porção do estudo que analisará os efeitos modificadores da doença, no entanto, pode ser reparada aumentando-se o número de participantes e depois acompanhando-os por um período maior ou empregando-se um dispositivo ou método de detecção mais sensível. Isso elevaria os custos, mas há muito em jogo. Os americanos gastam mais de 80 bilhões de dólares por ano com os custos diretos e indiretos da osteoartrite, e os resultados desse estudo clínico serão considerados importantíssimos.

Se os pacientes no grupo de placebo perderem muito mais de 0,1 mm de cartilagem por ano, uma diferença significativa na modificação da doença poderá se tornar aparente, mesmo que os pesquisadores não mudem nenhuma característica do estudo. Os pesquisadores estão comprometidos em fazer com que o GAIT seja o mais exato e eficaz em termos de custo possível.

À medida que os resultados do estudo forem sendo divulgados, publicarei as informações em meu *site* em inglês no endereço www.drtheo.com.

## Se a glicosamina e a condroitina são tão boas...

A teoria tem fundamento e os estudos são de boa qualidade. Então por que um número maior de médicos não está usando glicosamina e condroitina? O motivo é uma mistura complicada de conservadorismo por parte dos médicos, atitudes do consumidor e realidade comercial. Durante os quatro anos do curso de medicina, mais vários anos de residência e possivelmente outros cursos, muitos médicos aprendem que medicamentos e cirurgia são as "melhores" formas de tratar os pacientes. Alguns estudantes de medicina fazem curso de nutrição, mas a grande maioria recebe pouca ou nenhuma formação nutricional/alimentar. É por isso que muitos médicos desdenham até mesmo da simples menção de glicosamina e condroitina — eles não estão interessados porque não têm conhecimento do assunto.

Os grandes laboratórios farmacêuticos também não estavam interessados em glicosamina ou sulfato de condroitina, pelo menos até que milhões de pessoas começassem a usar esses suplementos. Os laboratórios farmacêuticos gostam de investir seu dinheiro em produtos que podem patentear, como medicamentos. A patente protege seus produtos, permitindo que eles monopolizem o mercado e ganhem muito dinheiro. Como não podem patentear a maior parte dos suplementos, eles não querem trabalhar com eles. Eles não investem dinheiro no estudo de suplementos, tampouco abarrotam os consultórios médicos com amostras grátis ou informações como fazem com os medicamentos. Na verdade, existe uma nova tendência na indústria farmacêutica. Parte do orçamento multibilionário para pesquisa e desenvolvimento de alguns laboratórios é destinado à realização de estudos sobre produtos concorrentes, num esforço para tentar depreciá-los e, no processo, ajudar indiretamente seu próprio produto. Alguns dos artigos de pesquisa que eles publicam foram considerados bastante tendenciosos, algumas empresas tentaram reter informações negativas que foram descobertas e outras foram advertidas publicamente por manipulação proposital da interpretação de dados de estudos (inclusive do Celebrex®, um analgésico). Há casos bem documentados desse tipo de comportamento não apenas contra produtos farmacêuticos concorrentes da mesma categoria, mas também contra suplementos que possam prejudicar as vendas de medicamentos patenteados.

Como as vendas anuais de suplementos alimentares nos Estados Unidos superam 18 bilhões de dólares, os laboratórios farmacêuticos começaram a tomar conhecimento da indústria de suplementos alimentares. Pelo menos dois laboratórios farmacêuticos entraram no mercado da glicosamina e condroitina. O fabricante do Tylenol® vende um produto que contém uma mistura não-comprovada de glicosamina e cuja dosagem é cerca de 30% inferior à dose eficaz diária estabelecida para esse suplemento. Apesar de não conter a concentração total, esse é um dos produtos de glicosamina mais caros do mercado. Outro laboratório vende uma mistura de glicosamina e condroitina que, para a surpresa de muitos, não passou em uma análise independente do conteúdo anunciado no rótulo — os comprimidos não contêm as quantidades relacionadas no rótulo.

Assim como a maior parte dos grandes avanços médicos, leva tempo para que informações revolucionárias entrem na mente dos profissionais de saúde e acabem chegando ao público. Felizmente, por diversas razões, esse processo está bem adiantado.

- Graças a uma nova pesquisa sobre a gênese da osteoartrite, um número cada vez maior de médicos está percebendo que essa doença não é parte inevitável do processo de envelhecimento. O problema não é o desgaste normal. Em vez disso, os culpados são os problemas com a matriz cartilaginosa — a degradação é maior que a produção. Munidos dessa nova compreensão, os médicos estão começando a buscar uma maneira de "consertar" a matriz. Finalmente eles estão percebendo que a perda de cartilagem não é um evento unidirecional e exclusivamente descendente.

- Com a internacionalização crescente das indústrias de medicamentos e alimentos naturais, os médicos americanos estão mais informados sobre as pesquisas européias sobre reparo e regeneração da cartilagem.
- Os médicos estão mais conscientes dos poderes de cura de muitos suplementos nutricionais. À medida que novas pesquisas de boa qualidade forem realizadas, os médicos não terão outra saída senão concordar com os resultados.
- Um número cada vez maior de médicos, inclusive muitos líderes na área do tratamento de artrite, estão ficando cientes do valor da glicosamina e condroitina. Eles têm ouvido sobre esses suplementos de seus pacientes e até mesmo comprovado por si próprios a sua eficácia. Estudos concretos mostrando que esses suplementos funcionam têm sido publicados em periódicos médicos de grande prestígio e alcance, e médicos bem informados e influentes têm se declarado a favor deles.

Os médicos estão assimilando a mensagem. Um número pequeno, porém crescente, está começando a receitar suplementos como parte de seus protocolos de tratamento, sem esperar o reconhecimento oficial da comunidade médica.

As mudanças estão começando. Acredito que num futuro próximo médicos de todo o país prescreverão glicosamina e condroitina regularmente para quase todos os pacientes com osteoartrite.

## Onde posso comprar glicosamina e condroitina?

A glicosamina e a condroitina podem ser compradas sem receita médica em diversos lugares, como lojas de produtos naturais, farmácias e até mesmo supermercados. Os suplementos são vendidos com diferentes nomes comerciais, diferentes concentrações e níveis de pureza, e nem todos os produtos são de boa qualidade. Esse é um aspecto que talvez seja tão importante compreender quanto o uso e as pesquisas relacionadas com os suplementos.

Antes de correr para comprar glicosamina e condroitina, leia atentamente o Capítulo 6. Você aprenderá a selecionar produtos de boa qualidade, quanto deve tomar de cada suplemento e como usar os suplementos como parte primordial da Cura da Artrite em nove passos, além de aspectos que devem ser levados em consideração. E, lembre-se, embora a glicosamina e a condroitina sejam vendidas sem receita médica, é melhor consultar seu médico antes de usar esses suplementos.

Enquanto você se prepara para implementar a Cura da Artrite com glicosamina e condroitina, não deixe de ler também o próximo capítulo para aprender sobre o IAS, um novo e animador acréscimo ao arsenal de suplementos que combatem a osteoartrite.

# 4

# IAS: MAIS UMA ARMA PARA O ARSENAL TERAPÊUTICO

**O que é IAS?**
**Como funciona?**
**Existem evidências a favor desse suplemento?**
**Onde posso comprá-lo?**

Estamos na aurora de uma nova era no tratamento da osteoartrite. Em janeiro de 1997, apresentei aos leitores a glicosamina e a condroitina e meu revolucionário programa de nove passos para osteoartrite. A associação de glicosamina e condroitina foi a primeira intervenção modificadora de doença para artrite, e mudou de uma vez por todas a maneira como tratamos a principal causa de dor crônica nos Estados Unidos.

Um ano depois, apresentei o SAMe (S-adenosil-L-metionina), um tratamento natural para depressão e tratamento complementar para a dor da osteoartrite. A segurança e a eficácia do SAMe foram confirmadas por uma publicação governamental.[1] (Para obter mais informações sobre o SAMe e sobre a artrite, leia o Capítulo 10.)

Desde então, esses suplementos e o programa de nove passos já ajudaram milhões de pessoas em todo o mundo. Grandes estudos clínicos realizados em diversos países e artigos de revisão publicados nos principais periódicos médicos comprovaram que esse tratamento é mais eficaz e mais seguro que os tratamentos farmacológicos mais comumente receitados.

Estou muito orgulhoso de ajudar o tratamento da artrite a dar outro importante salto à frente ao introduzir uma terapia inovadora e comprovadamente eficaz que aumentará a abrangência de a Cura da Artrite. A glicosamina e a condroitina ajudaram milhões de pessoas; acredito que o novo tratamento ajudará muitos outros milhões.

## *IAS: extrato de óleo insaponificável de abacate e soja*

Desde o início da década de 1990, um extrato vegetal natural feito de óleos de abacate e soja tem sido receitado na França para o tratamento da osteoartrite. Na literatura especializada, o desajeitado termo extrato de óleo insaponificável de abacate e soja é abreviado para IAS.

O IAS tem sido tão bem estudado e tão bem aceito que há muitos anos o Serviço Nacional de Saúde francês (considerado o melhor do mundo) fornece reembolso parcial ou total aos usuários desse medicamento para osteoartrite. A França está muito mais adiantada que os Estados Unidos no tratamento da osteoartrite — a condroitina já era vendida com receita médica na França muito antes de ser lançada nos Estados Unidos. Na verdade, vários estudos sobre condroitina e quase todos os estudos sobre IAS foram realizados por universidades e pesquisadores franceses.

O IAS difere da glicosamina e da condroitina, bem como de todos os outros tratamentos para osteoartrite, por ser uma mistura de diversas substâncias vegetais, e não um único composto ou molécula. Não se trata do óleo de abacate, um óleo saboroso porém caro usado principalmente em molhos de saladas; nem do óleo de soja, um óleo barato usado na cozinha. O IAS é obtido de uma pequenina fração do óleo natural encontrado no abacate e na soja; o suplemento é composto por uma parte de abacate e duas partes de soja. O processo de fabricação do IAS é bastante complexo. Primeiro, os abacates e grãos de soja frescos e crus são lavados e macerados. Em seguida, passam por uma série de etapas de processamento para que as porções desejadas do óleo possam ser extraídas sem danificar os componentes ativos — o que não é nada fácil. Esse óleo então é altamente refinado por meio de uma longa série de outras etapas para a obtenção do produto final. Cada etapa da produção requer o uso de controles cuidadosos. Os detalhes exatos do processamento são patenteados ou registrados, mas mesmo com essa breve descrição podemos ver que o processo de fabricação do IAS é dispendioso e demorado.

Além do método sofisticado de processamento, é essencial o uso de matéria-prima selecionada. Por exemplo, se os abacates não estiverem no ponto certo de maturação, a concentração de ingredientes importantes poderá variar enormemente.[2]

É necessária uma grande quantidade de matéria-prima — abacates e grãos de soja frescos — para produzir IAS. Apenas uma fração dos abacates e grãos de soja é composta de óleo, e apenas uma pequenina fração desse óleo é insaponificável. Há tão pouco IAS num único abacate ou num punhado de soja que seria impossível comer uma quantidade suficiente desses alimentos para obter uma dose efetiva de IAS; apenas os suplementos contêm o suficiente para produzir efeitos terapêuticos. Existe outro fator limitante: além de ser um ínfimo componente dos abacates e grãos de soja crus, o IAS está ligado a fibras vegetais que inibem a sua absorção no sistema digestivo humano. Mesmo que você comesse grandes quantidades de abacate e soja, não conseguiria absorver IAS suficiente para obter um benefício significativo em termos de saúde das articulações.

Está bastante claro de onde vêm os termos abacate e soja do IAS, mas o que significa exatamente *insaponificável*? *Saponificar* significa literalmente "fazer sabão". *Insaponificável* quer dizer que essa fração dos óleos do abacate e da soja não pode ser solidificada como outros tipos de gordura e óleo, que são transformados em sabão pela adição de soda cáustica. Insaponificável é um termo descritivo geral usado na química para classificar esse componente dos óleos vegetais.

Como o IAS é uma mistura de diversos tipos de compostos vegetais, ninguém até hoje conseguiu identificar com exatidão quais são os componentes mais importantes. Com base nas pesquisas realizadas com componentes isolados, entretanto, a maior parte das evidências indica que os *fitosteróis*, um grupo natural de substâncias gordurosas encontradas em todas as plantas, são o ingrediente ativo do IAS. De fato, às vezes o IAS também é chamado de fitosteróis de abacate e soja. O IAS contém também *tocoferóis*, a família de compostos que abrange as diversas formas de vitamina E, embora essas substâncias desempenhem um papel pequeno. Outros componentes específicos e bastante complexos presentes no abacate provavelmente também são importantes. Estão sendo realizadas muitas pesquisas nessa área, e nos próximos anos poderemos ter respostas mais definitivas sobre os ingredientes ativos do IAS.

## A importância dos fitosteróis

Conhecidos também como esteróis ou esterolinas vegetais, os fitosteróis são gorduras encontradas em todas as plantas, inclusive frutas e hortaliças. Os fitosteróis estão para as células vegetais assim como o colesterol está para as células animais ou humanas. A estrutura química é semelhante, mas os efeitos são bastante diferentes. Na verdade, a ingestão de uma grande quantidade de fitosteróis pode reduzir os níveis de colesterol. Como analisaremos abaixo, os suplementos de fitosteróis podem ser substancialmente benéficos para a saúde em um grande número de doenças.

Assim como temos colesterol na corrente sangüínea, também temos fitosteróis. A concentração de colesterol é centenas de vezes maior do que a de fitosteróis. Ambas as substâncias são essenciais à saúde. Apesar de muitas vezes acharmos que colesterol é "ruim", não poderíamos sobreviver sem ele. O colesterol é um componente importante das paredes de todas as nossas células, e é usado também como elemento básico de alguns hormônios, como estrogênio e testosterona. Não precisamos *ingerir* colesterol, porque o fígado o produz a partir dos alimentos que comemos. Mas precisamos ingerir fitosteróis, pois o nosso organismo não tem meios de fabricar essas substâncias a partir de outros alimentos. É por isso que castanhas, frutas, legumes, verduras e óleos vegetais são essenciais à saúde. Evidências epidemiológicas indicam que é bastante desejável uma ingestão maior de fitosteróis. Por exemplo, de acordo com um artigo publicado no *Journal of the National Cancer Institute*, a alimentação ocidental típica contém 80 mg de fitosteróis por dia, ao passo que a alimentação vegetariana e a japonesa contêm quatro ou cinco vezes mais — 345 mg por dia e 400 mg por dia, respectivamente.[3] Os fitosteróis geralmente são fortemente envolvidos por vários tipos de fibras encontradas nas plantas. Como os seres humanos não conseguem digerir a maior parte das fibras vegetais, grande parte dos fitosteróis que ingerimos passa pelo sistema digestivo sem ser absorvida.

## Pesquisas sobre fitosteróis

As pesquisas sobre IAS remontam a meados da década de 1970, quando era usado (e ainda é, como tratamento de doença periodontal (gengiva) na odontologia. É usado também para esclerodermia, uma doença do tecido conjuntivo tratada por reumatologistas (leia o Capítulo 12 para saber mais sobre essa doença).[4]

Quase todas as pesquisas em andamento sobre IAS, no entanto, estão relacionadas com o tratamento de osteoartrite. Os fitosteróis, que compõem alguns dos principais componentes ativos do IAS, são uma das substâncias vegetais mais bem pesquisadas. O interesse em seus efeitos benéficos sobre o corpo humano levou a uma explosão de pesquisas nos últimos anos. Os cientistas conseguiram quantificar a concentração de fitosteróis em várias substâncias vegetais. Os óleos vegetais têm a maior concentração; as sementes e castanhas são intermediárias; as frutas, legumes e verduras contêm níveis mais baixos. Por definição, produtos de origem animal, inclusive peixes, não têm uma quantidade considerável de fitosteróis.

A família dos fitosteróis inclui diversos componentes. Os fitosteróis mais comuns na alimentação são o beta-sitosterol, campesterol e estigmasterol. Esses compostos também são ingredientes importantes no IAS processado.

Grande parte do interesse inicial pelos fitosteróis estava relacionada com a prevenção de cardiopatia. Comprovou-se que uma maior ingestão de fitosteróis, por meio de alimentos ou suplementação, reduz consideravelmente os níveis de colesterol.[5] Os fitosteróis fazem isso ao bloquear a absorção do colesterol no intestino delgado, fazendo com que ele saia do organismo. (É esse efeito que faz com que redutores de colesterol como a margarina Benecol® funcionem.)

Além dos benefícios para o sistema cardiovascular, muitas pesquisas analisam o emprego de IAS também em outras áreas, inclusive prevenção e tratamento de câncer,[6] estimulação do sistema imunológico[7] e alívio dos sintomas causados por uma próstata aumentada.[8]

Os fitosteróis podem ser isolados de uma grande variedade de óleos e produtos vegetais. Para o tratamento da osteoartrite, porém, a principal fonte é fornecida pela mistura da porção insaponificável dos óleos de abacate e soja numa proporção de 1:2 (uma parte de óleo insaponificável de abacate e duas partes de óleo insaponificável de soja). Pesquisas laboratoriais realizadas com células de cartilagem humana também demonstraram que a mistura de duas frações insaponificáveis é mais eficaz no tratamento da artrite do que apenas uma das frações isolada.[9] Não deixe que as pessoas o convençam de que qualquer tipo de fitosterol é eficaz no tratamento da osteoartrite. E, lembre-se, pode ser que outros componentes do IAS também sejam benéficos para a saúde das articulações — existem pesquisas em andamento nessa área.

## IAS e osteoartrite

As evidências a favor do IAS provenientes dos estudos clínicos abarcam todo o espectro necessário para provar que esse é um tratamento eficaz para osteoartrite. Inúmeras pesquisas científicas demonstraram que o IAS pode agir nas duas fases do processo osteoartrítico, estimulando a produção de cartilagem e reduzindo a sua degradação.

O mesmo estudo que revelou que são necessárias as frações de abacate e soja para a obtenção dos melhores resultados forneceu uma importante dica sobre a ação do IAS. Aparentemente, o IAS inibe a produção de algumas interleucinas e outras substâncias que estão associadas com maior inflamação. (Interleucinas são substâncias químicas naturais produzidas pelo organismo como parte da resposta imunológica.) Isso ajuda a impedir a degradação de cartilagem. Pesquisas demonstraram que a produção de colágeno especializado e proteoglicanos na cartilagem articular pode ser consideravelmente aumentada pela adição de IAS a culturas de cartilagem.[10] Em 2003, outras pesquisas laboratoriais revelaram que o IAS estimula a produção de agrecano (outro nome dos proteoglicanos) e reduz a produção de interleucinas e outras substâncias pró-inflamatórias.[11]

Estudos mais avançados sobre o desempenho do IAS em seres vivos indicam que as pesquisas científicas realizadas em laboratório certamente são válidas. Pesquisas realizadas com animais mostram que o IAS pode agir como um agente condroprotetor, impedindo a perda de cartilagem quando ela é sujeita ao tipo de dano mecânico ou químico que leva ao desenvolvimento de osteoartrite.

Estudos realizados com seres humanos confirmaram que o IAS é um tratamento viável e seguro para osteoartrite. Esses estudos analisaram os indicadores de sucesso tradicionais num tratamento para osteoartrite, com dor e função articular, e observaram uma melhora real. Além disso, eles foram tão bem feitos que uma revisão de todas as fitoterapias para osteoartrite realizadas até 2002 indicou que o IAS foi o único tratamento fitoterápico oral que forneceu evidências suficientes para ser recomendado para uso geral na osteoartrite.[12]

Por fim, dados recentes mostram que o IAS, assim como a glicosamina e a condroitina, tem propriedades modificadoras da doença na osteoartrite humana. Isso foi demonstrado por um importante estudo realizado em 2002. Esse estudo avaliou 163 portadores de osteoartrite dolorosa do quadril documentada. Os pacientes participaram de um estudo prospectivo, randomizado, duplo-cego e controlado por placebo com dois anos de duração que utilizou 300 mg de IAS ou placebo. Nem os pacientes nem os pesquisadores sabiam quem estava recebendo IAS e quem estava recebendo placebo.

Nos portadores de osteoartrite mais branda, não houve diferença entre IAS e placebo na prevenção de perda de cartilagem. Mas, para surpresa dos pesquisadores, houve uma diferença significativa nos pacientes que tinham osteoartrite do quadril mais grave do que a média. O grupo de placebo apresentou o dobro de perda do espaço articular do quadril (0,86 mm) comparado com os que tomaram IAS (0,43 mm), mostrando que a artrite dos pacientes que tomaram placebo progrediu mais do que a artrite dos pacientes que tomaram IAS. Não houve diferença significativa em relação aos efeitos adversos entre os grupos de IAS e placebo.

Esse estudo foi importante por várias razões. Em primeiro lugar, ele confirmou que o IAS é seguro por um período de pelo menos dois anos — embora já soubéssemos disso, porque o suplemento tinha sido usado durante anos na França. Em segundo lugar, ele foi realmente eficaz ao alterar o processo patológico dos pacientes mais gravemente afetados. Em comparação, a maioria dos tratamentos para artrite produz melhores resultados na doença leve ou moderada do que na forma grave da doença. Como se comprovou que o IAS ajuda nos casos graves, ele é um bom candidato para ser usado junto com a glicosamina e a condroitina no tratamento da osteoartrite.[13]

Um dos melhores aspectos do tratamento com IAS é que a maioria dos pacientes pode reduzir consideravelmente a ingestão de antiinflamatórios não-esteróides (AINEs), caso tenham de tomar esses medicamentos regularmente para alívio da dor. Tendo em vista os riscos e a toxicidade associados a esses medicamentos, qualquer coisa que seja segura e possa reduzir ou acabar com a confiança que as pessoas têm neles deve de ser considerada um enorme sucesso. Se conseguíssemos fazer com que todos os americanos deixassem de usar AINEs, por exemplo, poderíamos salvar mais de 16.500 vidas por ano. Isso representa uma média de mais de 45 pessoas por dia! Esses números baseiam-se em estimativas feitas em 1998. Tenho certeza de que seriam ainda maiores hoje em dia, sobretudo porque a quantidade de anúncios publicitários sobre AINEs aumentou exponencialmente nos últimos cinco anos. Sabemos agora que os AINEs podem bloquear o efeito benéfico de uma dose baixa de aspirina sobre o coração.

Vamos analisar o estudo clínico que demonstrou que o IAS podia reduzir o uso de AINEs. Nesse estudo duplo-cego e controlado por placebo, 260 pessoas entre 45 e 80 anos que tinham osteoartrite documentada do joelho e tomavam AINEs regularmente receberam 300 mg ou 600 mg de IAS ou placebo durante três meses. Embora a duração do tratamento tenha sido relativamente curta, os indicadores de dor e função articular melhoraram sensivelmente. Além disso, houve uma redução significativa no número de dias que os pacientes tomaram AINEs e nas doses gerais desses medicamentos necessárias para controlar a dor. Na verdade, a ingestão de AINEs e analgésicos diminuiu em até 50% em quase três quartos dos pacientes que receberam IAS — uma diferença estatisticamente significante em relação ao placebo. As doses de 300 mg e 600 mg de IAS produziram os mesmos efeitos benéficos, que foram observados após o primeiro mês de terapia.

Esse excelente estudo comprova que uma dose diária de 300 mg de IAS para o tratamento de artrite é capaz de aliviar a dor, melhorar a função articular e ajudar a acabar com a dependência de AINEs.[14]

Por fim, assim como a glicosamina e condroitina, os benefícios do IAS são mantidos mesmo após a suspensão dos suplementos. Isso foi demonstrado por um importante estudo clínico realizado durante seis meses com portadores de artrite dolorosa do quadril ou joelho. Metade dos 164 pacientes receberam 300 mg de IAS diariamente; a outra metade tomou cápsulas de placebo. O grupo de IAS apresentou melhora significativa na dor e na função articular, mas não o grupo de placebo. Depois de seis meses, os dois grupos receberam placebo, para verificar se o efeito do IAS seria mantido mesmo depois que os pacientes tivessem parado de tomar o suplemento. E ficou comprovado que sim — o efeito positivo continuou por mais dois meses.[15]

Combinado com glicosamina e condroitina, que também podem ajudar a acabar com a dependência de AINEs, o efeito deve ser ainda mais forte. O IAS deverá se tornar parte da terapia de primeira linha para a osteoartrite, antes mesmo que a administração de AINEs e paracetamol seja aventada.

## Efeitos colaterais, perfil de segurança e uso do IAS

Como o IAS tem sido usado como um produto farmacêutico na França há vários anos, o governo francês exigiu uma análise dos efeitos colaterais ou reações adversas, assim como o FDA (*Food and Drug Administration*) faz em relação aos medicamentos de venda controlada nos Estados Unidos. Até agora, não temos conhecimento de nenhuma interação com outros medicamentos ou suplementos, tampouco de algum caso de morte atribuído ao uso de IAS. Compare isso com os antiinflamatórios, que interagem adversamente com uma grande gama de medicamentos e são a principal causa de atendimento a idosos em prontos-socorros.

O IAS é um produto vegetariano. É tomado numa dose diária de 300 mg (ingredientes ativos). Pode ser administrado como suplemento isolado ou em combinação com glicosamina e condroitina. Até o momento não foram feitos estudos sobre a combinação desses três suplementos. A expectativa, entretanto, é de que a adição do IAS proporcione maior alívio dos sintomas e, talvez, até mesmo reforce as propriedades modificadoras da doença dos suplementos de glicosamina e condroitina.

Os suplementos de IAS estão começando a ser vendidos no mercado americano, e é muito cedo para dizer quais serão os melhores produtos e quais terão de ser evitados — ou até mesmo para fornecer os nomes de produtos de boa qualidade. Esses suplementos ainda custam caro, porque o processo de fabricação da forma purificada é complexa e difícil. Infelizmente, assim como no caso de qualquer outro suplemento caro, empresas inescrupulosas tentarão vender óleo comum de abacate ou soja, e não a fração insaponificável purificada e altamente refinada, ou então alguma mistura de fitosteróis cuja eficácia não tenha sido comprovada, disfarçada de IAS. Outros fabricantes restringirão a quantidade de IAS em seus produtos, em vez de fornecer pelo menos 300 mg do ingrediente ativo em cada cápsula.

Para saber quais são os fabricantes de produtos de alta qualidade, consulte meu *site* em inglês no endereço www.drtheo.com. Vou acompanhar as pesquisas em andamento e fornecer as últimas informações e avaliações de produtos à medida que elas forem divulgadas. Assim como faço em relação à glicosamina e condroitina, rastrearei os relatos feitos a mim e ao FDA de eventos adversos e interações medicamentosas.

# 5

# A CURA DA ARTRITE

**Os Nove Passos do Programa A Cura da Artrite**
**Informações recentes sobre o uso de**
    **glicosamina, condroitina e IAS**

Dave Johnson, um vendedor de 32 anos, estava completamente desgostoso com os resultados das duas cirurgias no joelho a que se submetera. "Eu só queria andar por aí como uma pessoa normal, sem essa maldita dor. Mas as duas cirurgias foram um verdadeiro fracasso — não mudaram absolutamente nada. No meu trabalho de vendas externas, entro e saio do carro umas dez vezes por dia, carregando uma pasta com cerca de doze quilos, de escritório em escritório. É bastante cansativo, mesmo num bom dia, mas quando meus joelhos estão me matando é massacrante. Eu já estava pensando em mudar de ramo quando minha namorada me mostrou um artigo de revista sobre glicosamina e condroitina. Tomei a dose recomendada de 1.500 miligramas de glicosamina e 1.200 miligramas de condroitina. Fiz isso por ela, nunca pensei que fosse dar algum resultado. Demorou uma semana para que eu notasse alguma melhora, mas a partir daí a melhora foi crescente. A cada dia eu sentia um pouquinho menos de dor. Eu conseguia fazer mais alguma coisa. Faz dois meses que estou tomando esses suplementos e estou indo bem no trabalho. Estou até jogando em uma equipe de *softball* nos fins de semana."

Juntos, a glicosamina, a condroitina e o IAS podem fazer maravilhas pelas articulações osteoartríticas, mas representam apenas o começo do programa A Cura da Artrite. Os nove passos são um programa terapêutico integrativo que pode mudar o curso da doença. O programa renova as esperanças de todos aqueles que tiveram poucas opções de tratamento. No mínimo, a grande maioria dos portadores de osteoartrite *obterá um alívio significativo e evitará os efeitos prejudiciais de quase todas as terapias "convencionais"* oferecidas pela medicina atual. Os resultados geralmente surgem entre uma e seis semanas depois que o paciente iniciou a administração de glicosamina e condroitina e seguiu o restante do programa. No entanto, é importante lembrar que os suplementos sozinhos não são tão eficazes quanto todo o programa de nove passos. O tratamento com glicosamina, condroitina e IAS é formidável, mas é apenas o começo da Cura da Artrite.

## Programa A Cura da Artrite em nove passos

A glicosamina, a condroitina e o IAS foram os precursores do plano A Cura da Artrite em nove passos testado pelos pacientes:

1. Consulte um médico para obter um diagnóstico preciso.
2. Tome glicosamina, condroitina e IAS para reparar as articulações lesadas.
3. Melhore a sua biomecânica para contrapor à tensão nas articulações.
4. Faça exercícios regularmente que ajudem, e não prejudiquem, as articulações.
5. Faça uma alimentação saudável que ajude a preservar as articulações, controle as alergias alimentares e tome suplementos antioxidantes.
6. Mantenha o peso ideal. Emagreça, se necessário.
7. Combata a depressão com assistência psicológica, SAMe (S-adenosil-L-metionina) e antidepressivos, se necessário.
8. Use medicamentos convencionais, conforme necessário.
9. Mantenha uma atitude saudável e positiva.

Milhões de pessoas obtiveram muito sucesso com o programa A Cura da Artrite para tratamento de osteoartrite dos joelhos, quadris, costas, pescoço, dedos das mãos e outras articulações. Não se trata de uma panacéia universal e não funciona para todo mundo, mas, sem dúvida alguma, é a abordagem à osteoartrite mais eficaz e que apresenta menor risco de ter efeitos nocivos. Esse programa transformou-se rapidamente no tratamento de referência para osteoartrite. Vamos analisar cada um dos passos.

## PRIMEIRO PASSO
### Consulte um médico para obter um diagnóstico preciso

Inúmeras doenças imitam os sintomas da osteoartrite, e muitas pessoas fazem o próprio diagnóstico, porém incorretamente. Quatro em cinco pessoas com sintomas articulares crônicos na verdade nunca consultaram um profissional de saúde para obter um diagnóstico preciso e se tratar.[1]

A dor articular pode ter várias causas. Em alguns casos, uma grave infecção articular ou até mesmo um câncer mortal pode provocar dor articular crônica. Obviamente, casos graves assim precisam ser identificados com rapidez e devidamente tratados. Apenas suprimir a dor por conta própria sem encontrar a raiz do problema poderia levar a resultados desastrosos.

O autodiagnóstico da dor articular crônica pode ocasionar dor e sofrimento desnecessários. A bursite, por exemplo, produz sintomas semelhantes aos da osteoartrite e pode durar anos, mas é relativamente fácil de curar com exercícios adequados de alongamento e fortalecimento. Na maioria dos casos, a gota pode ser controlada se for devidamente diagnosticada e tratada. Muitos pacientes convivem com problemas corrigíveis durante anos, sem saber que não há necessidade disso. Até mesmo médicos de família experientes às vezes têm dificuldade de diagnosticar e tratar a osteoartrite secundária; outros profissionais de saúde, como quiropráticos, não estão habilitados a fazer o diagnóstico. Para um diagnóstico mais preciso, consulte um especialista. Em geral, reumatologistas, médicos especializados em medicina desportiva e médicos fisiatras passam mais tempo estudando osteoartrite e têm mais experiência com pacientes osteoartríticos do que médicos de outras especialidades. Os cirurgiões ortopédicos, como o próprio nome indica, dedicam grande parte do tempo ao aprendizado das últimas técnicas cirúrgicas. Apesar de ser especializado no sistema musculo-esquelético, um cirurgião talvez não seja a melhor opção inicial para avaliar o seu problema de osteoartrite e recomendar o tratamento *clínico* mais adequado. O tratamento cirúrgico da osteoartrite, como veremos abaixo, muitas vezes não é necessário. E, lembre-se, cada pessoa tem preocupações especiais de saúde, e nem todas respondem da mesma forma ao mesmo tratamento clínico. Consulte sempre um médico antes de começar o programa A Cura da Artrite. Para ficar a par das últimas informações, advertências e efeitos colaterais relacionados aos tratamentos de osteoartrite, consulte meu *site* em inglês no endereço www.drtheo.com.

## SEGUNDO PASSO
### Tome glicosamina, condroitina e IAS para reparar as articulações lesadas

Esses três suplementos que melhoram a doença são o coração do meu programa A Cura da Artrite.

Existem tantos produtos de glicosamina e condroitina hoje em dia que muitas vezes é difícil saber qual é o melhor. Infelizmente, como veremos no próximo capítulo, apenas cerca de 200 produtos vendidos atualmente são aceitáveis.

Os suplementos têm um registro de segurança notável. Centenas de milhões de doses de todos os três têm sido usadas em todo o mundo sem nenhum problema significativo — contanto que se use apenas as marcas recomendadas.

Em geral, a dose para um adulto é de 1.500 mg de glicosamina (ativa) e 1.200 mg de condroitina, administrada uma vez ao dia junto ou não com alimentos. Estou trabalhando numa formulação especial de condroitina que permitirá uma dose de apenas 800 mg por dia. Isso reduzirá o custo dos suplementos e o tamanho dos comprimidos ou cápsulas.

No caso do extrato de óleo insaponificável de abacate e soja (IAS), a dose é de 300 mg uma vez ao dia com ou sem alimentos. O IAS pode ser tomado junto com glicosamina e condroitina.

Nenhum desses três suplementos tem qualquer interação conhecida com outros medicamentos, portanto parecem ser seguros quando ingeridos juntos. No entanto, se ficar preocupado, simplesmente tome os suplementos algumas horas antes ou depois dos outros medicamentos.

Aprendemos muito desde que a primeira edição de *A Cura da Artrite* foi publicada em 1997. Não julgamos mais o sucesso dos suplementos com base apenas no grau de alívio da dor que eles proporcionam — embora os registros de alívio da dor e melhora da função articular dos suplementos sejam melhores do que até mesmo os antiinflamatórios de venda controlada mais caros. A glicosamina, a condroitina e o IAS melhoram a saúde das articulações independentemente de o usuário sentir algum alívio da dor! O ganho ou perda de cartilagem é indolor, porque a própria cartilagem não tem terminações nervosas. Os suplementos ajudam a preservar e até mesmo a reconstruir a cartilagem, com ou sem alívio da dor.

Em outras palavras, assim como a maioria das pessoas, depois que você começar a tomar os suplementos poderá sentir um rápido alívio da dor, possivelmente depois de poucos dias, embora o mais provável seja que leve algumas semanas. Algumas pessoas só observam melhora depois de alguns meses de uso. Mas, suponha que você tome esses suplementos por um período de oito ou doze semanas e não observe nenhum efeito. Será que deveria parar de tomá-los? A resposta obviamente é não. Estudos de longo prazo cuidadosamente controlados indicaram que, depois de dois ou três anos de uso, até mesmo as pessoas que tiveram pouco ou nenhum alívio da dor apresentaram redução de perda de cartilagem. A dor não é a medida usada atualmente para avaliar os benefícios desses suplementos para as articulações. As melhores medidas são o acompanhamento radiográfico e a observação do nível de melhora funcional. Quanto melhor for a sua função articular, mais você conseguirá fazer, seja caminhar, andar de bicicleta, cuidar do jardim, praticar esportes ou outras atividades de sua preferência.

Há outra importante medida de sucesso. Só o fato de os suplementos serem capazes de mantê-lo longe dos antiinflamatórios já é motivo de comemoração. Como você verá, se você conseguir evitar o uso de antiinflamatórios, estará salvando sua própria vida.

Sintomas como dor não estão relacionados com o que realmente está ocorrendo na cartilagem articular. Pode-se suprimir os sintomas de articulações doloridas tomando-se antiinflamatórios não-esteróides ou até mesmo hipnoanalgésicos, mas, mesmo que a dor diminua, a cartilagem articular continuará a se deteriorar, talvez num ritmo ainda mais acelerado. Suprimir os sintomas com analgésicos sem fazer nada para melhorar a saúde das articulações faz tanto sentido quanto arrancar os fios do painel do carro se a luz de advertência do motor acender! O alívio da dor, junto com um programa para melhorar a saúde articular, é a resposta.

É comum os sintomas não estarem vinculados à doença. Muitos tratamentos não podem ser julgados apenas com base no grau em que eles controlam os sintomas. Por exemplo, no tratamento e prevenção de osteoporose (perda óssea), sabemos que é imprescindível complementar a alimentação com cálcio, vitamina D e, talvez, magnésio, se o paciente não estiver obtendo uma quantidade suficiente dessas substâncias da alimentação diária. Mas *as pessoas não se sentem diferentes* quando estão tomando esses suplementos. Os suplementos são importantíssimos para a saúde dos ossos e fazem parte do programa de prevenção de perda óssea a longo prazo, mas como você não pode sentir nem a perda nem o ganho de massa óssea, não pode dizer se os suplementos estão surtindo efeito ou não com base nos seus sintomas ou sensações. O mesmo ocorre em relação à cartilagem quando se toma glicosamina, condroitina e IAS. A osteoartrite é uma doença crônica, e a cartilagem pode continuar a se deteriorar mesmo que a dor desapareça e a função articular volte ao normal. Se continuar a tomar os suplementos mesmo que a artrite não tenha melhorado ou desaparecido, você manterá a cartilagem sadia e ajudará a evitar problemas futuros.

## TERCEIRO PASSO
### Melhore a sua biomecânica para contrapor a tensão nas articulações

Biomecânica é o estudo das forças mecânicas exercidas sobre o corpo pelo movimento. O desalinhamento ou uso incorreto dos músculos, ossos, tendões, ligamentos e articulações pode causar desgaste excessivo do corpo, provocando lesões. Nunca é demais lembrar a importância da biomecânica no tratamento da osteoartrite: se você não corrigir os problemas subjacentes, não se livrará da doença.

Se as rodas do seu carro estiveram fora de alinhamento, elas sofrerão um grande desgaste. Nesse caso, você não coloca apenas um remendo no ponto careca ou compra pneus novos. Em vez disso, manda alinhar as rodas. É isso o que uma melhor biomecânica pode fazer pelas articulações — corrigir o alinhamento. Muitos pacientes obtiveram "curas milagrosas" simplesmente mudando a maneira de andar. Não importa se você é um atleta sério, um esportista de fim de semana ou alguém que odeia exercícios, você poderá se beneficiar de uma avaliação da biomecânica, principalmente se tiver alguma predisposição genética para osteoartrite. Uma avaliação revelará como você está usando suas articulações, o tipo de tensão a que elas estão sujeitas e se você está fazendo alguma coisa que possa contribuir para o desenvolvimento da osteoartrite. Ao se concentrar em áreas potencialmente problemáticas, você poderá mudar a maneira como usa as articulações para reduzir o risco de ter problemas no futuro. Médicos especializados em medicina desportiva, osteopatas, alguns fisioterapeutas, fisiologistas do exercício e especialistas em terapias neuromusculares estão entre os profissionais que podem avaliar e tratar problemas relacionados com a biomecânica.

## QUARTO PASSO
### Exercite-se regularmente

A prática regular de exercícios previne um grande número de problemas de saúde. Trata-se também de uma ótima maneira de queimar calorias e perder peso. E, embora estejamos habituados a achar que os exercícios causam artrite, sabemos agora que exercícios adequados feitos regularmente são uma excelente maneira de ajudar a manter as articulações sadias. Com um alinhamento articular normal e desenvolvimento muscular, comprovou-se que a teoria de que exercícios de alto impacto, como corrida, poderiam "desgastar" as articulações[2] foi refutada. De fato, uma rotina regular de exercícios é uma forte proteção contra osteoartrite.[3] Quando exercemos pressão sobre uma articulação, como acontece durante os exercícios, o líquido rico em nutrientes presente na cartilagem é "espremido" para fora, como se a cartilagem fosse uma esponja encharcada. Em seguida, quando liberamos a pressão esse líquido volta para a cartilagem, nutrindo-a e mantendo-a úmida. Essa contínua entrada e saída de líquido é importantíssima para a saúde da cartilagem, não apenas para a matriz, mas para as próprias células cartilaginosas. Sem exercício, a cartilagem torna-se fina, seca e mais suscetível a lesões. Além de manter a "esponja de cartilagem" em ação, exercícios apropriados fortalecem as estruturas ao redor da articulação, ajudando a reduzir a pressão a que ela está sujeita.

Os exercícios também são um excelente remédio para a osteoartrite. Eles ajudam a manter o fluxo de líquido nutritivo para a articulação afetada e reduzem a pressão sobre a articulação ao fortalecer as estruturas de sustentação. Os exercícios certos muitas vezes diminuem a dor e aumentam a mobilidade articular. E, obviamente, são essenciais para o controle de peso. (Veja o Capítulo 8 para saber mais detalhes sobre o valor do exercício.)

## QUINTO PASSO
### Faça uma alimentação saudável que ajude a preservar as articulações

O que você come (ou não come) pode afetar suas articulações. Certos alimentos podem estimular ou desestimular a produção dos radicais livres que destroem as articulações, ajudar a aumentar ou diminuir o processo inflamatório e estimular o reparo da cartilagem. A alimentação saudável descrita no Capítulo 9 representa um programa completo de nutrição para combater os efeitos da osteoartrite ao mesmo tempo em que mantém as articulações — e o restante do corpo — saudável.

Além de comer bem, é importante descobrir a existência de qualquer alergia ou intolerância alimentar que possa contribuir para agravar a artrite. Falarei sobre esse importante tópico no Capítulo 9.

Os suplementos antioxidantes são importantíssimos para ajudar a glicosamina, a condroitina e o IAS a fazer mais efeito, bem como combater os radicais livres que danificam as articulações. Em particular, vitamina C e manganês aumentam a eficácia da glicosamina e da condroitina e têm efeitos positivos sobre as funções articulares. Cuide para que essas substâncias estejam incluídas nos suplementos que você compra ou tome-as separadamente.

O manganês, importante na síntese dos componentes da cartilagem, também é um antioxidante. Uma deficiência desse mineral, necessário apenas em quantidades mínimas, muitas vezes pode passar despercebida e favorecer o desenvolvimento da osteoartrite. Encontrado em diversos alimentos saudáveis, como castanhas, leguminosas, aveia, fígado bovino, laranja, espinafre, *blueberry* e uvas-passas, o manganês geralmente não está presente em alimentos processados. O Institute of Medicine norte-americano afirma que a ingestão de 10 miligramas por dia de manganês proveniente de alimentos e suplementos é segura.

A vitamina C serve como um antioxidante que "recarrega" outros antioxidantes. Por ser hidrossolúvel, a vitamina C é eliminada do organismo em poucas horas (mesmo a de "liberação lenta"), portanto é muito mais eficaz tomar várias doses menores ao longo do dia do que uma única dose grande. Geralmente recomendo tomar entre 60 e 500 miligramas de vitamina C por dia numa única dose ou duas doses divididas. Mesmo que você tome uma dose por dia, ainda obterá os benefícios da vitamina C, pois essa quantidade é suficiente para o organismo produzir o colágeno necessário para ter articulações e tecido conjuntivo sadios.

## SEXTO PASSO
### Mantenha o peso ideal

Quilos extras são ruins para as articulações de sustentação do peso, como quadris e joelhos. Os pesquisadores associaram conclusivamente aumento de peso e obesidade com osteoartrite, especificamente do joelho.[4] Num estudo realizado no Cook County Hospital de Chicago, os médicos observaram que a obesidade era comum em portadores de osteoartrite, e que uma grande porcentagem deles tinha engordado justamente antes de ser acometido pela doença. Cinqüenta por cento dos pacientes osteoartríticos estavam com excesso de peso entre três e dez anos antes do início da doença.[5]

Manter o peso sob controle é uma parte crucial do programa A Cura da Artrite, porque algumas articulações têm de suportar dezenas de vezes o impacto do peso corporal durante as atividades cotidianas normais. Se você engordar apenas 4,5 kg, estará aumentando a força que determinadas articulações têm de suportar de 11,5 kg para até 45 kg! É por isso que ficar magro é uma das coisas mais importantes que você pode fazer para a vida das suas articulações, e é por isso que o Capítulo 9 traz dicas para perder o excesso de peso.

## SÉTIMO PASSO
### Combata a depressão

É fácil entrar em depressão quando não se pode se mexer sem sentir dor, quanto tudo o que se faz parece ser um esforço monumental e quando se sente *diferente* o tempo todo. O tratamento para osteoartrite está em suas mãos. É *você* que precisa tomar a iniciativa de superar essa doença — e não o seu médico ou cônjuge. As pessoas deprimidas ficam menos motivadas a agir. A depressão pode piorar a dor e diminuir o interesse pela recuperação, portanto é essencial começar a sorrir novamente o quanto antes. No Capítulo 10, você aprenderá a lidar com os aspectos psicológicos da osteoartrite e verá que o pensamento positivo pode energizá-lo à medida que o coloca no caminho da recuperação.

## OITAVO PASSO
### Use medicamentos convencionais, conforme necessário

Na grande maioria dos casos, as pessoas que seguem o programa de tratamento A Cura da Artrite conseguem evitar os efeitos colaterais e os perigos dos medicamentos para artrite. Outras pulam alguns dos passos importantes detalhados no programa e outras, ainda, simplesmente necessitam de alguma intervenção adicional, em geral porque têm osteoartrite avançada. Embora os medicamentos devam ser usados apenas como último recurso, às vezes eles podem ser a resposta para casos particularmente renitentes. Antes de usar esses medicamentos, saiba exatamente o que eles podem e não podem oferecer lendo sobre analgésicos no Capítulo 7.

Um tratamento para osteoartrite do joelho aprovado pelo FDA norte-americano (usado, às vezes, também para outras articulações) é composto por uma série de injeções de *hialuronanos* bem no interior da articulação acometida. Como você se lembra do Capítulo 2, os hialuronanos ajudam a fazer com que o líquido articular fique mais espesso e tenha mais capacidade para lubrificar e amortecer choques. Em geral, após uma série de três a cinco injeções semanais, alguns pacientes obtêm alívio da dor por até um ano. O alívio é semelhante ao que as pessoas sentem com antiinflamatórios, mas sem seus efeitos colaterais. Dos dois principais produtos contendo hialuronano vendidos atualmente, Hyalgan® e Synvisc®, prefiro o Hyalgan. O Synvisc é uma versão semi-sintética que foi associada com graves reações nas articulações; o Hyalgan não tem esse problema e pode ser administrado novamente a pacientes que sentiram alívio com a primeira série de injeções. Ao todo, cerca de 50% dos pacientes que tentaram as injeções obtiveram um alívio visível. O custo geralmente é coberto pelo plano de saúde.

Em alguns casos de osteoartrite do joelho, uma órtese especial que elimina as forças do lado afetado da articulação (órtese Generation 2 Unloader®), pode proporcionar um grande alívio da dor e melhora funcional. A melhora é equivalente à obtida com um procedimento cirúrgico comum, porém radical, chamado osteotomia. Ótimas evidências científicas corroboram o uso dessa órtese. De acordo com minha experiência profissional, a maioria das imitações não produz resultados tão bons. O bom é que essa órtese feita sob medida pode ser retirada. Uma cirurgia não pode ser desfeita! Um exame cuidadoso e radiografias ajudam a determinar se o paciente é um bom candidato para a órtese.

A glicosamina, a condroitina e o IAS podem ajudar a adiar a necessidade de cirurgia. Centenas de pessoas cancelaram sua cirurgia para osteoartrite, inclusive artroplastia (substituição da articulação por prótese). Outras centenas provavelmente adiaram a cirurgia graças à melhora obtida com o programa. Em muitos casos, é aconselhável adiar a cirurgia, pois a habilidade do cirurgião, a qualidade das próteses e as técnicas cirúrgicas são aprimoradas cada vez mais.

A cirurgia ainda pode ser uma última opção para os portadores de osteoartrite que têm pouca ou nenhuma cartilagem (perda de cartilagem terminal). Em alguns casos, ela pode aliviar a dor, aumentar a amplitude de movimento da articulação e ajudar o paciente a se movimentar com maior facilidade. A cirurgia também pode ser usada para alinhar articulações deformadas. Mas, mesmo que você seja operado, poderá obter benefícios com o tratamento de glicosamina, condroitina e IAS. Os suplementos podem ajudá-lo a ser o mais funcional possível até a realização da cirurgia, bem como na reabilitação pré e pós-cirúrgica. A glicosamina e a condroitina também ajudam a impedir o afrouxamento da prótese.

A cirurgia mais comum para osteoartrite é uma artroscopia simples, usada tanto como procedimento diagnóstico como terapêutico. O cirurgião ortopédico faz três pequenos orifícios ao redor da articulação do joelho e introduz uma microcâmera de fibra óptica que permite a visualização direta do interior da articulação. Dessa forma ele pode ver em que estado se encontra a cartilagem e avaliar a integridade das outras estruturas articulares. Fragmentos livres de cartilagem e osso podem ser removidos, pequenas lacerações podem ser aparadas e, em alguns casos, lacerações da cartilagem do menisco podem ser costuradas numa tentativa de reparar essa importante estrutura.

Um novo e promissor procedimento para áreas osteoartríticas no interior da articulação é chamado de microfratura. Esse procedimento costuma ser realizado em pequenas áreas de degeneração cartilaginosa de até dois centímetros. Um instrumento cirúrgico afiado é usado para fazer pequenos orifícios na cartilagem calcificada e no osso para tentar liberar um pouco de células da medula óssea, induzir um pequeno sangramento e liberar fatores de crescimento que podem ajudar a estimular o reparo da cartilagem. Os suplementos de glicosamina e condroitina quase sempre são receitados após esse procedimento. Essa técnica de certa forma substituiu um procedimento usado anteriormente denominado *abrasão*, no qual o cirurgião simplesmente raspa a cartilagem até o osso para tentar formar algum tecido cicatricial. A técnica de abrasão tem sido usada com menor freqüência nas cirurgias artroscópicas, pois sabe-se agora que o tecido cicatricial produzido é inferior à cartilagem normal. Ele não absorve bem choques e tende a se degradar num período que varia de alguns meses a alguns anos. Os pacientes submetidos à técnica de abrasão muitas vezes se sentem pior ou apresentam maior disfunção articular após a cirurgia. Na verdade, um estudo controlado realizado recentemente revelou que a cirurgia artroscópica do joelho não é melhor que um placebo no que diz respeito ao alívio dos sintomas.[6]

O implante de condrócitos autólogos foi objeto de diversos artigos ao longo dos últimos anos. Nesse procedimento, o cirurgião remove algumas células cartilaginosas sadias da articulação afetada durante a cirurgia artroscópica. Essas células são enviadas a um laboratório, cultivadas e multiplicadas diversas vezes e, depois, devolvidas ao cirurgião. Em uma segunda cirurgia, as células cartilaginosas do próprio paciente são recolocadas na área de cartilagem danificada. São empregadas várias técnicas na tentativa de manter as células onde elas precisam ficar enquanto a matriz cartilaginosa tenta cicatrizar. Quando o procedimento é bem-sucedido, a nova cartilagem que se desenvolve é mais parecida com a cartilagem original do que o tecido cicatricial que se forma após a técnica de abrasão. Infelizmente, o implante de condrócitos autólogos tende a produzir bons resultados apenas em pacientes mais jovens que sofreram trauma articular agudo e cuja área de lesão cartilaginosa é bem definida, e não no paciente osteoartrítico típico com erosões cartilaginosas localizadas em diversas áreas da articulação. Outra possível limitação ao emprego de implante de condrócitos autólogos é que o crescimento e a multiplicação de células em laboratório podem fazer com que elas envelheçam prematuramente.[7] Isso pode limitar o sucesso a longo prazo do procedimento cirúrgico.

O "último recurso" para um paciente com grave osteoartrite é a artroplastia. Esse procedimento apresenta melhores resultados na articulação do quadril do que no joelho. As substituições de outras articulações, como o cotovelo, ombro e tornozelo ainda são relativamente primitivas. A cirurgia de artroplastia é extremamente complexa e invasiva e não deixa de ter riscos; uma porcentagem bastante pequena de pessoas morrem de complicações, inclusive coágulos sangüíneos, infecção ou problemas cardíacos e pulmonares. Cerca de 120.000 artroplastias de quadril são realizadas todos os anos nos Estados Unidos. Uma artroplastia bem-sucedida pode melhorar radicalmente a qualidade de vida de alguns dos portadores de grave osteoartrite que não responderam às terapias convencionais. Algumas evidências recentes indicam que as pessoas que precisam dessa cirurgia não devem esperar até que seu nível funcional tenha declinado demais. A porcentagem de sucesso é maior em pacientes que mantiveram parte da capacidade funcional e conseguem realizar alguns exercícios de reabilitação antes da cirurgia. A decisão de se submeter a uma artroplastia, no entanto, é sua. Muitas pessoas simplesmente não estão psicologicamente preparadas para um dar um passo tão decisivo quando o médico estimula a cirurgia. Sempre recomendo que os pacientes procurem uma "segunda opinião" com um cirurgião com fama de conservador ou um reumatologista ou especialista em medicina desportiva. Dessa forma, as informações não serão consideradas tendenciosas em comparação com a recomendação do cirurgião. A maior parte dos planos de saúde paga por uma segunda opinião, uma vez que esse procedimento tem uma boa relação custo-benefício. Com base na segunda opinião, alguns pacientes preferem não operar, fazendo uma enorme economia para o plano de saúde.

## NONO PASSO
### *Mantenha uma atitude positiva*

A sua atitude com relação à doença pode fazer uma enorme diferença, assim como em todos os aspectos da sua vida. A nova área da medicina chamada psiconeuroimunologia demonstrou que o sistema imunológico e outras partes do corpo reagem a pensamentos negativos e positivos. Num importante estudo, um pesquisador da UCLA (University of California, Los Angeles) fez com que atores interpretassem cenas "alegres" e "tristes". Quando os atores estavam simplesmente *fingindo* estar alegres, seus sistemas imunológicos ficavam um pouco mais fortes, como foi demonstrado pela quantidade de imunoglobulinas A secretadas. Mas, quando eles estavam fingindo estar tristes, seus sistemas imunológicos ficavam temporariamente mais fracos.[8]

O pensamento positivo é um tipo especial de remédio que pode ser valioso para qualquer doença. Eis algumas sugestões para ajudá-lo a manter-se no caminho psicológico certo:

1. *Não fique obcecado com a doença.* Reclamar e se perguntar "por que eu?" pode minar suas energias e impedi-lo de atacar o problema de frente. Concentre-se no tratamento, e não no que a doença fez com sua vida. Pense que em breve você estará se sentindo bem e que vai adorar voltar a ser como era. A ligação entre a mente e o corpo não pode ser ignorada.

2. *Use a técnica de formação de imagens direcionadas ou meditação para manter a calma e ficar em contato com seu corpo.* Um terapeuta cognitivo-comportamental pode ensinar essas técnicas para você. (Veja o Capítulo 10 sobre depressão para saber mais sobre o assunto.)

3. *Fique sempre na companhia de amigos e familiares.* A solidão é um imenso fator de risco para um grande número de doenças, sobretudo para os idosos. Pessoas solitárias ou isoladas não respondem tão bem ao tratamento quanto aquelas que têm o apoio do cônjuge ou companheiro, da família, dos amigos e de suas comunidades. Mantenha o contato com os familiares e amigos; participe da vida. Saia sempre que possível. Se não puder sair, convide os amigos para visitá-lo. Até mesmo a companhia de um animal de estimação pode ser útil.

4. *Desenvolva um senso de propósito.* As pessoas que transformam a adversidade em desafio têm melhor prognóstico a longo prazo. Se você estiver sentindo dor, ajude outras pessoas, descubra maneiras criativas de

fazer coisas que, de outra maneira, não seria capaz de fazer, e procure ver uma mensagem positiva na sua doença. As situações que a maioria das pessoas considera desalentadoras muitas vezes levam ao bem.

O pensamento positivo está sempre esperando para ser visto e usado.

# 6

# COMO ESCOLHER E USAR SUPLEMENTOS PARA ARTRITE

**Quais são as doses mais eficazes?**
**Como escolher suplementos de qualidade?**
**Quais são os tipos de suplementos vendidos?**
**Quais são os aspectos de segurança que precisamos saber?**
**Quais são os melhores produtos?**

Minha missão ao desenvolver uma cura para artrite era oferecer às pessoas uma alternativa mais segura e mais eficaz para o tratamento da osteoartrite. Para isso, era essencial esclarecer o público e a comunidade médica sobre os benefícios da glicosamina e condroitina. Agora que atingi esse objetivo, minha nova missão é mostrar às pessoas quais são os suplementos de qualidade, os que são realmente eficazes, e, ao mesmo tempo, alertá-las contra produtos fraudulentos e de qualidade inferior. Produtos de má qualidade impedem que as pessoas tirem o máximo proveito do programa e mancham a reputação desse excelente tratamento.

Eu mesmo pesquisei e paguei pela realização de análises laboratoriais de diversos produtos para tratamento de problemas articulares vendidos atualmente. Outras organizações fizeram o mesmo. Com base nessas informações, tenho certeza de que as recomendações que faço mais adiante neste capítulo — tanto de produtos de excelente qualidade quanto de produtos que devem ser evitados — fundamentam-se em fatos concretos, e não em publicidade sensacionalista.

## A dose certa

Qual é a dose que você precisa para obter os benefícios da glicosamina, da condroitina e do IAS? Estas são as doses que costumo recomendar:

- Glicosamina: 1.500 mg. de cloridrato de glicosamina ou 1.884 mg de sulfato de glicosamina uma vez ao dia ou dividida em duas doses iguais.
- Condroitina: 800 a 1.200 mg uma vez ao dia ou dividida em duas doses iguais.
- IAS: 300 mg uma vez ao dia.

Vamos analisar mais detalhadamente as evidências a favor dessas dosagens e a melhor forma de ter certeza de que se está tomando a dose completa de um suplemento eficaz e de excelente qualidade.

## Dose de glicosamina

Quase todos os estudos controlados de glicosamina usam o equivalente a 1.500 mg de cloridrato de glicosamina (HC1) ou 1.884 mg de sulfato de glicosamina ($SO_4$) como dose eficaz do tratamento. Qual é a diferença? A glicosamina pura é instável; ela gosta de ser separada ou juntada a algo mais. Para que fique estável, a glicosamina é ligada a outras moléculas. As duas mais comuns são a molécula de cloridrato ou a molécula maior e mais pesada de *sulfato*. Por causa da diferença de peso, a glicosamina ligada ao sulfato é mais pesada que a glicosamina ligada ao cloridrato. Portanto, seria necessário tomar 1.884 mg de sulfato de glicosamina para obter a mesma quantidade de glicosamina livre contida em 1.500 mg de cloridrato de glicosamina. Mas a história não termina aí. O sulfato de glicosamina, embora seja mais estável que a glicosamina pura, pode adquirir uma coloração marrom ou ficar menos potente, a menos que seja estabilizado ainda mais pela adição de outros sais, ou cloreto de sódio (NaCl ou sal de mesa) ou cloreto de potássio (KCl).

Na primeira etapa do processo, depois da adição do componente sulfato, é preciso tomar 1.884 mg de sulfato de glicosamina para obter 1.500 mg de cloridrato de glicosamina, porque a porção *sulfato* ocupa mais espaço e adiciona peso. Mas não se pode comprar sulfato de glicosamina a menos que esteja estabilizado com sal. Os produtos legítimos encontrados no mercado (de talvez apenas 5% a 10% das empresas que vendem o produto — falarei sobre isso mais adiante) se ajustam ao processo. Por exemplo, quando esses fabricantes dizem que: "Três cápsulas fornecem 1.500 mg de sulfato de glicosamina", na verdade estão usando mais de 2.000 mg da formulação de sal estabilizado para garantir que estejam fornecendo o equivalente a 1.500 mg de cloridrato de glicosamina.

Infelizmente, as quantidades de sais adicionados variam amplamente na maioria (mas não em todos) os produtos de sulfato de glicosamina. Se as empresas não revelarem a quantidade exata de sal usado para estabilizar o sulfato de glicosamina, a pessoa não saberá a quantidade de equivalentes de *cloridrato de glicosamina* que está ingerindo. Em muitos casos, é preciso tomar *mais* de 2.500 mg de sulfato de glicosamina estabilizado com sal para se obter 1.500 mg de cloridrato de glicosamina — mas você só saberia disso se tivesse o resultado da análise laboratorial do produto. Como muitos fabricantes reduzem a quantidade de sulfato de glicosamina e acrescentam mais sal, além de não se beneficiar da dose certa você pode estar ingerindo doses prejudiciais de sódio ou potássio de algumas marcas de baixa qualidade. Tenho certeza de que é por isso que algumas pessoas me disseram que sua pressão arterial subiu depois que usaram determinadas marcas.

Embora alguns fabricantes de suplementos afirmem no rótulo que seus produtos foram "testados em laboratório" ou são "genuinamente puros", na verdade talvez eles não sejam. Em muitos casos, as empresas não fazem essas afirmações com base em análises realizadas com o produto acabado, mas, sim, num certificado de análise que receberam do fornecedor da matéria-prima. Esse documento deveria ser o resultado da análise laboratorial do princípio ativo, mas, lamentavelmente, às vezes é impreciso ou até mesmo forjado, sobretudo em produtos importados. Alguns fornecedores de matéria-prima são ainda mais ardilosos — eles colocam ingrediente ativo puro na parte de cima de um grande contêiner, e, por baixo, algo diferente, como açúcar comum, que é muito, mas muito mais barato do que a glicosamina de boa qualidade.

Por que um fornecedor de matéria-prima desceria a esse nível? Para obter lucro. Muitos desses fornecedores estão sediados em outros países e não podem ser processados nem julgados nos Estados Unidos se forem flagrados vendendo produtos de má qualidade. Eles sabem que o pior que pode acontecer é o fabricante descobrir e rejeitar o material. Se as empresas que fornecem matéria-prima venderem esse produto barato e de má qualidade para fabricantes norte-americanos e esses fabricantes não testarem devidamente o produto antes de usá-lo, talvez ninguém fique sabendo que o produto final é simplesmente um placebo, ou pior — que pode conter alguma substância que não seja segura. Fornecedores inescrupulosos de matéria-prima conseguem vender produtos inferiores que não foram submetidos a controles de qualidade e análises porque sabem que muitos fabricantes de suplementos querem comprar exatamente o produto mais barato, para que possam vendê-lo a preços baixos para os consumidores ou aumentar sua margem de lucro.

Mesmo quando os fabricantes de suplementos fazem questão de comprar apenas matéria-prima de excelente qualidade, nem sempre eles fazem o ajuste adequado à dose para garantir que o suplemento contenha a quantidade certa da base de glicosamina. Por quê? Na minha opinião, por um ou mais dos três seguintes motivos: os fabricantes não conhecem os princípios químicos básicos (nesse caso, eles não têm o direito de fabricar produtos para consumo humano); eles confiam apenas na análise fornecida pelo fornecedor dos ingredientes ativos (outro erro, pois essa análise pode ser imprecisa e infringir as regras das boas práticas de fabricação — falaremos sobre essas práticas mais adiante); ou simplesmente estão ávidos para aumentar seus lucros. Não importa a razão, o resultado é inaceitável. Nenhum produto para a saúde deve ser produzido com atalhos na qualidade.

Os fabricantes de suplementos ainda precisam testar seus produtos depois que eles são colocados à venda. Muitos erros podem ser cometidos durante o processo, como rotulação e armazenamento impróprios do produto, falta de limpeza dos equipamentos de mistura e processamento, adição acidental de substâncias indesejadas, entre outros. Apenas as análises realizadas *após* o processamento podem verificar se o produto atende aos padrões de qualidade. O rótulo pode especificar 1.500 mg de glicosamina, mas muitas vezes não é exatamente esse o conteúdo do frasco. A menos que as empresas analisem todos os lotes de cada produto, elas não terão certeza do que estão vendendo. Isso explica por que eu não compraria 90% dos produtos oferecidos no mercado.

Consumir produtos com potência reduzida, produtos que não usam ingredientes de qualidade ou que não são fabricados com os controles apropriados não é apenas um desperdício de tempo e dinheiro. Como esses suplementos são modificadores da doença, se você usar impostores não poderá usufruir dos maravilhosos benefícios que poderia obter. A sua cartilagem provavelmente se degenerará sem necessidade e você precisará tomar perigosos antiinflamatórios e analgésicos, ou terá até mesmo de ser submetido a uma cirurgia desnecessária. Na minha opinião, isso é uma tragédia. É inaceitável tanto do ponto de vista ético quanto do ponto de vista moral, uma vez que limita a aceitação de um tratamento válido pela comunidade médica e causa sofrimento desnecessariamente às pessoas. Não há necessidade de fazer experiências com a sua saúde quando existem opções melhores e mais seguras. Quase sempre que alguém me escreve e diz que não obteve sucesso com determinado produto é porque está tomando um produto fraudulento. Quando sugiro que a pessoa mude para uma marca conceituada, ela finalmente obtém os benefícios dos suplementos.

Uma análise independente publicada em 2002 num dos mais importantes periódicos de reumatologia avaliou 15 produtos contendo glicosamina. Os resultados foram impressionantes. A análise revelou que quase todos os produtos não forneciam a dose recomendada de glicosamina. Só *um* dos 15 produtos continha a quantidade requerida de 90% a 110% indicada no rótulo.[1]

## Dose de condroitina

As questões relacionadas com qualidade e dosagem apropriada de condroitina na verdade são ainda mais complexas do que para a glicosamina. É importante compreender algumas dessas questões para escolher uma marca de qualidade que realmente fará alguma coisa para melhorar o estado das articulações. Certamente você não quer gastar dinheiro com um produto que parece ser aceitável e pode até mesmo aliviar a dor, mas que não cumpre sua principal função, ou seja, melhorar a saúde das articulações.

Em grande parte devido às complexas etapas de processamento, o grama de sulfato de condroitina é cerca de quatro a oito vezes mais caro do que o grama de glicosamina. Conseqüentemente, as empresas mais interessadas em lucro do que em qualidade podem tentar economizar na condroitina da seguinte maneira:

- fornecendo uma quantidade menor do que a indicada no rótulo
- usando doses abaixo das corroboradas pelas pesquisas
- substituindo a condroitina por substâncias mais baratas e menos ativas ou até mesmo inativas
- adquirindo condroitina de empresas que não seguem os mais rigorosos padrões de qualidade no processamento

A dose recomendada de condroitina é de 1.200 mg por dia — essa é a dose usada nos estudos clínicos que demonstraram benefícios em termos de alívio da dor e melhora funcional. Tomar uma dose única é tão eficaz quanto dividir a dose em terços e tomar três vezes ao dia.[2] Desde o lançamento da primeira edição de *A Cura da Artrite*, foram publicados diversos estudos sobre o uso oral de condroitina. Vários estudos — inclusive um importante estudo realizado durante dois anos sobre as propriedades modificadoras da doença que demonstrou que a condroitina podia interromper a perda de cartilagem da osteoartrite — revelaram que 800 mg é suficiente.[3] Portanto, se o tipo certo de condroitina for usado, 800 mg por dia é uma dose terapêutica aceitável. Tomar 1.200 mg ou até mais por dia é perfeitamente seguro, mas não existem evidências de que uma dose superior a essa será mais eficaz. Para ter certeza de que está realmente tomando a dose certa de condroitina você precisa escolher um produto de boa qualidade de um fabricante conceituado.

## Dose do extrato de óleo insaponificável de abacate e soja (IAS)

Quando o extrato de óleo insaponificável de abacate e soja (IAS) for amplamente oferecido como suplemento, sem dúvida alguma uma grande quantidade de imitações de má qualidade chegará ao mercado assim que o público se conscientizar da eficácia desse suplemento. Muitos fabricantes de suplementos simplesmente aguardam o próximo grande lançamento, mesmo que não tenha mérito científico. Uma das maneiras pelas quais identifico empresas respeitáveis é observando a rapidez com que elas aderem à novidade ou o cuidado com que investigam a validade de um produto ou intervenção.

Produzir um IAS, ou fitosteróis de abacate e soja, de qualidade é ainda mais complicado do que produzir glicosamina ou condroitina. Existem diversos ingredientes ativos no IAS que exigem um manuseio bastante cuidadoso para serem purificados e estabilizados. Acho altamente provável que algumas empresas inescrupulosas simplesmente vendam suplementos contendo óleos de abacate e soja, e não os ingredientes ativos do IAS nas quantidades reconhecidamente benéficas para as articulações. Os óleos de abacate e soja não contêm os mesmos componentes ativos, nas mesmas quantidades, que os ingredientes altamente processados, purificados e concentrados dos produtos confiáveis. Analisarei cuidadosamente os novos produtos que forem lançados. As informações poderão ser obtidas no meu *site* em inglês www.drtheo.com. Manterei o *site* atualizado à medida que novos produtos chegarem ao mercado.

## Segurança dos suplementos

A glicosamina e a condroitina têm um registro de segurança excepcional. Praticamente não existem casos de reações adversas, doses excessivas e outros problemas com esses suplementos. As poucas preocupações relacionadas com segurança sobre eles são mais mitos do que fatos.

*Glicosamina e diabete: uma tempestade em copo d'água.* Há alguns anos, com base em alguns estudos de pequeno porte realizados com animais que utilizaram doses muito altas de glicosamina intravenosa, aventei a hipótese de que a glicosamina pudesse aumentar as taxas de glicose sangüínea. Até que estudos bem controlados comprovassem o contrário, minha recomendação era de que os diabéticos deviam acompanhar de perto seus níveis sangüíneos de glicose ao tomar glicosamina. Os estudos com animais nunca foram muito convincentes, porque as doses eram muito mais altas do que a dose comparativa que seria administrada a seres humanos. Na verdade, milhares de vezes mais altas. Por essa razão, diabete nunca foi uma contra-indicação ao uso de glicosamina, e nenhum dos meus pacientes diabéticos teve problema com o suplemento. Mesmo assim, surgiu um rumor de que a glicosamina afetava adversamente os níveis de glicose no sangue. Talvez pela semelhança entre as palavras "glicosamina" e "glicose". Na verdade, glicosamina e glicose são muito diferentes e seguem vias distintas no organismo depois de ingeridas. Mesmo que fossem iguais, entretanto, a dose diária de 1,5 g é menor do que a glicose contida numa única uva ou cerca de 30 ml de um refrigerante adoçado — quantidade que dificilmente produziria algum efeito num diabético.

Estudos realizados em seres humanos para investigar essa possível ligação concluíram que essa é uma questão irrelevante. Num estudo randomizado, duplo-cego e controlado por placebo, que usou uma combinação de 1.500 mg de glicosamina e 1.200 mg de condroitina, 28 pacientes idosos com diabete tipo 2 estável (início na idade adulta) receberam os suplementos e 12 receberam placebo. Depois de 90 dias de tratamento, não houve diferença entre os grupos em relação à hemoglobina glicada (HbA1c), um marcador de longo prazo de glicose sangüínea e controle do diabete.[4] Em 2001 foram publicados os resultados de um grande estudo clínico controlado por placebo, com duração de três anos, que forneceu evidências de que a glicosamina não causa diabete. Os participantes que tomaram glicosamina na verdade tiveram níveis de glicose em jejum significativamente mais *baixos* do que os que tomaram placebo.[5]

Um importante fator no controle (e prevenção) de resistência à insulina e diabete tipo 2 é o exercício. As pessoas que sofrem de artrite geralmente não se exercitam muito — elas sentem dor e muitas vezes se tornam sedentárias. Essa falta de atividade pode contribuir para o desenvolvimento de obesidade, resistência à insulina e diabete. Os diabéticos são muito mais propensos a ter doenças renais — e os remédios usados para osteoartrite (paracetamol e antiinflamatórios) são bastante tóxicos para os rins. Deduz-se, portanto, que os suplementos, que não apresentaram nenhum efeito adverso sobre a função renal, representam uma opção muito melhor para os diabéticos.

*Condroitina e mal da vaca louca (encefalopatia espongiforme bovina — EEB).* Alguns críticos dos suplementos alimentares, que parecem ter se sentido especialmente ameaçados pelo sucesso da condroitina, tentaram criar rumores sobre uma possível conexão entre a doença da vaca louca e a condroitina derivada de fontes bovinas.

Nunca foram apresentados dados concretos que confirmassem esses rumores, e o FDA declarou que havia pouco ou nenhum motivo para preocupação. (Deveríamos nos preocupar muito mais com infecções causadas por bactérias do gênero *Salmonella* ou *Escherichia coli* pela ingestão de carne e laticínios. Em 2001, foram registrados cerca de 71.000 casos de infecção por *E. coli* só nos Estados Unidos.) As chances de que um produto de condroitina ou glicosamina contenha bactérias são ínfimas. As etapas de processamento destruiriam todas as bactérias, mesmo se, inadvertidamente, fosse usada matéria-prima contaminada como fonte, e pelo que eu saiba nenhuma análise desses produtos deu positivo para bactéria.

Infecção por um príon, o agente que causa o mal da vaca louca, também é extremamente improvável, se não impossível. Há bem mais de uma década o FDA tem normas e restrições rigorosíssimas sobre importações para os Estados Unidos de produtos alimentícios e suplementos de origem bovina. Todos os alimentos, suplementos alimentares e produtos farmacêuticos de origem bovina têm salvaguardas para evitar que a EEB entre no país. Esse programa tem obtido um sucesso extraordinário. Centenas de milhões de alimentos e suplementos de origem bovina têm sido consumidas por cidadãos norte-americanos desde que surgiu o problema do mal da vaca louca, e não foi registrado nenhum caso de alimento ou suplemento contaminado por EEB. Não há nenhum caso de mal da vaca louca nos Estados Unidos.

Os processos de controle de qualidade usados pelos fabricantes limitam ainda mais o risco de EEB. Apenas vacas de países que não registraram a ocorrência de EEB são usadas no processo de fabricação. A condroitina é extraída de partes da vaca que contêm bastante cartilagem, como a traquéia. O cérebro e a medula espinhal, que podem transmitir EEB, não são usados. O processo de fabricação exige digestão enzimática de proteínas — e, como o príon que causa a EEB na verdade é um fragmento de proteína, ele deve ser destruído.

Obviamente, se você tiver qualquer tipo de preocupação, analise a possibilidade de usar condroitina produzida inteiramente nos Estados Unidos. De qualquer maneira, o risco é extremamente teórico. Apesar das centenas de milhões de doses vendidas ao longo de muitos anos, ninguém contraiu EEB por meio do consumo de condroitina. A verdadeira preocupação é que, em média, os AINEs causam mais de 45 mortes por dia, todos os dias do ano.

*Glicosamina e alergias a crustáceos.* Milhares de americanos têm graves alergias, algumas vezes letais, a crustáceos. (Alergia a crustáceos, a propósito, não é o mesmo que intoxicação alimentar causada pela ingestão de crustáceos!) As pessoas verdadeiramente alérgicas a crustáceos reagem a uma proteína presente na porção "carnuda" do crustáceo. A grande maioria dos produtos de glicosamina é feita da carapaça do camarão, da lagosta e do caranguejo, mas a proteína não é encontrada na carapaça. É possível, entretanto, especialmente no caso de fabricantes de produtos de má qualidade, que pequeninos fragmentos de proteína da carne sejam retidos no produto final de glicosamina. Nesse caso raro, é possível que uma pessoa com grave alergia a crustáceos apresentasse uma reação ao tomar glicosamina. Até o momento, nunca tive conhecimento de nenhum caso de alergia fatal por ingestão de glicosamina, mas fiquei sabendo de uns poucos casos isolados de pessoas com grave alergia a crustáceos que desenvolveram uma erupção cutânea de resolução espontânea após ingerir glicosamina.

Se você é alérgico a crustáceos, não tome glicosamina a não ser por recomendação médica. Os produtos de condroitina e IAS não são provenientes de crustáceos e devem ser considerados uma alternativa aos produtos que contêm glicosamina para pessoas alérgicas a crustáceos.

Outra opção viável é um produto de glicosamina chamado Regenasure®. Trata-se de uma formulação fitoterápica de cloridrato de glicosamina purísismo formulado a partir de uma fonte renovável, e não de crustáceos. Produtos feitos exclusivamente com essa formulação de glicosamina não precisam trazer impresso no rótulo um alerta sobre crustáceos. O Regenasure® também é uma boa opção para quem não come crustáceos por motivos religiosos ou pessoais.

## Como escolher as melhores formulações

A glicosamina e a condroitina ficaram tão populares que atualmente são vendidas em diversas formulações, além dos comprimidos convencionais. Alguns desses produtos valem a pena, por sua grande comodidade, mas a maioria vai esvaziar mais a sua carteira do que fazer bem para suas articulações.

*Cuidado com os produtos supostamente de "ação prolongada", "liberação lenta" ou "liberação controlada".* Todos os produtos de glicosamina, condroitina e IAS têm ação prolongada. Eles precisam ser ingeridos apenas uma vez ao dia. Para "prolongar ainda mais" a ação desses produtos, o fabricante teria de alterar sua estrutura ou seu sistema de administração. No caso da glicosamina, existem algumas evidências de que isso torna o suplemento menos ativo ou até mesmo inativo. Como alguns analgésicos são vendidos em formulações de liberação lenta ou controlada que realmente são mais eficazes, você pode ser levado a pensar que o mesmo vale para a glicosamina. Não caia nesse truque publicitário. Na verdade você quer que a glicosamina seja liberada o mais rápido possível. Após ingerida, cerca de 85% a 90% da glicosamina é absorvida pela corrente sangüínea. Os vasos sangüíneos transportam a glicosamina para o líquido articular por meio de troca através da cápsula articular. Quanto mais glicosamina for absorvida pela corrente sangüínea, maior será a sua concentração no líquido articular. Uma vez no interior do líquido articular, a glicosamina banha os condrócitos (células cartilaginosas). Sabemos que é necessário uma concentração mínima de glicosamina para que os condrócitos possam obter benefícios. Se a glicosamina pingar lentamente na corrente sangüínea, os condrócitos ficarão expostos a concentrações muito baixas, abaixo do limiar mínimo para qualquer efeito.

Uma boa analogia consiste em bater na porta de um vizinho para falar com ele. Você pode dar uma ou duas batidas fortes para que seu vizinho ouça. Se bater de leve na porta por muito tempo não vai adiantar nada. Sua batida não será atendida, porque ninguém vai ouvir.

A condroitina e o IAS também têm ação extremamente prolongada, portanto fazer propaganda de formulações de liberação lenta ou controlada para esses suplementos é ainda mais tolo.

*Não se deixe enganar por rótulos que alegam potência dupla ou tripla.* Essa questão é um pouco confusa. Para a maioria dos produtos combinados de glicosamina e condroitina vendidos atualmente, a ingestão de uma dose suficiente do produto (geralmente a quantidade recomendada no rótulo) deve fornecer as doses recomendadas de 1.500 mg de glicosamina e 1.200 mg de condroitina (ou 800 mg de condroitina, no caso da nova formulação).

Os fabricantes usam os termos "potência dupla" ou "potência tripla" para indicar que é preciso tomar um número menor de comprimidos (ou cápsulas, comprimidos oblongos ou cápsulas de gelatina mole) para obter a dose adequada. Isso não quer dizer que os produtos sejam mais concentrados ou potentes, mas, sim, que contêm mais glicosamina e condroitina, o que aumenta o tamanho da cápsula ou comprimido.

Uma maneira simples de evitar confusão é substituir mentalmente a palavra "potência" pela palavra "tamanho". Um comprimido de "potência dupla" é simplesmente um comprimido com o dobro do tamanho de um comprimido de "potência simples". Um comprimido de potência tripla é cerca de três vezes maior.

Se você tem dificuldade de engolir comprimidos grandes, escolha o de potência simples ou potência dupla. Se não se importa com o tamanho dos comprimidos e quer apenas tomar o menor número possível, escolha um produto com potência tripla. E, lembre-se, mesmo que esteja tomando quatro ou seis comprimidos de potência simples, você pode tomar todos de uma só vez com ou sem alimentos.

Algumas pessoas têm dificuldade de engolir qualquer tipo de comprimido ou suplemento. Uma boa maneira de tomar os comprimidos é colocar um pouquinho de líquido na boca (algo mais encorpado, como leite ou suco) e depois os comprimidos, beber mais um pouquinho de líquido e dar um grande gole. Todos os comprimidos e o líquido devem ser ingeridos de uma só vez. Algumas pessoas acham que se comerem alguma coisa em seguida o risco de os comprimidos ficarem retidos no esôfago é menor. Se você tem dificuldade para engolir, diga ao médico. Existem muitas doenças que podem causar esse sintoma.

***Cuidado com as alegações sobre produtos líquidos de glicosamina e condroitina.*** Os fabricantes de suplementos líquidos, vendidos a preços salgados, afirmam que eles são melhores do que os comprimidos, cápsulas ou pó, pois são mais bem absorvidos no organismo. Não existem evidências a favor disso. Não há nenhum problema na absorção de comprimido, cápsula ou pó de glicosamina e condroitina; todos os produtos de boa qualidade são facilmente absorvidos.

É possível que a absorção de produtos líquidos seja *menor*. Sabemos que os ácidos estomacais são importantes para a absorção adequada da glicosamina. Os produtos líquidos podem diluir esses ácidos, reduzindo a absorção. Quando as pessoas engolem cápsulas ou comprimidos, geralmente bebem apenas pequenas quantidades de líquido, comparado com 240, 300 ou 360 ml dos produtos líquidos. Além disso, mesmo que o produto líquido tenha um volume menor, as pessoas bebem um monte de líquido em seguida para limpar o gosto (geralmente) ruim que fica na boca.

Existem algumas questões e preocupações sobre a estabilidade dos produtos líquidos contendo sulfato de glicosamina. É importantíssimo que a glicosamina seja estabilizada com sais para que a sua potência seja mantida, mas o que acontece quando colocamos sal em um líquido? O sal geralmente se dissolve.

Se você decidir usar um produto líquido, procure um que contenha cloridrato de glicosamina — parece ser melhor em termos de estabilidade. A maior parte dos produtos líquidos que tentaram adicionar condroitina teve problema com relação a gosto ou cheiro ruim. Esse problema foi contornado por uma empresa que encontrou uma maneira de processar a condroitina sem usar nenhum solvente químico. O Optaflex® é a única condroitina isenta de solvente vendida atualmente. Ele se dissolve na hora em líquido, parece ser estável e não tem praticamente nenhum gosto mesmo quando misturado com água.

A última preocupação relacionada com os produtos líquidos diz respeito à preferência pessoal. Muitas vezes as pessoas ficam cansadas de beber a mesma formulação todo santo dia. Como você deve analisar a possibilidade de tomar glicosamina e condroitina por um período prolongado para obter os máximos benefícios em termos de modificação da doença, vai querer escolher um produto que estará sempre disposto a tomar.

*Cuidado com a palavra* **complexo** *nos produtos de glicosamina e condroitina.* Isso geralmente significa que foram adicionadas outras substâncias ao produto. Quando feito de maneira apropriada, com os suplementos adicionais certos, pode ajudar. Por exemplo, sabe-se que o mineral manganês (em doses abaixo de 11 mg por dia) e a vitamina C exercem efeitos benéficos sobre a cartilagem e são acréscimos úteis a um suplemento para as articulações.

Infelizmente, a palavra complexo em alguns produtos pode ser um sinal de que o fabricante diluiu a glicosamina com outros componentes, como N-acetilglicosamina (NAG). Misturar cloridrato de glicosamina e sulfato de glicosamina pode reduzir a liberação da base de glicosamina fornecida no produto, porque a formulação de sulfato precisa ser estabilizada com outros sais.

O termo "complexo de condroitina" geralmente é um péssimo sinal. A condroitina é um suplemento caro. Algumas empresas tentam dilui-la de modo que consigam reduzir o custo de fabricação e aumentar sua margem de lucro. Metilsulfonilmetano (MSM), colágeno hidrolisado, cartilagem de frango e substâncias afins *não* são condroitina. Nem com muita imaginação elas poderiam substituir a condroitina nos suplementos articulares; no entanto, algumas empresas tentam confundir de propósito o consumidor adicionando esses componentes a produtos que contêm doses tão baixas de condroitina que não poderiam ter nenhum efeito benéfico.

Uma indicação clara de que um produto é diluído é quando o conteúdo de sulfato de condroitina não é mencionado sozinho no suplemento; em vez disso, ele é seguido por uma lista de dois ou mais itens. Portanto, em vez de estar escrito apenas *sulfato de condroitina 1.200 mg* no rótulo, lê-se algo como:

Complexo de sulfato de condroitina, 1.200 mg
MSM
Colágeno hidrolisado
Sulfato de condroitina

Nesse caso, na verdade o produto pode conter apenas 50 ou 100 mg de sulfato de condroitina — não há como saber a quantidade exata. MSM e colágeno hidrolisado são produtos muito baratos, portanto o uso dessas substâncias no lugar do sulfato de condroitina, que é relativamente caro, é incentivado pelo lucro.

Os fabricantes de suplemento já fizeram diversas alegações falsas ou enganosas sobre substâncias supostamente semelhantes à condroitina. Mexilhão verde, pepino-do-mar, veludo de chifre de veado, MSM, colágeno hidrolisado, gelatina, cetilmiristoleato (CMO ou CM), cartilagem de frango e cartilagem de tubarão são vendidos com essa falsa promessa. Não existem evidências substanciais a favor de nenhum desses produtos, e certamente não se pode afirmar que nenhum é capaz de melhorar a doença propriamente dita.

*Evite formulações tópicas.* Aplicadas topicamente à pele (por meio de fricção), a glicosamina e a condroitina parecem ser completamente inúteis e, portanto, um desperdício de dinheiro. Algumas empresas tentaram tirar proveito da popularidade e do reconhecimento do nome glicosamina e condroitina usando esses tratamentos orais para osteoartrite em creme ou loção de aplicação tópica. Não existe base teórica para o uso desses suplementos como agente tópico, e ainda não foram feitas pesquisas que pudessem ter algum valor sobre esse tipo de formulação. É difícil ou até mesmo impossível fazer com que as moléculas de glicosamina e condroitina penetrem na pele; mas, mesmo que fosse possível, a concentração provavelmente seria muito baixa para exercer algum efeito fisiológico. Basicamente, o uso de glicosamina e condroitina tópicas faz tanto sentido para o tratamento de osteoartrite quanto deitar a cabeça sobre o dicionário para tentar aumentar o vocabulário.

Uma empresa patrocinou um estudo, na tentativa de usar os resultados em anúncios publicitários. Infelizmente, o estudo foi tão malfeito que as conclusões não tiveram nenhuma validade. Apesar de ter sido publicado numa revista de reumatologia, o estudo apresenta tantas falhas óbvias que não é levado a sério.

Conversei com representantes de alguns fabricantes de produtos tópicos de glicosamina e condroitina. Todos eles admitiram abertamente que não acreditavam que esses suplementos fossem ativos quando aplicados à pele. Eles estão simplesmente tirando proveito do conhecimento desses suplementos para subir o preço de seus produtos. Outra indicação de que alguma coisa está errada é que a maioria das empresas cita esses ingredientes como "condicionadores cutâneos", e não como tratamento ativo para a dor causada pela osteoartrite. Desse modo, estão tentando vender os produtos como cosméticos, cujas diretrizes para rotulagem e publicidade são mais lenientes do que as dos suplementos alimentares.

*Tenha cuidado com a promessa de "satisfação garantida ou seu dinheiro de volta".* Alguns desses produtos apresentaram o menor conteúdo de ingredientes ativos em análises independentes. Algumas empresas fabricam seus produtos a custos tão baixos que sabem que ainda terão lucro mesmo que uma porcentagem significativa de clientes devolva o produto e solicite reembolso. Outras, que trabalham com encomendas pelo correio, vendas pela internet e vendas diretas conseguem obter lucros só com as taxas de envio e manuseio, mesmo que você devolva o produto e solicite reembolso.

*Cuidado com afirmações de que algo é melhor do que glicosamina e condroitina.* Com exceção do IAS, nada que possa ser ingerido, passado na pele ou injetado chega perto da glicosamina e condroitina. Eficazes no alívio da dor e na melhora funcional, além de um perfil de segurança inigualável, há anos esses suplementos têm ajudado as pessoas a superar a osteoartrite. O SAMe também auxilia no tratamento de osteoartrite (e depressão), mas não é tão eficaz quanto os outros três.

Às vezes as empresas gastam uma fortuna em propaganda para tentar convencer os consumidores de que seu estudo "comprova" a superioridade de seu produto exclusivo em relação à glicosamina e condroitina. Não acredite nisso nem por um minuto. Em todos os casos que investiguei até agora, a "pesquisa" que eles mencionaram ou fizeram sobre seu produto é tendenciosa, mal delineada ou usa uma amostra tão pequena de pacientes que não fornece evidências dignas de crédito para *nenhuma* de suas afirmações. Além do mais, essa pesquisa deveria ser revisada e avaliada por pessoas que não estejam associadas à empresa, como um periódico médico que submete os artigos ao crivo de especialistas, de preferência na área de reumatologia. Na maioria das vezes, entretanto, a empresa patrocina a pesquisa apenas para usá-la diretamente em anúncios publicitários — e não permitirá que seja submetida a um escrutínio objetivo. Em comparação, as evidências a favor da glicosamina, da condroitina e do IAS são substanciais. E, quando grupos médicos independentes analisam essas evidências, eles constatam que os suplementos são os tratamentos atuais mais eficazes e bem estudados.

Se surgirem evidências confiáveis a favor de um novo produto, pode ter certeza de que explicarei os resultados e farei as devidas recomendações.

### Evite marcas próprias

Sei que é tentador. Você foi à loja comprar um suplemento para as articulações. Ao lado da marca que você tem usado há meses tem uma marca própria ou "genérica". O rótulo diz "compare com [sua marca]", e até a embalagem do produto é parecida e tem as mesmas cores. Como custa quase a metade do preço, é difícil rejeitar. Pense novamente. Recebo amostras grátis desses produtos o tempo todo. Eu gostaria de dá-los ao meu cachorro, mas gosto muito dele. Eu mesmo certamente não os usaria. Geralmente acabo jogando todos fora. Marcas genéricas e marcas próprias são perfeitamente aceitáveis para muitos produtos: toalha de papel, sabão em pó, xampu. São aceitáveis até mesmo para medicamentos de venda livre, pois esses produtos são regulamentados pelo *Food and Drug Administration* (FDA) e devem ser exatamente iguais à marca comercial equivalente. Os suplementos alimentares, porém, não são regulamentados com tanto rigor. Não há regulamentação federal para garantir que os suplementos com marca própria sejam equivalentes aos produtos de marca ou aos produtos que foram usados nas pesquisas clínicas. Pergunte a si mesmo: "Por que estou comprando esse suplemento?" Obviamente é algo que você toma para a saúde. É algo que você ingere, que é absorvido pelo seu organismo, que circula na sua corrente sangüínea, que atinge suas articulações e age sobre as células da cartilagem na forma pretendida. Você pode confiar que um produto fará isso só porque tem as palavras *glicosamina* e *condroitina* no rótulo? Não.

Não existe esse negócio de suplemento alimentar "genérico" — existem apenas produtos de boa ou má qualidade. Pode ser que você não obtenha nenhum ingrediente ativo num suplemento "genérico". Reflita sobre isso quando estiver pensando em economizar alguns reais num produto. Lembre-se de que não está comprando cera de carro, mas, sim, algo que vai tomar para a saúde.

O consumidor sempre se surpreende quando fica sabendo que os procedimentos de controle de qualidade e análise dos suplementos às vezes podem custar *mais* caro do que as substâncias utilizadas na sua fabricação. Portanto, se você combinar o desejo da empresa de simplesmente comprar o produto mais barato que tiver no mercado com o desejo de burlar os procedimentos de controle de qualidade, terá uma receita de produto de má qualidade. Por mais barato que seja o produto, você não estará fazendo um bom negócio se ele for ineficaz.

## *Como escolher bons produtos*

A qualidade dos produtos ainda é a principal barreira no uso de suplementos de glicosamina, condroitina e IAS para as articulações. Como saber se o produto é da melhor qualidade? Existem três maneiras:

- Compre produtos de empresas que seguem as normas de Boas Práticas de Fabricação (BPF).
- Compre produtos que foram testados e recomendados também por laboratórios independentes.
- Visite meu *site* em inglês no endereço www.drtheo.com, no qual mantenho uma lista permanentemente atualizada dos produtos que atendem meus altos padrões.

Os críticos dos suplementos alimentares afirmam que eles não são regulamentados pelo FDA. Isso não é verdade. Os suplementos foram regulamentados como *alimentos* após a entrada em vigor, em 1938, da Lei de Alimentos, Medicamentos e Cosméticos [*Drug and Cosmetic Act*]. Isso não mudou com a promulgação, em 1994, da DSHEA — Lei de Suplementação Alimentar e Educação de Saúde [Dietary Supplement Health and Education Act]. O FDA freqüentemente exerce seu poder de apreender ou proibir a venda de suplementos que não considera seguros.

As disposições contidas no DSHEA exigem a implementação de padrões de fabricação, bem como de sistemas de rastreamento de problemas relacionados com suplementos alimentares. Foi instituído um sistema de rastreamento denominado Sistema de Notificação de Eventos Adversos. Além disso, foram publicadas normas de boas práticas de fabricação (BPF).

As BPFs atualmente são voluntárias, mas os fabricantes de suplementos de qualidade têm seguido essas normas para se diferenciar das empresas que não participam voluntariamente. Entre outras disposições, as BPFs estabelecem exatamente como as empresas devem receber e manusear matérias-primas, produzir suplementos, verificar a segurança do produto e rastrear problemas relacionados com o processamento. Muitas das melhores empresas esperam que o FDA acabe tornando as BPFs obrigatórias. Um número enorme de fabricantes de suplementos não segue as BPFs, fazendo com que toda a indústria tenha má reputação.

Até que, ou a menos que, o FDA decida estabelecer a obrigatoriedade das BPFs para os fabricantes de suplementos, o cumprimento das normas poderá ser monitorado por auditorias independentes para garantir ao público que o fabricante está realmente seguindo essas diretrizes. Na área de publicidade, a FTC — Federação de Comércio dos Estados Unidos [Federal Trade Commission] está engajada na regulamentação das alegações dos anúncios publicitários de todos os produtos, inclusive suplementos alimentares.

Várias organizações independentes analisaram produtos contendo glicosamina e condroitina. Também fiz minhas próprias análises independentes de produtos de consumo — na verdade, até agora meu estudo é o maior que já foi realizado para análises independentes.

Comprei mais de cem amostras de produtos de glicosamina e condroitina e mandei que fossem submetidos a uma análise independente em um laboratório especializado nessa área. Não peguei apenas produtos que eu achava que seriam reprovados. Peguei também produtos que eu suspeitava que eram de excelente qualidade, com base nas boas práticas de fabricação empregadas por seus fabricantes e nas respostas clínicas favoráveis observadas em meus pacientes. Fiquei bastante surpreso com os resultados.

A maioria dos produtos que eu *suspeitava* que seriam aprovados realmente foi. Mas, de modo geral, quase 80% das amostras analisadas *não* continham o que dizia o rótulo. O que os fabricantes dos produtos reprovados tinham imprimido no rótulo não era o seu conteúdo real, independentemente do tipo de promessa ou alegação de qualidade feita.

Duas das marcas mais vendidas tiveram um desempenho muito ruim. Uma marca tinha, em média, apenas 1% da quantidade de condroitina especificada no rótulo em 12 de 14 lotes analisados. O rótulo dizia que cada comprimido continha 400 mg de condroitina, mas os comprimidos desses 12 lotes continham apenas 4,4 miligramas. As amostras da outra marca não continham as quantidades específicas no rótulo nem de glicosamina nem de condroitina. Fiquei sabendo mais tarde que uma das maiores cadeias de loja dos Estados Unidos estava usando o mesmo fabricante e o mesmo material para a fabricação de seus suplementos de marca própria.

Até agora, quatro marcas preencheram meus exigentes requisitos de qualidade e potência; outras ainda estão sendo avaliadas. O nome de outros produtos que forem aprovados serão publicados no *site* em inglês www.drtheo. com. Dos quatro produtos aprovados até agora três contêm combinações de glicosamina e condroitina e um contém apenas glicosamina.

- Osteo Bi-Flex® (Rexall)
- Cosamin DS (Nutramax Labs)
- TripleFlex® (NatureMade)
- Dona® (apenas glicosamina, Rotta Pharmaceuticals)

Meus pacientes obtiveram excelentes resultados com esses produtos. Se você se decidir por eles, compre exatamente os produtos que mencionei acima. Alguns fabricantes tentaram confundir os consumidores colocando nomes com som parecido com o de outras marcas comerciais ou alegam equivalência quando na verdade não deveriam. Em 2004, lancei uma linha de produtos "Dr. Theo". Essa linha inclui uma opção vegetariana, uma opção *kosher** e produtos combinados para a saúde das articulações. Meu objetivo é fornecer a melhor qualidade possível.

Os resultados das minhas análises foram corroborados. Em 2000, foi feita uma avaliação de 32 produtos contendo sulfato de condroitina, e os resultados dessa avaliação foram publicados no *Journal of the American Nutraceutical Association*.[6] Apenas cinco dos 32 produtos continham o que estava especifi-

---

* Alimento preparado de acordo com a dietética judaica.

cado no rótulo. Isso quer dizer que 84% dos produtos *não* continham o que constava no rótulo, como na minha avaliação. Nesse estudo (que obviamente não avaliou todos os produtos do mercado), os produtos que custavam menos de um dólar por dose de condroitina 1.200 mg, tiveram um péssimo desempenho — eles continham menos de 10% da quantidade especificada no rótulo. Em outras palavras, mesmo que o rótulo dissesse 1.200 mg, na verdade eles tinham menos de 120 mg, uma dose reconhecidamente *ineficaz*. É interessante observar que os quatro produtos mais caros também foram reprovados, o que significa que preço alto não é um indicador confiável de qualidade. No entanto, preço muito baixo foi um indicador confiável para indicar um produto de má qualidade.

Em sua edição de janeiro de 2002,[7] a *Consumer Reports* também traz os resultados da análise de 12 marcas de produtos de glicosamina e condroitina. Dos 12 produtos combinados, três foram *reprovados* nas análises. A revista *Consumer Reports* foi a única que publicou o nome tanto dos produtos reprovados quanto dos aprovados. Admiro sua coragem. Essa grande e bem-conceituada organização, famosa por sua justiça e objetividade, não tem nenhum motivo para ter medo de publicar o nome dos produtos ruins. Com base em análises laboratoriais independentes, a *Consumer Reports* reprovou os seguintes produtos:

- Now Double Strength Glucosamine & Chondroitin (Now Foods)
- ArthxDS Glucosamine Chondroitin (Pecos Pharmaceuticals)
- Solgar Extra Strength Glucosamine Chondroitin Complex

Um dos três produtos que continham apenas condroitina também foi reprovado:

- Now Chondroitin Sulfate

E um produto contendo apenas condroitina recomendava uma dosagem muito baixa:

- Twinlab CSA

Em março de 2000, Consumer Labs, outra organização independente, relatou o resultado das análises de produtos combinados de glicosamina e condroitina. Quase a metade (seis de treze) desses produtos foi reprovada nas análises. Os dois produtos contendo apenas condroitina também foram reprovados.

Uma análise independente, publicada no respeitado *Journal of Rheumatology*, avaliou 15 produtos contendo glicosamina. O estudo revelou que apenas *um* dos 15 produtos analisados continha a quantidade necessária de 90% a 110% indicada no rótulo. Portanto, a taxa de reprovação foi de 93%.[8] O produto aprovado tinha 108% da quantidade indicada no rótulo, mas os outros tinham, em média, menos de 56%. A porcentagem mais baixa foi de apenas 41% da quantidade mencionada no rótulo.

Diversas organizações independentes fornecem "selos de aprovação" para fabricantes de suplementos, para ajudar a garantir que eles estão fornecendo suplementos seguros e de excelente qualidade. Essa certamente é uma área em evolução, mas alguns dos muitos programas incluem:

- USP-DSVP, o programa de verificação dos suplementos alimentares da farmacopéia dos Estados Unidos
- NSF, um programa internacional de certificação de suplementos alimentares
- NNFA, National Natural Foods Association, um grupo industrial
- Good Housekeeping Seal of Approval
- Consumer Labs, uma empresa com fins lucrativos que vende oportunidades de marcas compartilhadas

Na minha opinião, o USP-DSVP é o programa mais rigoroso, pois presta bastante atenção em todas as principais etapas da fabricação dos suplementos alimentares. Não acredito que os outros programas, até a confecção deste livro, sejam suficientemente rigorosos em suas ofertas para garantir qualidade, embora provavelmente sejam uma opção melhor do que não ter certificação alguma. A única exceção, a meu ver, é o Consumer Labs. Na sua avaliação inicial de produtos para a articulação, eles aprovavam produtos cujo componente condroitina tinha sido reprovado em duas de três análises. Não acho que isso seja aceitável.

Quando tiver dúvidas sobre um produto, visite meu *site* em inglês na Internet. Continuarei a recomendar apenas produtos de fabricantes respeitáveis que seguem as normas de BPF *e* realizam análises independentes após a produção. A glicosamina, a condroitina e o IAS se tornaram tão importantes para milhões de pessoas que não devemos deixar o controle de qualidade ao acaso.

# 7

# O PROBLEMA DOS ANALGÉSICOS

**Que tipos de analgésicos são usados para tratar osteoartrite?**
**O que é paracetamol?**
**Quais são os efeitos colaterais e os riscos do paracetamol?**
**O que é um antiinflamatório não-esteróide (AINE)?**
**Como os AINEs agem?**
**O que é um AINE inibidor de COX-2?**
**Quais são os melhores AINEs para osteoartrite?**
**Quais são os efeitos colaterais e riscos associados ao uso dos AINEs?**
**Na verdade os AINEs podem agravar a osteoartrite?**
**Os AINEs podem ser combinados com terapia de glucosamina, condroitina e IAS?**
**Existem alternativas naturais aos AINEs?**
**Que outros analgésicos são usados para osteoartrite?**

Você já ouviu este bordão inúmeras vezes: para o tratamento da dor causada pela osteoartrite. Ele é repetido em todas as propagandas de analgésicos de venda livre e controlada. Mas as propagandas não falam nada sobre o tratamento da fonte da dor — nem uma palavra sobre melhorar a saúde articular, nem uma palavra sobre melhorar a doença, nem uma palavra sobre tornar mais lenta a perda de cartilagem. Esses medicamentos aliviam a dor, mas não alteram — ou até mesmo pioram — a doença de base.

Glicosamina e condroitina, assim como IAS, são o tratamento de escolha para osteoartrite. Eles agem diretamente na raiz do problema, em vez de simplesmente mascarar os sintomas. Esses suplementos são modificadores da doença, e não apenas modificadores dos sintomas. Estudos clínicos cuidadosamente controlados constataram que eles aliviam a dor e melhoram a função articular na osteoartrite da mesma maneira que os analgésicos mais comumente usados, mas sem os efeitos potencialmente graves associados a esses medicamentos.

Acho que é apenas uma questão de tempo para que seja considerado negligência médica prescrever medicamentos para portadores de osteoartrite sem tentar também melhorar a doença com os suplementos e outros procedimentos mencionados neste livro.

Mesmo assim, leva tempo para glicosamina, condroitina e IAS produzirem efeito, e nem todos respondem da mesma forma ao tratamento. Às vezes é preciso tomar analgésicos temporariamente junto com o programa A Cura da Artrite. Na verdade, receito analgésicos para um pequeno número de pacientes que precisam de alívio extra.

Mesmo que você decida tomar analgésicos, ainda assim poderá tomar glicosamina e condroitina e IAS. Os suplementos continuarão a agir junto com a medicação e vice-versa — eles não reduzirão o efeito dos analgésicos. Na verdade, se você tomar antiinflamatórios analgésicos, será ainda mais importante que tome também os suplementos para ajudar a combater os danos que esses medicamentos podem causar às articulações. Com o tempo, você poderá reduzir a dose dos medicamentos ou até mesmo parar de tomá-los, o que representará uma economia.

Antes de ingerir qualquer medicação é importante saber como eles agem e o que seus efeitos colaterais podem causar.

Nos últimos anos, aprendemos muito sobre a melhor maneira de usar analgésicos, e vimos o lançamento de novas medicações para dor. Aprendemos bastante também sobre os possíveis perigos e aspectos negativos desses medicamentos.

---

## ESSES SUPLEMENTOS SÃO SEGUROS

*Em estudos comparativos realizados em igualdade de condições, a glicosamina, a condroitina e a IAS demonstraram não apenas ser mais eficazes do que os AINEs para uso prolongado, mas também muito mais seguros. Como demonstraram dezenas de estudos clínicos cuidadosamente controlados, não houve um único caso de morte em todo o mundo atribuído a esses suplementos após centenas de milhões de doses administradas ao longo de muitos anos. Em comparação, a qualquer momento há mais de 13 mi-*

*lhões de americanos tomando antiinflamatórios — e esses medicamentos levam a cerca de 16.500 mortes e 103.000 hospitalizações todo ano.*[1]

## Analgésicos antigos e novos

Embora existam diversos analgésicos com nomes estranhos, os receitados para osteoartrite geralmente pertencem a uma de duas categorias:

- paracetamol
- antiinflamatórios não-esteróides (AINEs)

Certamente você conhece o paracetamol. É vendido sem receita médica com nomes comerciais como Tylenol®, Datril® e Liquiprin®, além das versões genéricas. E é bastante provável que já tenha tomado algum antiinflamatório não-esteróide, ou AINE, de venda livre. Trata-se de medicamentos como aspirina, ibuprofeno (como Advil® e Motrin®), ou naproxeno (como Aleve® e Naprosyn®). Os inibidores da COX-2, conhecidos também como AINEs COX-2, são versões novas dos AINEs. Esses medicamentos são vendidos com receita médica e amplamente veiculados na mídia com os nomes comerciais de Vioxx®, Celebrex® e Bextra®.

Existem enormes diferenças entre paracetamol e AINEs. Ambos são analgésicos satisfatórios. O paracetamol é analgésico e antipirético, o que significa que alivia a dor e baixa a febre. Os AINEs fazem um pouco mais: eles combatem a dor, baixam a febre *e* diminuem a inflamação. Se suas articulações estiverem inchadas e inflamadas, é provável que o médico receite um AINE. Atualmente os AINEs pertencem a duas categorias: os medicamentos mais antigos, como aspirina e ibuprofeno, e os inibidores da cicloxigenase (COX-2) mais novos, como o celecoxib (Celebrex®).

## Os problemas dos AINEs

O paracetamol e todos os outros AINEs, inclusive aspirina, ibuprofeno e os novos inibidores da COX-2, têm duas graves desvantagens. Em primeiro lugar, todos irritam o revestimento interno (mucosa) do estômago. Isso quer dizer que, mesmo a curto prazo, o uso de qualquer um desses medicamentos pode causar irritação estomacal, gastrite e úlceras. Eles podem causar um dano tão grande à mucosa do estômago e do intestino delgado a ponto de provocar hemorragia gastrointestinal e outras graves complicações. Até mesmo uma leve hemorragia é indesejável, pois pode causar anemia e outros problemas. Uma grave hemorragia por úlcera gástrica representa uma emergência médica que pode até mesmo levar à morte. Até 30% dos pacientes que tomam AINEs apresentam sintomas gastrointestinais.

Outro grande problema de todos os AINEs, com exceção da aspirina, é que eles podem elevar a pressão arterial.[2,3] Talvez esse não seja problema se a sua pressão estiver na média ou mais para baixa, mas se estiver no limite (140/90), os medicamentos poderão causar hipertensão. E, se você já tiver pressão alta, como mais da metade dos adultos acima de 65 anos de idade, os medicamentos poderão aumentá-la ainda mais. Isso, por sua vez, pode levar a um maior risco de acidente vascular cerebral, doença renal e cardiopatia.[4]

## *Prós e contras do paracetamol*

Se a dor não for acompanhada por inflamação, o médico provavelmente sugerirá uma tentativa inicial com paracetamol em dose baixa. Isso porque, além de ser mais barato que um AINE de venda controlada, em doses abaixo de 2 gramas (2.000 mg) por dia os efeitos colaterais do paracetamol são menores. Obviamente isso não quer dizer que o paracetamol não tenha alguns efeitos colaterais próprios. Até recentemente, esse medicamento era considerado muito mais seguro do que os AINEs. É por isso que quase sempre era receitado primeiro, apesar de não ser muito eficaz para a maioria das pessoas. Menos de dois em cada cinco usuários de paracetamol obtêm alívio suficiente da dor (definido como uma redução de pelo menos 20%) com a dose *máxima* de 4 gramas por dia. Surpreendentemente, uma porcentagem quase igual apresenta *piora* dos sintomas após tomar paracetamol! Se cem pessoas com dor osteoartrítica tomarem paracetamol, umas 35 apresentarão uma boa resposta, 30 não notarão nenhum benefício e 30 na verdade se sentirão pior.[5]

Em 2000, o American College of Rheumatology, que estabelece diretrizes para o tratamento da osteoartrite, ainda recomendou o paracetamol como terapia de primeira linha para alívio da dor. Acredito que essa recomendação será mudada em breve em vista dos dados de segurança cada vez mais negativos e das evidências de que, a longo prazo, apenas uma porcentagem muito pequena de pessoas consegue obter bons resultados no controle da dor da OA com paracetamol.

O paracetamol será um bom analgésico se for eficaz e seguro para você. Infelizmente, a única maneira de verificar se você faz parte dos 35% de pessoas que conseguem se beneficiar dos seus efeitos analgésicos é por tentativa e erro.

Embora o paracetamol tenha sido introduzido em 1873 e seja vendido nos Estados Unidos desde 1955, seus mecanismos de ação ainda não são totalmente conhecidos. Para a maioria das pessoas que obtêm alívio de 20% ou mais da dor, acredita-se que ele atua bloqueando a dor no cérebro, e não nas articulações que podem ser a origem da dor.

Na dose usual de 2 gramas por dia, o paracetamol costuma ser bem tolerado. Mas, quanto maior a dose e o tempo de uso, maior a probabilidade de ocorrerem problemas. Essa probabilidade aumenta com uma quantidade maior — até uma dose máxima de 4 gramas por dia — ou até mesmo uma dose mais baixa ao longo de muitos meses ou anos.

O paracetamol pode causar lesão hepática e renal. Na verdade, o uso pesado abusivo desse medicamento pode ser responsável por até 5.000 casos de insuficiência renal por ano nos Estados Unidos.[6] Além disso, uma revisão recente sobre a segurança do paracetamol revelou que doses diárias de 2 gramas ou mais (2.000 mg) podem causar grave hemorragia estomacal.[7] Essa constatação causou um pouco de surpresa, pois acreditava-se que o paracetamol era menos prejudicial ao estômago do que a aspirina e outros AINEs.

Durante décadas, além da aspirina, o paracetamol era a única opção existente. Conseqüentemente, a comunidade médica muitas vezes fechava os olhos para as questões de segurança relacionadas com esse medicamento. Como o paracetamol era vendido há muito tempo, não foram realizados estudos clínicos de grande porte e a longo prazo como os exigidos hoje em dia para a comercialização de novos medicamentos. As pessoas precisavam de alívio para a dor, mesmo que fosse um pouquinho arriscado.

O paracetamol começou a ser vendido sem receita médica na década de 1960. Atualmente é encontrado em quase duzentos produtos de venda livre, inclusive antigripais e analgésicos. É usado também em alguns analgésicos de venda controlada, como o Percocet® e Darvocet®.

A polêmica sobre a segurança do paracetamol começou em 1977. A partir de 1988, o FDA reuniu grupos de especialistas para fazer uma análise permanente dos medicamentos de venda livre, mas os grupos só chegaram ao paracetamol em 2002. Mesmo antes disso, entretanto, muitos fabricantes já colocavam, por conta própria, uma advertência na embalagem do produto sobre os riscos de lesão hepática associados à combinação de paracetamol e álcool, embora a existência desse risco seja objeto de controvérsia.[8]

Segundo os números apresentados pelo grupo de especialistas do FDA, entre 1993 e 1999, as superdosagens de paracetamol foram responsáveis por 56.680 atendimentos em prontos-socorros, 26.000 hospitalizações e cerca de 450 mortes por ano. A maioria desses casos foi relacionada com tentativa de suicídio, mas as superdosagens involuntárias, sozinhas, foram responsáveis por 13.036 atendimentos em prontos-socorros, 2.189 internações hospitalares e cem mortes por ano. Some-se a isso os casos de lesão renal e hepática (mesmo em baixas doses) e hemorragia (em doses acima de 2 gramas por dia), e percebe-se facilmente que os riscos do paracetamol devem ser levados muito a sério. O comitê consultivo do FDA recomendou a inclusão obrigatória de uma advertência nas embalagens de medicamentos contendo paracetamol alertando os consumidores para os riscos de danos ao fígado associados ao uso excessivo.

Talvez por causa da exposição freqüente a anúncios comerciais confiantes, locutores com fala mansa e atores idosos sorridentes, a maior parte do público não entende os possíveis perigos do paracetamol. As novas advertências na embalagem dos produtos serão um começo.

## Uma análise mais detalhada do paracetamol

Por que o paracetamol é tão perigoso? Os riscos são os mesmos para todo mundo? Em doses acima de 2.000 mg por dia (metade da dose máxima recomendada), o paracetamol é uma substância química altamente reativa que pode causar graves lesões ao fígado e aos rins.

Mesmo que você esteja perfeitamente saudável e não abuse de bebida alcoólica, o uso de paracetamol poderá lesar seus rins e fígado, sobretudo se você tomar grandes doses regularmente — como fazem muitos portadores de artrite. Um estudo realizado em 2002 mostrou que a superdosagem acidental de paracetamol é a causa mais freqüente de insuficiência hepática aguda nos Estados Unidos.[9] E algumas pessoas simplesmente são mais sensíveis aos efeitos desse medicamento e desenvolvem problemas no fígado mesmo com doses menores.[10]

Mesmo que a pessoa não consuma bebida alcoólica e não tenha nenhum sintoma, ainda assim pode ter doença hepática. Milhões de americanos assintomáticos têm uma das formas mais comuns de doença do fígado, a hepatite viral. O uso de paracetamol por portador de doença hepática não-diagnosticada pode piorar muito mais o problema.

As pessoas que tomam paracetamol diariamente por muito tempo também correm maior risco de contrair doença renal.[11] Na verdade, o uso diário prolongado desse medicamento mais do que dobra o risco de insuficiência renal, em comparação com as pessoas que não tomam esse medicamento regularmente.[12]

O American College of Rheumatology e outras organizações médicas ainda recomendam paracetamol como tratamento de primeira linha para dor leve de osteoartrite. Diante das novas preocupações com segurança, essa recomendação recentemente tem sido bastante criticada.

Grande parte das informações fornecidas anteriormente sobre o uso de paracetamol para tratamento da dor da osteoartrite baseava-se em estudos clínicos de curto prazo, cujo delineamento não atendia aos padrões mais rigorosos atuais. Em quase todos os casos, quando um estudo sobre paracetamol era subsidiado por um laboratório que tinha direito adquirido sobre as vendas, os resultados de alguma forma mostravam que, quando comparado a um antiinflamatório, o paracetamol era "tão bom" ou "quase tão bom" quanto para o tratamento da dor. Não admira que o contrário também fosse verdadeiro. Quando uma empresa que tinha direito adquirido sobre as vendas de um antiinflamatório subsidiava uma comparação, o desempenho do AINE era melhor que o do paracetamol. Isso se chama viés de publicação — resultados que parecem estar a favor da empresa que financiou o estudo.

Um dos estudos mais bem delineados sobre o paracetamol comparou esse medicamento com um antiinflamatório em pacientes com osteoartrite documentada.[13] O achado — de que o paracetamol não era tão eficaz quanto o antiinflamatório — não foi surpresa para muitos médicos.

A maioria dos médicos sabe muito bem que raramente o paracetamol é suficiente para controlar a dor da artrite a longo prazo, que os sintomas de alguns pacientes na verdade pioram e que esse medicamento tem pouco efeito, se é que tem algum efeito, sobre o processo inflamatório (responsável por grande parte da dor dos portadores de osteoartrite).

Graças à facilidade de obtenção e de sua utilidade para alguns pacientes, o paracetamol ainda desempenha um importante papel no tratamento da osteoartrite. Se surtir efeito para você, provavelmente será mais seguro que os AINEs, a menos que você seja um bebedor inveterado ou tenha alguma doença hepática, como hepatite, ou renal. Mas se suas articulações ficarem mais doloridas, inchadas e rígidas mesmo com o uso de paracetamol, o médico provavelmente receitará um AINE por causa de seus efeitos antiinflamatórios.

## Decisão sobre o paracetamol

Será que você deve tentar o paracetamol? Primeiro, analise cada um dos seguintes aspectos:

- Se uma dose baixa de paracetamol ajuda a aliviar a dor, e se você precisa tomar de vez em quando, pode ser uma boa opção.
- Tenha cuidado para não tomar mais de um produto contendo paracetamol, ou poderá ocorrer superdosagem acidental — que pode ser fatal.
- Não tome paracetamol se tiver doença hepática ou beber três ou mais doses de bebida alcoólica por dia.
- Quanto maior a quantidade de paracetamol, maior o risco de ter lesão renal, lesão hepática e hemorragia fatal.
- Apenas uma em três pessoas obtém redução de 20% ou mais da dor com a dose máxima de 4.000 mg ao dia.
- Uma pessoa em quatro se sentirá pior tomando paracetamol, em comparação com as que não tomam.
- Em doses acima de 2.000 mg por dia, o paracetamol pode causar enjôo de estômago e lesão da mesma forma que doses baixas de AINEs.
- O paracetamol não é uma boa opção para quem tem inflamação articular.

Se você decidir tomar paracetamol, parece não haver nenhuma razão para comprar marcas mais caras. É obrigatório por lei que o paracetamol genérico tenha exatamente a mesma eficácia.

## Conclusão sobre o paracetamol

É pouco provável que a comunidade médica tradicional continue a recomendar o paracetamol como tratamento de primeira linha para osteoartrite por muito tempo. Além de não ajudar muitos pacientes, existem sérias preocupações de segurança relacionadas ao seu uso a longo prazo. O mais importante é que o paracetamol apenas alivia a dor — ele não contribui para a saúde das articulações.

# A história dos AINEs

Os AINEs (antiinflamatórios não-esteróides) tornaram-se a opção mais empregada pelos médicos que tratam a dor da osteoartrite. Desenvolvidos como alternativa aos corticosteróides (antiinflamatórios esteróides), os AINEs foram anunciados como mais seguros, apesar de menos potentes, do que os corticosteróides naturais.

---

### O QUE É UM ESTERÓIDE?

*O termo* **esteróide** *refere-se a uma estrutura química composta por um grupo específico de moléculas interligadas em forma de anéis. No organismo, esteróides geralmente se referem aos hormônios masculinos ou femininos, que têm efeitos sobre os órgãos sexuais e sobre a formação óssea e muscular, ou à família de corticosteróides, produzidos pelas glândulas supra-renais situadas no pólo superior de cada rim. Os corticosteróides, como o Cortisol, são importantes na regulação do sistema de stress e do sistema imunológico. Corticosteróides sintéticos, como cortisona e prednisona, são potentes antiinflamatórios, e às vezes precisam ser usados por um curto período, ou uma única injeção intra-articular. Os corticosteróides são ótimos para aliviar a dor e reduzir a inflamação, mas também têm efeitos colaterais ruins que os tornam bastante perigosos — como depressão do sistema imunológico, diminuição do tecido ósseo, maior risco de fratura óssea e deficiência de cicatrização de feridas. Quando tomados em doses elevadas ou por períodos prolongados (meses ou mais), os corticosteróides podem causar hipertensão, catarata, diabete, diminuição da espessura da pele, hematomas, osteoporose e até mesmo perturbações mentais. Por esse motivo era tão necessário um substituto para os corticosteróides, como os AINEs, e por isso eles foram tão bem-vindos.*

---

A aspirina é o mais conhecido antiinflamatório não-esteróide. Na verdade, a aspirina já era usada muito antes de que ao menos se sonhasse com o conceito de AINEs. Em 1758, o reverendo Edward Stone constatou que um extrato da casca do salgueiro ajudou a baixar a febre e a aliviar a dor em cinqüenta dos seus pacientes. O extrato foi estudado e refinado durante anos, emergindo finalmente como um antiinflamatório não-esteróide, que ficou conhecido como aspirina comum. Na década de 1960, foram desenvolvidos outros AINEs. Primeiro a indometacina e, depois, o ibuprofeno.

Atualmente mais de cem AINEs estão sendo comercializados ou investigados. Os AINEs de venda livre (sem receita médica) são aspirina, ibuprofeno (Advil®, Motrin®, Nuprin® e genéricos), naproxeno (Aleve®) e cetoprofeno (Orudis®). Os AINEs de venda controlada (com receita médica) abrangem diversas formulações de ibuprofeno em alta dose. Alguns medicamentos bastante semelhantes ao ibuprofeno também são vendidos, como fenoprofeno (Nalfon®), flurbiprofeno (Ansaid®), cetoprofeno (Orudis®), meclofenamato (Meclomen®), ácido mefenâmico (Ponstel®) e oxaprozin (Daypro®). Outros AINEs de venda controlada são diclofenaco (Voltaren®), sulindaco (Clinoril®), indometacina (Indocin®), meloxicam (Mobic®), naproxeno (Naprosyn®) e piroxicam (Feldene®). A escolha do medicamento pelo médico dependerá muito do tipo de artrite, do tipo de medicamento que surtiu efeito anteriormente para o paciente, na freqüência com que ele se lembra de tomar o remédio e na melhor forma de tomá-lo.

A última geração de AINEs são os inibidores de COX-2, como o celecoxib (Celebrex®) e o rofecoxib (Vioxx®). Ambos foram considerados um grande avanço na área de analgésicos e associados a menos efeitos colaterais que os antigos AINEs. Como explicarei mais adiante neste capítulo, entretanto, essas alegações não se sustentaram por muito tempo depois que esses medicamentos foram lançados em 1999. Em muitos aspectos, eles não são melhores nem piores que os AINEs mais antigos (e mais baratos).

---

### ASPIRINA E ANALGÉSICOS EM DOSE BAIXA

*Como a aspirina ajuda a fazer com que o sangue fique um pouco "mais fino" e menos propenso a coagular, muitos adultos mais velhos atualmente tomam uma dose baixa diária (82 mg) de aspirina em comprimido. Entre os AINEs, só a aspirina tem o efeito anticoagulante cardioprotetor. Mas, e se você quiser também tomar um AINE para aliviar a dor da artrite? O que acontece quando a aspirina é combinada com esses medicamentos? No caso do paracetamol e dos inibidores da COX-2, o efeito anticoagulante da aspirina não parece ser afetado — desde que os medicamentos sejam tomados com um intervalo de pelo menos duas horas. O ibuprofeno, no entanto, parece bloquear o efeito anticoagulante da aspirina mesmo quando tomado separadamente.[14] Não existem evidências de que a glicosamina, a condroitina ou o IAS tenham algum efeito sobre a terapia com aspirina em dose baixa. Se você precisar de terapia com aspirina em dose baixa e quiser também tomar analgésicos — mesmo os de venda livre — para combater a dor da artrite, discuta primeiro as opções com seu médico. Se você combinar os medicamentos correrá maior risco de ter enjôo de estô-mago e hemorragia gastrointestinal.*

## Como os AINEs agem?

Os AINEs agem bloqueando a produção de prostaglandinas, substâncias semelhantes a hormônios e encontradas no organismo e que "provocam" as respostas de dor e inflamação. Mas as prostaglandinas têm muitas outras funções importantes e necessárias. Elas participam da regulação da pressão arterial, da coagulação sangüínea, da regulação renal e da secreção de ácidos gástricos, além de servir como uma barreira protetora na mucosa do estômago. Qualquer coisa que interfira com as ações "ruins" das prostaglandinas impedirá também essas ações "boas". É por isso que os AINEs podem interferir em atividades corporais vitais, desencadeando efeitos colaterais como:

- pressão alta
- úlceras ou hemorragia estomacal
- náusea
- cólicas
- indigestão
- diarréia
- constipação
- hipersensibilidade aos raios solares
- nervosismo
- confusão mental
- sonolência
- dor de cabeça
- parto prematuro
- crises de asma
- inchaço dos dedos, mãos e pés associado com aumento de peso ou problemas urinários (todos esses podem ser sinais de problemas cardíacos ou renais e devem ser comunicados imediatamente ao médico)
- anafilaxia (reação alérgica grave e rara caracterizada por dificuldade de respirar ou engolir, inchaço da língua, tontura, desmaios, urticária, inchaço da pálpebra, batimentos cardíacos acelerados e irregulares ou rubor na face. Esse é um quadro de emergência; se você apresentar um desses sintomas, procure ajuda imediatamente)

Quanto maior a dose de AINEs e mais prolongado o seu uso, maior a tendência de ocorrerem esses efeitos colaterais. Às vezes, entretanto, até mesmo uma ou duas doses podem desencadear sintomas.

Existem evidências crescentes de que os AINEs podem inibir a síntese de proteoglicanos, aquelas importantes moléculas que atraem água para a cartilagem.[15] Em outras palavras, os comprimidos que tomamos para combater a dor da osteoartrite podem *diminuir* a produção de proteoglicanos e piorar a artrite.

Por outro lado, quando são usados por um curto período para alívio da dor e inflamação, os AINEs podem ser bastante úteis. Mas, ao suprimir a dor, esses medicamentos podem disfarçar ou "mascarar" os sintomas da osteoartrite. Talvez você ache que sua doença está sob controle porque seu ombro não dói ou seu joelho não está inchado. Mas o processo patológico *continua*, quer você sinta ou não seus efeitos. Para piorar ainda mais a situação, alguns estudos indicam que, além de não retardar a progressão da osteoartrite, os AINEs apressam a doença.[16,17]

Tenho um interesse pessoal pelos efeitos colaterais dos AINEs. Minha avó de 98 anos tomou diversos AINEs durante anos por causa de uma grave osteoartrite nos joelhos. Infelizmente, ela desenvolveu problemas renais por causa desses medicamentos — eu gostaria de ter conhecido glicosamina, condroitina e IAS antes. Eles parecem agir sem causar efeitos colaterais, mesmo com uso prolongado.

## *Você deve usar AINEs?*

Para ser justo, os AINEs aliviam a dor mais rapidamente do que glicosamina, condroitina e IAS, mas o alívio logo atinge um platô e, muitas vezes, diminui com o tempo. Se seus sintomas forem fortes, talvez você queira tomar um desses analgésicos durante mais ou menos uma semana junto com glicosamina, condroitina e IAS e, depois, quando os suplementos alimentares começarem a reconstruir a matriz cartilaginosa, diminuir progressivamente a medicação até suspendê-la de vez. Obviamente é preciso consultar o médico antes de mudar qualquer esquema terapêutico.

Os AINEs podem ser uma boa escolha para quem precisa de um alívio extra da dor e apresenta sinais de inflamação (inchaço, rubor e calor numa articulação que não são causados por infecção). Os AINEs só devem ser usados quando for absolutamente necessário. Mesmo os que são vendidos sem receita médica podem ser bastante perigosos. Nos Estados Unidos, todos os anos são registradas 16.500 mortes e mais de 103.000 internações hospitalares causadas por AINEs.

Cerca de metade dessas mortes é decorrente de hemorragia repentina de úlcera gástrica causada pelo medicamento. Infelizmente, apenas uma em cinco pessoas que contraem úlceras por AINEs apresentam sintomas de alerta como náusea e dor antes de uma grave hemorragia. A maioria das pessoas apenas começa a sangrar e desmaia ou morre de repente.

A maior parte das outras mortes por AINEs são causadas por lesão renal e hepática, hipertensão, interações com outros medicamentos, asma, crises alérgicas e várias outras causas, como destruição das células da medula óssea. Se você tem doença renal, doença hepática ou hipertensão, ou é alérgico a medicamentos que contêm sulfa, só use AINEs se o médico receitar, e lembre-se dos maiores riscos de apresentar efeitos colaterais.

Só por tentativa e erro você ficará sabendo se os AINEs ajudam a aliviar a sua dor. Em geral, cerca de uma em três pessoas obtém algum benefício com determinada classe de AINEs. Se você não notar nenhum benefício, seu médico provavelmente mudará os produtos até encontrar um que alivie sua dor. No que se refere aos AINEs, as versões genéricas são tão boas quanto as marcas comerciais. Não desperdice dinheiro com as marcas veiculadas nos anúncios.

## Como minimizar os efeitos colaterais

Embora os efeitos colaterais sejam comuns quando se toma AINEs, esses visitantes indesejados muitas vezes podem ser eliminados seguindo-se as seguintes diretrizes:[18]

- Para diminuir o risco de ter enjôo de estômago (mas não hemorragia), tome os AINEs acompanhados de alimentos. Muitas vezes é bom tomar o comprimido no meio da refeição.
- Para ajudar a prevenir o desenvolvimento de úlceras, o médico pode prescrever misoprostol (Cytotec®). Em caso de gravidez, o médico indicará outro medicamento.
- Beba pelo menos 240 ml de água junto com os comprimidos ou cápsulas, para manter irrigada a mucosa do esôfago e do estômago.

- Não se deite durante uns 30 minutos depois de tomar o medicamento. A gravidade ajuda a garantir a passagem do comprimido pelo esôfago e estômago.
- Tome sempre a dose exata receitada pelo médico. Nunca dobre a quantidade, mesmo se pular uma dose.
- Gestantes e lactantes não devem tomar AINEs (nem mesmo uma dose), a não ser por recomendação médica e sob o seu monitoramento.
- Não beba álcool enquanto estiver tomando AINEs, ou aumentará o risco de ter problemas de estômago.
- Não combine paracetamol (como Tylenol®) ou aspirina com outros AINEs, a não ser por ordens médicas.
- Informe o médico sobre todos os outros medicamentos que estiver tomando, tanto de venda livre como controlada, para que ele possa determinar se poderá ocorrer uma interação medicamentosa.
- Se for fazer uma cirurgia, conte ao médico ou dentista que você está fazendo tratamento com AINEs, mesmo que a dose seja baixa.
- Evite dirigir ou operar máquinas durante o tratamento com AINEs. Os medicamentos podem causar sonolência, confusão mental ou tontura num pequeno número de pacientes.
- Evite exposição direta aos raios solares ou use filtro solar com fator de proteção solar (FPS) alto. A pele pode ficar mais sensível ao sol durante a terapia com AINEs.
- O uso de antiácidos, tanto de venda livre como controlada, pode mascarar os sintomas de alerta de uma grave hemorragia gástrica. Não tome esses remédios para tolerar melhor os AINEs.

## AINEs inibidores da COX-2

É preciso morar numa caverna para não ser bombardeado com propagandas dos inibidores de COX-2 celecoxib (Celebrex®), rofecoxib (Vioxx®) e valdecoxib (Bextra®). Novas versões, como lumiracoxib, parecoxib e etoricoxib foram lançadas recentemente.

Os dois medicamentos mais veiculados em anúncios comerciais em 2001, e que estão entre os quinze mais receitados por ano, o Vioxx e o Celebrex foram anunciados como os novos antiinflamatórios que causam menos efeitos colaterais graves. Nunca se afirmou que esses medicamentos aliviavam mais a dor do que os AINEs tradicionais, e as evidências provenientes dos estudos clínicas confirmaram isso. Infelizmente, os inibidores de COX-2 não cumpriram suas alegações de segurança. Na verdade, surgiram sérias preocupações. Além disso, existem algumas boas evidências de que esses medicamentos podem causar uma perda de cartilagem ainda maior nas articulações, mesmo que ajudem a aliviar a dor.

## A operação foi um sucesso, mas o paciente morreu

Tanto os médicos quanto os pacientes esperavam que os inibidores altamente seletivos da COX-2 fossem uma grande conquista no tratamento da dor artrítica. Lamentavelmente, em sua maioria, as análises desses medicamentos foram decepcionantes. No máximo, eles são apenas iguais aos AINEs genéricos em termos de alívio da dor. Nos pacientes com maior risco de hemorragia intestinal e úlceras, esses medicamentos são apenas ligeiramente mais seguros que os AINEs genéricos. Fiquei desconfiado quando minha tia teve uma hemorragia gravíssima depois de começar a tomar Celebrex, e também quando um dos cirurgiões que operou meu joelho anos atrás teve um acidente vascular cerebral enquanto estava em tratamento com Vioxx. Observei em meus pacientes, e mais tarde confirmei pelas pesquisas, que apenas um entre três usuários desses inibidores da COX-2 realmente conseguem obter alívio suficiente da dor. A taxa de desistência do tratamento com esses medicamentos, por ineficácia ou reações adversas, pode chegar a 50% a longo prazo.

Há pouco tempo começaram a ser feitas pesquisas, e surgiram os escândalos. Todos os principais estudos clínicos sobre inibidores da COX-2 foram financiados por laboratórios e controlados por seus funcionários e consultores. Alguns dos dados relatados pelo FDA não bateram com os publicados. Além disso, em quase todos os casos houve um viés significativo de publicação. Os laboratórios que financiaram as pesquisas sempre deram um jeito de mostrar que seu produto, de alguma forma, era melhor do que o do concorrente. Um bom exemplo é o estudo que supostamente mostrou que o Celebrex é mais seguro que outros analgésicos bastante usados porque causa menos úlceras. Esse estudo, que foi publicado em 2000 no prestigiado *Journal of the American Medical Association*, revelou que, durante um período de seis meses, o índice de úlceras e outras complicações gastrointestinais dos pacientes que receberam celecoxib (Celebrex) realmente foi menor do que o dos pacientes que receberam altas doses de ibuprofeno ou diclofenaco (Voltaren®).[19] O problema é que o estudo teve duração de um ano — e, nos outros seis meses, o índice de úlceras entre os usuários de celecoxib foi quase igual ao índice dos usuários de

AINEs.[20] Um estudo melhor delineado sobre o rofecoxib (Vioxx), no entanto, mostrou que esse medicamento realmente reduzia o número de complicações gastrointestinais, comparado com o naproxeno, mas que a magnitude do alívio da dor era a mesma para os dois medicamentos.[21] Um estudo realizado em 2000 demonstrou que o alívio da dor causada pela artrite do quadril e do joelho proporcionado pelo rofecoxib era mais ou menos o mesmo proporcionado por uma dose alta de ibuprofeno.[22] Outro estudo realizado em 2002 constatou que o rofecoxib e o celecoxib eram um pouco melhores do que o paracetamol em dose alta (4.000 mg) no alívio da dor da artrite do joelho.[23]

A conclusão? Os inibidores da COX-2 aliviam a dor tanto quanto os AINEs não-seletivos, mas não mais do que eles. A longo prazo, o inibidor da COX-2 celecoxib na verdade não protege contra complicações gastrointestinais — a probabilidade de que essas complicações ocorram é quase a mesma com celecoxib e AINEs não-seletivos, como ibuprofeno e naproxeno. O rofecoxib pode oferecer uma proteção um pouquinho maior contra efeitos colaterais gastrointestinais. Mas será que o fato de proporcionar o mesmo grau de alívio da dor e uma leve redução no risco de úlcera é suficiente para fazer com que os inibidores da COX-2, que são muito mais caros, apresentem melhor custo-benefício? Se você corre o risco de ter úlceras ou hemorragia gastrointestinal (se já teve úlcera antes, por exemplo), pode ser que sim. Porém, antes de tomar a decisão final discuta a opção com seu médico — mas não antes de ler as próximas seções sobre outras grandes desvantagens dos inibidores de COX-2.

## Inibidores da COX-2 e infarto

Tão desconcertantes quando as evidências de úlceras são as novas evidências de que os inibidores da COX-2 podem causar doença arterial coronariana, inclusive infarto do miocárdio. O importante estudo que levou o FDA a aprovar o Vioxx revelou que o índice de infarto era 400% maior entre os participantes que receberam Vioxx do que entre os participantes que receberam naproxeno, um AINE não-seletivo.[24] O significado desse achado foi discutido durante muitos anos. Em 2001, um estudo publicado no *Journal of the American Medical Association* revelou que as pessoas que tomaram inibidores da COX-2 correram um risco significativamente maior de ter infarto do miocárdio ou desenvolver outras formas de doenças do coração, como angina, do que as que tomaram naproxeno.[25] Esse achado foi confirmado por outro estudo publicado no famoso periódico britânico *Lancet* em outubro de 2002. Nesse estudo, os pacientes que receberam rofecoxib (Vioxx) na dose mais alta recomendada (50 mg) durante mais de cinco dias apresentaram 70% a mais de probabilidade de ter doença arterial coronariana. Esse não foi um estudo pequeno — os dados foram analisados a partir dos prontuários de 375.000 pacientes.[26]

Compare com seu médico os riscos e os gastos associados a esses medicamentos para alívio da dor. Acho que você decidirá não usá-los — preferindo glicosamina, condroitina e IAS.

Quando os problemas com os inibidores seletivos de COX-2 vieram à tona, o FDA interveio e forçou os fabricantes dos inibidores da COX-2 a mudar o conteúdo do rótulo do produto, os anúncios publicitários e, em alguns casos, as advertências das embalagens. Pelo menos o lançamento de um inibidor da COX-2 foi adiado, e eu não me surpreenderia se um ou mais desses medicamentos for retirado do mercado no futuro.

O que me preocupa tanto quanto os dados de segurança são as evidências crescentes de que os inibidores da COX-2 podem inibir a resposta natural de cicatrização da cartilagem. Isso é muito sério, pois faz com que a osteoartrite avance mais rapidamente, apesar de qualquer possível alívio da dor. Se realmente for esse o caso, teríamos uma situação rara e bastante inusitada em que um medicamento aprovado pelo FDA para o tratamento de uma doença — nesse caso a osteoartrite — agravaria o quadro. A prescrição desses medicamentos, portanto, seria uma clara violação do juramento médico de não causar danos. Imagine se houvesse uma pílula anticoncepcional que aumentasse a fertilidade, ou um remédio para controle do colesterol que provocasse mais infartos e derrames?

### Alternativas aos AINEs

Se, depois de ler tudo isso, você sensatamente decidir não tomar AINEs, existem outros suplementos (fora glicosamina, condroitina e IAS) que podem ajudar a reduzir a inflamação de forma natural e segura. Muitos dos meus pacientes descobrem que dois óleos, ácido gamalinoléico (GLA) e ácido eicosapentaenóico (EPA), e o suplemento alimentar Nexrutine® são muito eficazes.

O GLA é um óleo encontrado nas sementes de borragem, groselha negra e prímula. A dose diária usual para o tratamento de inflamação é de 1,4 mg ao dia. O EPA é encontrado em óleo de peixes (e nos próprios peixes) e na semente de linhaça. A dose usada comumente no tratamento de inflamação é de 2,6 mg ao dia. O óleo de linhaça tem menos EPA do que o óleo de peixe, portanto será necessário tomar uma quantidade maior para obter uma quantidade equivalente.

O Nexrutine é um produto fitoterápico feito com o sobreiro de Amur (*Phellodendron amurense*). Há séculos a casca dessa árvore tem sido usada como antiinflamatório na tradicional medicina chinesa. De certa forma, sua ação é parecida com a dos inibidores da COX-2, mas talvez com menos riscos de hemorragia intestinal. Na verdade, existem algumas evidências de que o Nexrutine na verdade previne úlceras. Diversos estudos clínicos estão em andamento, e estou ansioso pelos resultados. A dose usual de Nexrutine é de 250 mg duas ou três vezes ao dia. Algumas pessoas acham que precisam dobrar a dose para obter alívio.

Não deixe de discutir o uso desses suplementos com o médico antes de tomá-los.

## Antes de tomar qualquer remédio

Medicamentos são armas poderosas contra doenças. Mas não são "bombas inteligentes" que sabem exatamente qual é o alvo a ser atingido. Muitas, mas muitas pessoas mesmo, foram lesadas por remédios que destruíram o alvo errado no organismo. Espera-se que os médicos certifiquem-se de que seus pacientes obtenham o medicamento certo, na dose certa, no momento certo e por um motivo justo. Infelizmente, nem sempre é isso o que acontece. Alguns médicos não conhecem os efeitos colaterais dos remédios ou se esquecem de perguntar ao paciente quais são os medicamentos que eles estão tomando antes de receitar um novo medicamento. A situação está se agravando com a nova política de contenção de gastos de saúde, pois muitos médicos são pressionados a receitar um número limitado de medicamentos, mesmo que outro possa ser mais adequado às necessidades do paciente.

É por isso que cabe a você fazer perguntas — muitas perguntas — antes de concordar em tomar alguma medicação. Insista para que o médico responda todas as suas perguntas. Não aceite respostas como "não se preocupe com isso" ou "você não entenderia". Eis algumas perguntas que você deveria fazer:

- Por que preciso desse medicamento?
- Quais são os possíveis efeitos colaterais, desde o mais comum até o mais raro?

- Quem tem mais tendência a ter esses efeitos colaterais?
- Quais são os primeiros sinais desses efeitos colaterais?
- Existe outro medicamento mais adequado às minhas necessidades?
- Existe uma versão genérica do medicamento que teria o mesmo efeito mas custa mais barato?
- Quantas vezes por dia devo tomar o medicamento? A que horas? Devo tomar junto com alimentos ou água ou de estômago vazio?
- Tem algum alimento ou bebida que devo evitar enquanto estiver tomando esse medicamento?
- Devo restringir ou evitar alguma atividade enquanto estiver tomando esse medicamento?
- Quanto tempo vai demorar para fazer efeito?
- Como saberei que está fazendo efeito?
- Supondo que faça efeito, durante quanto tempo devo continuar tomando?
- Se não surtir efeito, quanto tempo devo esperar para tentar outro medicamento?
- Existe algum tratamento não-farmacológico que eu possa tentar?

Depois de fazer essas perguntas ao médico, não deixe de dizer se está tomando outros medicamentos, suplementos alimentares ou outras substâncias. Para ter certeza de que não se esqueceu de mencionar nenhum medicamento, leve uma lista completa com os nomes e as dosagens. Além disso, diga se já teve ou não reações adversas, reações alérgicas ou sensibilidade a *qualquer* medicamento ou outras substâncias. Até mesmo a menor reação pode ser importante, portanto não hesite em falar.

Lembre-se de que os médicos às vezes são rápidos para receitar remédios, mas todo medicamento tem efeitos colaterais. Você não precisa tomar tudo o que o médico receita. Fique à vontade para fazer perguntas. E, se não gostar das respostas, pergunte se há outras opções de tratamento. *Quando se trata da sua saúde, você é quem manda.* Você tem o direito de obter resposta para todas as suas perguntas antes de tomar uma decisão.

Se o médico receitar medicamentos para a osteoartrite, pergunte sobre glicosamina, condroitina e IAS. Se ele não conhecer esses três suplementos alimentares, mostre-lhe este livro.

# 8

# EXERCÍCIOS QUE *AJUDAM*, E NÃO QUE MACHUCAM

**Por que é tão importante fazer exercício?**
**O exercício ajuda as articulações lesadas? Ou será**
  **que na verdade causa osteoartrite?**
**O exercício fortalece os ossos?**
**O exercício realmente previne deformações articulares?**
**Quais são os melhores exercícios?**
**Por que é importante fazer alongamento?**
**Como o exercício reduz o nível de fadiga?**
**Como começo a me exercitar?**

Bill, um professor aposentado de 75 anos, tinha tido uma vida bastante ativa. Além de lecionar para adolescentes, fazia jardinagem, acampava, viajava de mochila nas costas e era o faz-tudo do bairro. Sempre que os vizinhos tinham algum problema com aspersório de jardim, encanamento ou aquecedores a gás, eles chamavam o "velho e bom Bill", que dava uma mãozinha sem cobrar nada.

Porém, quando ele completou 70 anos, a osteoartrite que se instalara em seu joelho esquerdo havia algum tempo começou a piorar. Felizmente, ele não lecionava mais — seria impossível ficar de pé durante muito tempo. Acampamento e viagens eram coisas do passado. No começo ele não se deixou abalar por essas mudanças. Mas, depois de pouco tempo, teve de parar de cuidar do jardim, e não conseguia andar nem meio quarteirão para ajudar um vizinho. Um amigo sugeriu que ele experimentasse fazer hidroginástica na Associação Cristã de Moços. Ele seguiu o conselho e obteve resultados surpreendentes. Ele me disse o seguinte: "É ótimo fazer exercício na água, pois ela suporta o peso do corpo. Desde que comecei a fazer hidroginástica a rigidez do meu joelho diminuiu muito, eu não manco tanto e tem dia que quase não dói. Acho que fazer exercício é como lubrificar a dobradiça enferrujada de uma porta e depois fazer com que o óleo penetre bem abrindo e fechando a porta várias vezes."

A explicação de Bill sobre como o exercício ajuda a aliviar os sintomas da osteoartrite não está muito longe da verdade. Pode parecer estranho, mas um dos melhores remédios para osteoartrite é fazer exercício. A modalidade certa ajuda a pessoa a aliviar os sintomas, a emagrecer e a retirar carga das articulações. Além disso, melhora o funcionamento do sistema imunológico e o estado de saúde de modo geral. Até mesmo exercícios aeróbicos, que costumam ser considerados extenuantes, podem ser benéficos para os portadores de osteoartrite.[1]

Durante muito tempo os médicos acreditaram que o exercício agravava o quadro osteoartrítico ou até mesmo causava osteoartrite e, portanto, não recomendavam. Talvez esse seja um dos motivos pelos quais pouquíssimos portadores de osteoartrite se exercitem regularmente. É uma pena, pois estão perdendo a oportunidade de fazer um tratamento excelente e, muitas vezes, divertido.

## A importância do exercício

Temos uma tendência natural para diminuir o ritmo quando estamos machucados ou doentes, de suspender nossas atividades normais para descansar. Muitas vezes essa é a atitude mais sensata. Mas, no caso da osteoartrite, passar muito tempo sentado pode ser devastador. Fomos concebidos para nos movimentar a maior parte do dia, para andar, abaixar, ir a festas, caçar ou trabalhar no campo. O corpo humano tem mecanismos internos que conservam energia e impedem a inanição. A atrofia — o definhamento dos músculos e ossos que não são usados para reduzir o gasto energético — é um desses mecanismos. É isso o que acontece com os portadores de osteoartrite que diminuem radicalmente sua atividade física. Seus músculos perdem força, tônus e flexibilidade. A amplitude de movimento de suas articulações torna-se limitada, seus ossos ficam finos e a cartilagem articular diminui e fica mais mole. Quando a pessoa deixa de se movimentar, a osteoartrite progride mais rapidamente.

O exercício ajuda a manter as articulações sadias. Embora a glicosamina, a condroitina e o IAS reconstruam a cartilagem ao mesmo tempo que reduzem os sintomas da osteoartrite, é muito importante continuar a se exercitar. Certamente você terá de modificar suas atividades de acordo com as necessidades das suas articulações, mas, como logo verá, existem muitas opções de exercícios para pessoas que têm problemas em quase todas as articulações. Todos os tipos de movimento, seja caminhada, ciclismo, levantamento de peso, yoga, natação, etc., agora são amplamente aceitos como parte importante do tratamento da osteoartrite. O movimento combate os efeitos debilitantes dessa doença de três formas principais:

*O exercício estimula o fluxo de líquido sinovial para dentro e para fora da cartilagem.* O líquido sinovial lubrifica e nutre a cartilagem; acredita-se que sua simples presença retarde a progressão da osteoartrite. O movimento constante de líquido para dentro e fora da cartilagem esponjosa a mantém úmida, sadia e bem nutrida. Mas, sem a pressão criada no interior da articulação pelo movimento e pelo exercício, não vai ocorrer a entrada e saída de líquido sinovial. Isso impede que os nutrientes cheguem até as células cartilaginosas e também a eliminação de produtos residuais produzidos na cartilagem. O exercício ajuda a evitar que isso aconteça ao manter as articulações "úmidas" e bem nutridas. (Isso explica por que um portador de osteoartrite muitas vezes sente desconforto logo após um período de inatividade — a articulação não foi nutrida durante algum tempo. Esse fenômeno às vezes é chamado de "joelho de cinéfilo".

*O exercício fortalece as estruturas de sustentação (músculos, tendões, ligamentos) e aumenta a amplitude de movimento, a capacidade de absorver choques e a flexibilidade das articulações.* Músculos, tendões e ligamentos fortes e bem tonificados conseguem suportar o impacto das forças exercidas sobre as articulações quando nos movimentamos, ao mesmo tempo que ajudam os ossos a sustentar o peso do corpo. Na verdade, a maior parte da carga exercida sobre as articulações pode ser transferida para essas estruturas de sustentação, permitindo que a cartilagem articular mantenha a sua integridade.[2] Sem o amortecimento da tensão pelos músculos da coxa, por exemplo, o simples ato de descer um ou dois lances de escada poderia lacerar todos os principais ligamentos dos joelhos. A maneira com que os músculos se contraem, e não apenas a sua força, ajuda a determinar o grau com que as articulações absorvem o choque. Antes, achávamos que os portadores de OA do joelho apresentavam fraqueza nos músculos da coxa porque tinham deixado de fazer exercício e, conseqüentemente, perderam o tônus muscular. Sabemos agora que a perda de força muscular *precede* a OA do joelho. Em outras palavras, nas mulheres que não sentem dor nem apresentam sintomas de OA do joelho, as que têm menor força muscular no quadríceps (músculos da parte anterior da coxa) têm maior tendência para desenvolver osteoartrite.

*O exercício ajuda a nos movimentar melhor — pois melhora a nossa biomecânica.* Pense em biomecânica como o grau de eficiência e suavidade com que os músculos e articulações se movem. Ao contrário da força, a biomecânica está mais relacionada com *coordenação e momento oportuno do movimento.* Uma boa biomecânica faz com que os movimentos e exercícios pareçam fáceis, quase sem esforço. Um bom exemplo é uma bailarina habilidosa. Por meio de treinamento e prática, ela salta e aterrissa num movimento fluido e suave. A força desse salto e dessa aterrissagem causaria rapidamente lesão e, talvez, osteoartrite, se a bailarina não tivesse uma boa biomecânica, que permite que seus músculos se contraiam e suas articulações se movam apenas no momento preciso.

Recentemente, os pesquisadores identificaram pelo menos uma das razões pelas quais o exercício ajuda a aliviar a dor nos portadores de osteoartrite.[3] Foram colhidas amostras de líquido articular do joelho de pacientes com osteoartrite antes e 12 semanas após a prática de exercícios isométricos simples (contrações musculares sem movimento articular). O exame desse líquido revelou que as amostras obtidas após os exercícios continham uma quantidade maior do espesso ácido hialurônico, um componente essencial para a lubrificação e absorção de choques da articulação. Além disso, a quantidade de fragmentos de condroitina livre no líquido articular era menor, indicando que provavelmente eles eram mais bem mantidos na matriz cartilaginosa. Não admira que algumas pessoas sintam dor mais intensa nas articulações quando *não* fazem exercícios regularmente. Até mesmo o fato de deixar de se exercitar por um ou dois dias pode fazer com que os sintomas piorem. Chamo esse fenômeno de "osteoartrite dependente de exercícios".

E não é só isso. O exercício proporciona tantos benefícios à mente e ao corpo que se eles não tivessem sido confirmados por centenas e centenas de estudos você não acreditaria. Eis o que sabemos que o exercício é capaz de fazer:

- melhora as condições físicas
- evita que as articulações fiquem deformadas
- melhora a saúde emocional
- reduz o stress
- melhora o sono

- promove relaxamento
- melhora a composição corporal (ou seja, ganho muscular, perda de gordura)
- aumenta a resistência a outras doenças
- aumenta a sensibilidade à insulina e diminui o risco de diabete
- aumenta a capacidade de reserva em caso de doença
- melhora a função sexual, a satisfação e a imagem corporal
- melhora o equilíbrio
- ajuda a pessoa a conservar a sua independência

A *falta* de exercício regular contribui bastante para o desenvolvimento de pressão alta, obesidade, diabete e cardiopatia. Com efeito, o estilo de vida sedentário só perde para o tabagismo como principal causa de doença e morte nos Estados Unidos. Até mesmo o exercício mais simples pode ser tremendamente vantajoso. A importância da caminhada ou da hidroginástica foi demonstrada por um estudo realizado na Universidade do Missouri. Dos 120 participantes do estudo, oitenta tinham osteoartrite. Os participantes foram designados aleatoriamente para fazer parte de dois grupos: um com um programa de exercícios composto por caminhada aeróbica ou hidroginástica e o outro, o grupo de controle, com um programa composto por exercícios anaeróbicos de amplitude de movimento. Cada um dos grupos se reuniu três vezes por semana durante uma hora por um período de 12 semanas. Os resultados foram impressionantes. Ao final do estudo, o grupo de exercícios aeróbicos apresentou melhora significativa na capacidade aeróbica, no tempo de caminhada e no nível de atividade física. Esses resultados foram muito melhores do que os obtidos pelo grupo de amplitude de movimento, e no mínimo tão bons quanto os obtidos por dois estudos clínicos de medicamentos.[4] Esses pacientes tiveram menos sintomas de artrite, mas sem os custos e riscos dos medicamentos e com todos os benefícios extras de um melhor condicionamento físico.

Se exercícios simples podem diminuir a dor e melhorar a capacidade de locomoção, imagine o que um programa completo de exercícios poderá fazer por você!

## O exercício fortalece os ossos

Os ossos não são como os pilares que sustentam pontes ou as vigas de aço no interior dos prédios. Pilares e vigas são estáticos — eles não mudam. Os ossos são dinâmicos, e não estáticos, e estão sempre mudando em resposta às constantes exigências que lhe são impostas. Os *osteoclastos* destroem continuamente as células ósseas velhas, enquanto os *osteoblastos* produzem novas células. Nesse sentido os ossos são um pouco parecidos com os músculos, que ficam mais espessos e mais fortes em resposta a uma carga de trabalho maior. Na realidade, as pessoas obesas tendem a ter ossos muito fortes, pois eles têm de suportar muito peso. (Entretanto, engordar para fortalecer os ossos não é recomendado.)

Anos de estudo comprovaram que a prática regular de exercícios aumenta a densidade óssea, tornando os ossos mais fortes. Mas nem todo exercício proporciona esses benefícios. As duas modalidades que ajudam os ossos a ficarem mais fortes e mais espessos são *exercícios de sustentação de peso* e *treinamento de força*.[5]

Os *exercícios de sustentação de peso* estão relacionados com a gravidade. Isso significa que seus ossos terão de mantê-lo de pé, suportando o seu peso corporal, enquanto trabalha contra a força da gravidade. Caminhar é um exercício de sustentação de peso para os pés, as pernas e os quadris. A gravidade exerce cada vez menos efeito à medida que se sobe a coluna vertebral. Por exemplo, o pescoço suporta apenas o peso da cabeça, mas a coluna lombar precisa suportar o peso da cabeça, dos braços e do tronco. E os pés suportam o peso de todo o corpo. Em geral, exercícios de sustentação de peso trabalham mais a parte inferior do corpo do que a parte superior do corpo. (Embora isso não signifique que sejam inúteis para a parte superior do corpo, pois essa região absorve parte da carga.)

A segunda modalidade de exercício que ajuda a aumentar a massa óssea e a manter os ossos fortes é o *treinamento de força*. Chamado também de treinamento de resistência, o treinamento de força consiste em levantar ou movimentar repetidamente uma carga (peso) até causar fadiga muscular em um número limitado de repetições (menos de 15). Levantamento de pesos livres (halteres) e uso de aparelhos e dispositivos de resistência, como faixas elásticas, são exemplos de exercícios de treinamento de força. Não é preciso levantar centenas de quilos para aumentar a força. Para muitas pessoas, pesos de 2,5 a 4,5 kg são suficientes para começar. O principal é a forma, ou qualidade, do movimento realizado.

Se as repetições (número de vezes que a carga é levantada) forem limitadas pela fadiga muscular a no máximo 15 ou menos, o exercício é treinamento de força. Com mais de 15 repetições o exercício passa a ser treinamento de *resistência muscular*. O treinamento de resistência muscular tem suas vantagens, mas nem se compara com o treinamento de força no que se refere ao aumento de força e de massa óssea. Se você fizer treinamento de força e descobrir que consegue fazer mais de 15 repetições de um exercício sem atingir fadiga muscular, está na hora de aumentar a quantidade de peso, em vez de aumentar o número de repetições.

## Tudo sobre exercício e condicionamento físico

Um dos principais objetivos do exercício é melhorar o condicionamento físico. Há nove tipos de condicionamento físico:

- força
- capacidade aeróbica
- flexibilidade
- agilidade/equilíbrio
- condicionamento específico para esportes
- resistência muscular
- potência
- velocidade
- rapidez

Só os primeiros cinco tipos são necessários para a saúde e a prevenção de osteoartrite. Os outros são vantajosos principalmente para desempenhos esportivos. Vamos analisar detalhadamente todos os tipos de condicionamento físico.

### FORÇA

Suas pernas estão suficientemente fortes para levantá-lo da cadeira? Você consegue carregar sacolas de supermercado com facilidade? Pode alçar-se nas barras só com o auxílio dos braços? Consegue se agachar e levantar sem auxílio das mãos? Essas tarefas requerem força.

A força é importante para a absorção de choques nas articulações, para a saúde dos ossos (prevenção de osteoporose), para a deambulação (capacidade de se locomover), para a capacidade de reserva em caso de doença, para emagrecimento e controle de peso (uma vez que maior massa muscular significa maior metabolismo). É importante também para prevenir lesões; por exemplo, se você não tiver força suficiente para levantar um objeto, poderá sofrer uma lesão ao fazer isso de maneira inadequada.

Os exercícios que aumentam a força são levantamento de peso (peso livre e aparelho), escalada, trabalho manual pesado, yoga e pilates, além de qualquer atividade que cause fadiga muscular após um pequeno número de repetições.

## CAPACIDADE AERÓBICA

Você fica cansado quando sobe um morro? Consegue andar um quarteirão? Um quilômetro? Dois quilômetros? Depois de percorrer uma longa distância, seu coração bate tão forte que você sente que tem de parar?

Em termos bem simples, capacidade aeróbica é a capacidade de se manter em movimento mesmo quando se está cansado. Os exercícios que aumentam a capacidade aeróbica (inclusive capacidade respiratória e resistência muscular) proporcionam muitos outros benefícios, como aumento da absorção de choques pela articulação, melhora da saúde óssea (prevenção de osteoporose), controle de peso, prevenção de acidente vascular cerebral e cardiopatia e aumento do nível de energia. Caminhada a passos rápidos, ciclismo, natação, subida de escada, esqui *cross-country*, remo, algumas formas de dança, diversos esportes, aulas de exercícios aeróbicos e aulas de *step* podem aumentar a capacidade aeróbica e cardiovascular. Qualquer atividade que eleva a freqüência cardíaca e a mantém por pelo menos 15 a 20 minutos é considerada aeróbica.

## FLEXIBILIDADE

Você consegue se sentar no chão com as pernas juntas e os joelhos esticados e tocar os dedos dos pés? Quando se abaixa para pegar um objeto no chão suas costas parecem flexionar apenas na região lombar? Você consegue coçar qualquer parte das costas?

Boa flexibilidade é essencial. Áreas de inflexibilidade relativa fazem com que tensão e força excessivas sejam exercidas em outras áreas do corpo, alterando a biomecânica corporal e provocando supercompensação e osteoartrite. Além disso, tecidos inflexíveis são mais propensos à distensão ou entorse.

Os exercícios capazes de aumentar a flexibilidade são yoga, alongamento (todos os tipos), pilates, balé e outras formas de dança, além de quase todas as artes marciais.

## AGILIDADE/EQUILÍBRIO

Você tem problema de equilíbrio? De vez em quando tem de segurar num móvel para se equilibrar? Consegue se equilibrar em um pé só? De olhos fechados?

Bom equilíbrio e agilidade permitem que a pessoa mantenha suas atividades com autoconfiança à medida que envelhecer e ajudam a evitar quedas. O equilíbrio também melhora a biomecânica corporal ao maximizar a capacidade de distribuir o choque para uma absorção mais eficaz.

Os exercícios que aumentam o equilíbrio são yoga, balé e outras formas de dança, a maior parte das artes marciais e os esportes que envolvem rápidas mudanças de direção (como esportes de raquete).

## CONDICIONAMENTO ESPECÍFICO PARA ESPORTES

Você tem uma tacada de golfe bonita? Seu saque de tênis é rápido, forte e harmonioso? Você esquia bem? Desce morros de maneira suave e graciosa ou fica a ponto de cair a qualquer momento?

Os exercícios específicos para esportes são muito úteis para evitar lesões e, por extensão, a osteoartrite, que essas lesões podem induzir. Se você não pratica um esporte em particular, não precisa se preocupar com esse tipo de exercícios. Mas, se pratica, procure deixar seu corpo tonificado e preparado para jogar de forma adequada. Os exercícios específicos que aumentam o condicionamento para os esportes são os exercícios tradicionais dos treinos esportivos e a prática do esporte propriamente dita. Atividades de treinamento cruzado também podem ajudar, como jogar futebol de campo para melhorar o chute no futebol americano.

## RESISTÊNCIA MUSCULAR

Quantas flexões de braço você consegue fazer? Quando você sobe escada os músculos da sua perna se cansam antes que a sua respiração fique ofegante? Você diz coisas como: "Consigo andar indefinidamente, mas minhas pernas ficam cansadas quando esquio em pistas onduladas?

Estes são exemplos de resistência muscular: quanto tempo você consegue usar seus músculos em nível baixo antes de ficar cansado. Para a maioria das pessoas essa não é uma prioridade para a saúde, com uma importante exceção. Músculos cansados são muito mais suscetíveis a lesões. Muitas pessoas que sofrem lesões ao esquiar, por exemplo, dizem que essas lesões ocorrem no final do dia, às vezes na última volta. Seus músculos estão cansados e elas não conseguem reagir tão rapidamente.

## POTÊNCIA, VELOCIDADE E RAPIDEZ

Você consegue correr e pular rapidamente uma cerca? A que distância consegue atirar uma bola de beisebol ou de golfe? Em quanto tempo consegue correr cinqüenta metros? Você consegue apanhar a bola rapidamente no jogo de tênis ou de raquetebol?

Embora potência, velocidade e rapidez não sejam necessários para a sobrevivência no mundo moderno nem para a prevenção de osteoartrite, esses requisitos são essenciais para um bom desempenho em muitas atividades esportivas. Os exercícios capazes de aumentar a potência são levantamento de peso (não apenas levantar os pesos, mas levantá-los rapidamente), treinos de futebol e atividades balísticas, como treinamento pliométrico. Os exercícios capazes de aumentar a velocidade e a rapidez (a rapidez com que você consegue imprimir velocidade ou acelerar) são corridas de todos os tipos (a pé, de esqui, bicicleta, patins, etc.) e treinos específicos de velocidade. Se você participa de competições esportivas, o treinamento para aumentar sua potência, velocidade e rapidez não melhorará somente o seu desempenho, mas impedirá que você sofra lesões.

## Os tipos de condicionamento estão relacionados

O fascinante em relação aos nove tipos de condicionamento físico mencionados aqui — e os cinco que nos interessa — é que, em geral, perdemos todos eles na mesma velocidade em que envelhecemos ou reduzimos nossos níveis de atividade. Equilíbrio, agilidade, força, capacidade aeróbica e flexibilidade desaparecem por falta de uso. Felizmente, quase todas as modalidades de exercício trabalham mais de uma área. Por exemplo, caminhar aumenta a capacidade aeróbica e a resistência muscular, ao mesmo tempo que mantém e aumenta o equilíbrio e a agilidade. Jogar uma partida de tênis aumenta a capacidade aeróbica, a agilidade/equilíbrio, a flexibilidade, a velocidade e a potência. O yoga aumenta o equilíbrio, a força e a flexibilidade.

## Aeróbica, caminhada rápida, levantamento de peso ou o quê?

Mesmo que você já tenha osteoartrite e sua mobilidade em uma ou mais articulações seja limitada, existem muitos exercícios que você pode fazer. Mas, antes de escolher os exercícios, pense em seus objetivos. Um programa de exercícios para osteoartrite deve proporcionar quatro benefícios: fortalecer as estruturas de sustentação da articulação, aumentar a amplitude de movimento articular, estimular a cartilagem e melhorar a biomecânica.

*Fortalecimento das estruturas de sustentação.* Existem quatro maneiras de fortalecer os músculos que atuam com as articulações. Qualquer atividade que implique o movimento de levantar fortalece o músculo, desde arrumar o guarda-roupa até fazer treinamento de peso. Caminhada, *jogging,* bicicleta, dança e tudo o mais que implique movimentar o corpo de um lugar para outro é bom para os músculos das pernas. A natação é um excelente tonificante para muitos músculos dos ombros, das costas, dos braços e das pernas. Se você gosta de caminhar, mas gostaria de exercitar um pouco os braços ao mesmo tempo, tente carregar pequenos pesos nas mãos ou usar munhequeiras com peso. Não se esqueça de levar em consideração uma estrutura de sustentação muito importante: o coração. Um bom exercício aeróbico, que aumenta as freqüências cardíaca e respiratória, fortalece o coração e o sistema circulatório, permitindo que você aumente o seu nível de exercício e, conseqüentemente, melhore o seu condicionamento físico. Além disso, esse tipo de exercício também ajuda no controle do peso, o que é ótimo para o aspecto emocional.

*Aumento da amplitude de movimento.* O simples fato de usar uma articulação é uma maneira de manter a sua amplitude de movimento atual. Mesmo que você tenha dor articular aguda, ainda conseguirá fazer exercícios de amplitude de movimento numa piscina. O alongamento é a melhor maneira de aumentar a *amplitude* de movimento da articulação. Exercícios suaves de alongamento ajudam a soltar os músculos ao mesmo tempo que tornam os tendões e os ligamentos mais flexíveis e resilientes. Isso, por sua vez, significa que as articulações se movimentarão mais facilmente e que a rigidez será reduzida. O alongamento também melhora a função articular de modo geral, diminui a dor articular e libera tensão reprimida. Uma atitude mais relaxada em relação à vida e uma melhor noite de sono são dois benefícios extras que acompanham o alongamento. Portanto, alongue-se regularmente!

A maioria dos portadores de osteoartrite pode fazer exercícios de fortalecimento, de equilíbrio e de alongamento, bem como exercícios aeróbicos, de maneira segura e eficaz. Entretanto, *bom senso e moderação são sempre as regras quando se trata de exercícios.* Peça ao médico, fisioterapeuta ou fisiologista do exercício para elaborar um programa de exercícios adequado às suas necessidades e limitações específicas. Se você tiver um surto de exacerbação da doença, talvez o médico sugira que faça exercícios na piscina para aliviar o peso das articulações ou peça que pare de se exercitar por um breve período. Lembre-se de que é sempre bom consultar o médico antes de retomar o programa de exercícios após algum problema.

## Como escolher os exercícios certos

Três outros fatores importantes devem ser levados em consideração na escolha da melhor forma de exercício.

Em primeiro lugar está a importância do exercício na prevenção de perda óssea (osteoporose). Escolha um exercício que envolva aplicação de carga aos ossos para ajudar a prevenir osteoporose, mas não carga excessiva, que poderia causar ou piorar a perda de cartilagem (OA). Caminhada rápida, aula de *step* ou até mesmo caminhada normal numa superfície dura podem ser boas para aplicar carga aos ossos da parte inferior do corpo e manter uma boa densidade óssea, mas esses exercícios podem ser inadequados para alguém com sintomas de OA ou que tem problema de alinhamento articular (joelhos em X ou pernas arqueadas). Para qualquer articulação acometida por osteoartrite, há todo um espectro de atividades que variam de baixo a alto impacto. Para OA do joelho e quadril, por exemplo, temos *jogging* aquático/natação e ciclismo (baixo impacto), treinamento de peso, caminhada e exercícios aeróbicos de baixo impacto (atividades moderadas) e *jogging* e esportes que requerem salto ou giro do corpo (alto impacto).

Em seguida, analise a eficácia do exercício no controle do peso. Talvez você não saiba que corrida de curta distância é a melhor forma de controlar o peso no menor espaço de tempo. O problema é que, em primeiro lugar, muitas pessoas se machucariam rapidamente e, em segundo, a corrida de curta distância é tão mentalmente intensa que poucos conseguiriam acompanhar o ritmo. Portanto, essa é uma opção ruim para a maioria das pessoas, principalmente para as que têm problemas articulares.

As diretrizes do Institute of Medicine atualmente orientam os americanos a fazer uma hora de exercício moderado por dia. É fácil incorporar o exercício à rotina diária. Você pode estacionar o carro mais longe do que de costume e fazer o resto do percurso a pé, ou subir as escadas em vez de usar o elevador. Até mesmo cuidar do jardim e limpar a casa são exercícios.

À medida que você melhorar o seu condicionamento físico, poderá aumentar a intensidade ou a duração do exercício. Com o tempo, você passará a queimar mais calorias em uma hora de atividade física, tornando o exercício mais eficiente.

Por fim, escolha um exercício que você goste, para que possa fazê-lo por um longo tempo. As pessoas sempre discutem que uma modalidade de exercício é ligeiramente melhor do que outra, porque queima mais calorias por hora ou porque trabalha mais partes do corpo. Muitas vezes a visão do todo se perde na discussão. Sim, o esqui *cross-country* queima mais calorias e contribui mais para melhorar o condicionamento físico do que a caminhada. Mas se você não gosta muito desse esporte, não tem como comprar o equipamento ou não o pratica com freqüência (e de qualquer forma só pode praticá-lo no inverno), então no seu caso esse não é um bom exercício. Um exercício que você não faz não é nem um pouco eficiente. Muitos exercícios aeróbicos são eficazes quando feitos regularmente de maneira apropriada. É importante que você escolha um tipo de exercício que goste de fazer e que possa fazer regularmente quaisquer que sejam as condições climáticas. Segundo a minha experiência, os exercícios aeróbicos que permitem que a pessoa permaneça relativamente parada ainda são os que as pessoas tendem a manter com o tempo. Observei isso especialmente nas populações mais velhas. É por isso que bicicletas ergométricas, tanto os modelos verticais como os horizontais, são uma boa opção para exercício em ambiente fechado. Você pode assistir televisão ou ler enquanto se exercita na bicicleta ergométrica ou na esteira. Isso ajuda a espantar o tédio e estimula a prática desses exercícios aeróbicos a longo prazo.

Uma das melhores formas de garantir que você manterá o interesse no exercício é alternar diferentes atividades para manter sempre o interesse. Recomendo a todos que façam atividades tanto em ambientes fechados como abertos, para evitar problemas de temperatura, horário ou transporte.

## O exercício e você

Cada pessoa é única e tem necessidades individuais. Esse é exatamente o caso do portador de osteoartrite. Até mesmo pessoas de mesma idade, altura, peso e sexo que têm osteoartrite na mesma articulação (o joelho, por exemplo), podem requerer programas de exercício radicalmente diferentes elaborados para suprir suas necessidades individuais.

Em geral, concentre-se mais nas áreas em que você é mais deficiente. Quais são essas áreas? Provavelmente você não sabe — a maioria das pessoas não compreende ou não consegue interpretar as necessidades do corpo.

Por esse motivo, é uma excelente idéia consultar um fisiologista do exercício, fisioterapeuta, fisiatra ou médico especializado em medicina desportiva. Esses especialistas podem ajudá-lo a compreender exatamente o que você deveria fazer para o seu problema específico e lhe poupar tempo, energia e dinheiro.

Às vezes, o especialista precisa coletar um pouco mais de dados para que possa fazer recomendações específicas. Em geral, isso inclui uma avaliação do condicionamento físico e talvez até mesmo determinação da composição corporal. Vamos analisar um exemplo. Jerry é um homem de 47 anos que tem problema de peso e osteoartrite no quadril esquerdo, causada por uma lesão sofrida num acidente de automóvel. Ele freqüenta uma academia de ginástica duas ou três horas por semana, mas nunca foi submetido a uma avaliação profissional. Ele simplesmente faz exercício por conta própria. A maior parte do tempo, Jerry levanta pesos. Ele tem alguns exercícios de preferência, e estabeleceu uma rotina de levantamento de peso voltada principalmente para a parte superior do corpo.

Jerry fez uma avaliação com um fisiologista do exercício. A avaliação incluiu vários testes de força, capacidade aeróbica, flexibilidade e equilíbrio, além de um exame para determinação da composição corporal com a técnica mais precisa atualmente, a absorciometria por raios X com dupla energia, ou DEXA (usada para medir a densidade óssea). Jerry achava que estava em ótima forma, pois era bastante forte. Ele conseguia levantar mais peso do que a maioria dos colegas de academia. Mas, para sua grande surpresa, a avaliação detectou algumas deficiências significativas e um grande desequilíbrio no seu condicionamento físico. Apesar de apresentar flexibilidade em algumas áreas, suas pernas e quadris eram extremamente inflexíveis. Além disso, sua capacidade aeróbica correspondia a 10% da capacidade aeróbica dos homens da sua idade. O que causou maior surpresa foi o teste de composição corporal e densidade óssea. Jerry tinha muita massa muscular, bem acima da média para alguém da sua idade e porte físico. Mas também tinha muita gordura. Essa gordura estava concentrada na região do tronco, o que representa um perigoso fator de risco para doenças como câncer, cardiopatia e diabete. Além do mais, o exame de densidade óssea revelou que a densidade do osso do quadril estava significativamente abaixo da média, embora ele não apresentasse nenhum fator de risco clássico para baixa densidade óssea.

Depois desses exames, as recomendações foram de que seu programa de exercícios mudasse radicalmente para se concentrar nas áreas que ele mais precisava exercitar. Como não havia nenhum problema com a massa muscular e força, o fisiologista do exercício recomendou que ele diminuísse o tempo de exercícios de levantamento de peso e aumentasse o tempo de atividade aeróbica de baixo impacto. Jerry decidiu usar o aparelho elíptico na academia. Esse aparelho simula o movimento de corrida, mas como você não levanta os pés, o impacto na cartilagem do quadril é muito pequeno. O movimento dos quadris é benéfico e estimula a cartilagem, e esse exercício tem apoio de carga suficiente para ajudar a aumentar a densidade óssea. Jerry recebeu um programa de alongamento de dez minutos que priorizava as áreas mais contraídas. Acrescentamos dois exercícios simples de levantamento de peso para as pernas, para fortalecer os músculos ao redor da articulação do quadril e aumentar a densidade óssea.

Quatro meses depois, na consulta de acompanhamento, Jerry estava em muito melhor forma, embora não passasse mais tempo fazendo exercícios do que antes das novas recomendações. Seu quadril estava muito melhor, ele tinha perdido alguns quilos e, talvez o mais importante, o exame de composição corporal mostrou que a quantidade de gordura do tronco tinha diminuído consideravelmente.

Quais são as suas necessidades específicas em relação ao exercício físico? Para saber isso, vamos analisar algumas informações básicas sobre os componentes de um bom programa de exercícios.

- O tempo e o esforço envolvidos.
- Fatores de "incômodo", como freqüentar uma academia ou fazer exercícios em casa.
- Questões de adesão. O exercício é suficientemente agradável para que seja mantido a longo prazo?
- Quais são meus objetivos imediatos e de médio e longo prazos?
- Em caso de obesidade, pode ser necessário um tempo maior de atividade aeróbica.
- Quem tem pouca força precisa dedicar mais tempo ao treinamento de força.

## Como elaborar um programa de exercícios

Fazer exercícios parece simples — basta colocar o tênis e começar a malhar. No entanto, descobrir quais são os exercícios certos que fortalecem os ossos e as estruturas de sustentação pode ser um pouco mais complicado. Tendo em vista que você já pode ter lesado uma ou mais articulações, sobrecarregado as estruturas de sustentação e possivelmente produzido desequilíbrios musculares, seria bom que consultasse o médico, que poderá determinar seu nível de condicionamento físico e força. Ele deverá avaliar sua força muscular, amplitude de movimento e destreza, bem como sua capacidade de realizar tarefas simples, como subir e descer escadas. O médico provavelmente recomendará o auxílio de um fisioterapeuta ou fisiologista do exercício, que elaborará um programa de exercício com base em suas especificações. O fisioterapeuta ou fisiologista o orientará em um programa de exercícios elaborado sob medida para você. *Personal trainers* são bons, contanto que você não tenha grandes problemas, mas raramente estudaram elaboração de programas para pessoas com limitações. E pessoas com problemas articulares devem evitar programas "prontos" elaborados para quem não tem limitações específicas.

O programa de condicionamento físico deve ser elaborado de modo que os exercícios sejam intensificados gradualmente por períodos maiores, sem causar distensão ou forçar a ponto de provocar lesão. O programa deve abranger componentes para melhorar pelo menos os primeiros quatro tipos de condicionamento (força, capacidade aeróbica, flexibilidade e agilidade/equilíbrio). Quando estiver se exercitando, lembre-se das seguintes dicas:

- Há uma regra importantíssima para portadores de osteoartrite: *nunca faça exercícios se estiver com dor articular!* O ditado "Sem dor não se consegue resultado" refere-se a músculos doloridos, e não a dor articular.
- Ouça seu corpo. Pare de se exercitar se se sentir zonzo, se sentir dores no estômago, se tiver dificuldade para respirar ou se sentir dor ou aperto no peito.
- Não exagere, você pode se machucar. Existe uma diferença entre fazer um pouco mais de exercício para melhorar e exagerar a ponto de causar lesão. Aprenda a distinguir entre os dois. Se sentir desconforto durante mais de uma hora após os exercícios, provavelmente você exagerou.
- Respire o tempo todo quando estiver fazendo exercícios. Você pode ficar tentado a prender a respiração durante o esforço, mas não faça isso. Seu corpo precisa de *mais* oxigênio quando você se exercita, e não menos. Se você prender a respiração durante o esforço, a sua pressão arterial subirá. (A pressão arterial normal é de 120/80. Sabe-se que os halterofilistas que participam de olimpíadas atingem uma pressão arterial de até 480/320!) Prender a respiração também causará

acúmulo de ácido láctico nos músculos, aumentando a intensidade da dor muscular no dia seguinte.

- Ao começar um programa de exercícios, provavelmente você ficará cansado, com dor muscular e sem fôlego. Não se preocupe, mas continue enquanto puder. No final, seu corpo se adaptará. Muito em breve você ficará surpreso com as coisas que consegue fazer.
- Faça sempre um resfriamento depois de se exercitar. Não pare de repente. Em vez disso, alongue-se, ande, balance as pernas e os braços. Fique em pé, se possível, pois sentar rápido demais após os exercícios pode fazer com que o sangue se "acumule".

Agora vamos entrar em alguns detalhes sobre os exercícios. Caminhada, bicicleta e hidroginástica são as três abordagens ao condicionamento físico que muitos portadores de osteoartrite preferem e consideram proveitosas. (Levantamento de peso também é importantíssimo para o tratamento, mas requer um pouco mais de treinamento e tem uma curva de aprendizado mais acentuada.) Vamos analisar o que cada modalidade tem a oferecer:

## CAMINHADA

A caminhada é o mais simples e fácil dos exercícios aeróbicos. Assim como outras atividades aeróbicas, caminhar faz o coração bater mais rápido e a respiração ficar mais pesada. Isso, por sua vez, fortalece o sistema cardiovascular, queima gordura e, em geral, tonifica os músculos e melhora o condicionamento físico. Mas, para fazer o coração bater mais rápido, é preciso que o ritmo seja um pouco mais intenso do que o de um simples passeio. Não é preciso correr, mas é preciso apertar um pouco o passo. Fazer uma caminhada aeróbica pode fazer tão bem para o corpo quanto correr ou andar de bicicleta. Na verdade, queima-se a mesma quantidade de calorias que se queimaria correndo a mesma distância.

A caminhada é um exercício de baixo impacto que não força as articulações, uma vez que elas não sofrem abalos no momento em que os pés tocam o chão, como ocorre na corrida. (Com exceção daqueles que caminham a passos rápidos. Em velocidades acima de oito quilômetros por hora, o impacto nas articulações é semelhante, seja caminhando ou fazendo *jogging*.) Andar é barato e requer apenas um par de sapatos confortáveis. Além disso, é agradável, e pode ser feito na companhia de um amigo ou ente querido. Mas lembre-se de manter o ritmo para usufruir de todos os importantíssimos benefícios aeróbicos.

Para ter certeza de que está caminhando na velocidade certa, e não muito rápido, tente fazer o teste de falar e cantar. Se você conseguir conversar enquanto estiver andando, sem ficar sem fôlego, mas não tem fôlego suficiente para cantar, você está na velocidade certa. Essa é a faixa em que é possível obter muitos dos importantes benefícios da caminhada, como:

- maior resistência
- sensação geral de bem-estar
- maior flexibilidade nos quadris, nos membros inferiores e, possivelmente, nas costas
- melhor condicionamento cardiovascular
- maior capacidade pulmonar
- fortalecimento dos músculos dos membros inferiores e das costas
- redução da gordura corporal
- fortalecimento dos ossos dos membros inferiores e dos quadris
- melhorar o controle do equilíbrio
- e, em muitos casos, alívio da dor osteoartrítica

Mas, antes de começar a fazer caminhada, lembre-se de:[6]

- Consultar um médico. Pergunte quanto tempo você deve caminhar e com que intensidade.
- Usar sapatos confortáveis, meias que absorvem a transpiração e roupas folgadas e confortáveis.
- Fazer alguns minutos de aquecimento antes de começar a caminhar. Exercícios simples de alongamento também ajudam a soltar os músculos, ligamentos e tendões, permitindo que eles absorvam melhor o choque durante a caminhada. Você pode fazer círculos com os braços, alongar as panturrilhas e as coxas, mas não balance o corpo durante o alongamento.
- No final, dedique alguns minutos para se recuperar. É hora de fazer alongamento para adquirir flexibilidade. (Darei alguns exercícios de alongamento mais adiante neste capítulo.)
- Aumente a distância de forma gradual. No começo, pode ser que prefira fazer algumas caminhadas curtas por dia, em vez de uma caminhada mais longa.
- Caminhe em superfícies planas e firmes — trilhas de parque, *shoppings*, pista de asfalto ou para *jogging* são as melhores opções para evitar quedas e lesões — até adquirir experiência.
- Para sua segurança, caminhe durante o dia e não à noite.

A maioria dos portadores de osteoartrite consegue andar com pouco desconforto. Mas, se você tiver graves problemas no quadril, joelho, tornozelo ou pé, talvez a caminhada não seja a melhor opção. Se for esse o caso, é especialmente importante buscar os conselhos de um especialista.

## BICICLETA

A bicicleta proporciona muitos dos benefícios da caminhada. Mas, como seus pés e pernas não suportam o peso do corpo enquanto você pedala, essas articulações são submetidas a menos stress e tensão. Pessoas com várias formas de osteoartrite dos quadris, joelhos e pés podem preferir andar de bicicleta a caminhar. Esse é um exercício de sustentação limitada de peso, portanto não é a menor abordagem para aumentar a força e a densidade óssea. Ainda assim, é um excelente exercício de condicionamento, pois fortalece os músculos da coxa (especialmente o quadríceps ou a parte anterior da coxa) mais rápido do que a caminhada. Esses músculos são os que o ajudam a se levantar da cadeira, e são importantíssimos para absorção de choques. Além disso, a bicicleta é um dos exercícios que mais recomendo para quem tem problemas no joelho. O movimento rotativo é especialmente vantajoso para a cartilagem das articulações dos quadris e joelhos. Por alguma razão, a freqüência de rotação entre 70 e 90 ciclos por minuto estimula as células da cartilagem a produzir mais matriz cartilaginosa. Não admira que até mesmo os casos mais graves de osteoartrite consigam conservar suas articulações pedalando.

Em um ambiente fechado em uma bicicleta ergométrica ou ao ar livre, lembre-se de:[7]

- Fazer um aquecimento de pelo menos dez minutos na bicicleta antes de subir qualquer morro (no caso de bicicleta de passeio) ou aumentar a resistência (no caso de bicicleta ergométrica).
- Ajustar a altura do assento para que os joelhos fiquem apenas ligeiramente flexionados quando o pedal estiver no ponto mais baixo.
- Verificar se consegue pedalar sem muito esforço. (Se estiver usando uma bicicleta ergométrica, não aumente tanto a resistência que o número de pedaladas caia para menos de 70 revoluções por minuto.)
- Estabeleça o ritmo, principalmente no começo. A velocidade máxima inicial deve ser de 24 a 32 quilômetros por hora.
- Caso tenha problemas de joelho, talvez não queira subir ladeiras na bicicleta de passeio, ou usar resistência na bicicleta ergométrica. Peça a opinião do seu médico.

Descobri que as bicicletas elétricas podem ser vantajosas para quem gosta de pedalar ao ar livre, mas não conseguem ir muito longe nem subir ladeiras. (Visite o *site* em inglês www.drtheo.com para saber as últimas novidades em bicicletas elétricas.)

## HIDROGINÁSTICA

Exercícios aquáticos desfrutam de popularidade entre médicos, fisioterapeutas e pacientes, porque não expõem as articulações a stress e tensão. Às vezes é a única forma de exercício que um paciente de osteoartrite consegue fazer sem sentir dor. Três tipos importantes de exercícios — alongamento, fortalecimento e aeróbica — podem ser facilmente feitos na água.

Não é preciso ser um grande nadador para fazer hidroginástica, pois muitos exercícios são feitos com colete de flutuação ou em pé na parte rasa da piscina. Os benefícios da hidroginástica são inúmeros, como:[8]

- alívio da dor
- apoio para o corpo enquanto oferece resistência para os músculos durante os exercícios
- maior mobilidade, que tem o benefício extra de aumentar o bem-estar emocional
- relaxamento muscular
- menor compressão das articulações
- interação social, se for feito em grupo
- maior autoconfiança à medida que o movimento aumenta
- melhor coordenação e postura
- menor freqüência cardíaca, de modo que um nível mais elevado de exercício pode ser tolerado
- algumas vezes os exercícios podem ser mantidos durante um período de exacerbação da doença

Assim como qualquer outra forma de exercício, consulte o médico antes de iniciar um programa de hidroginástica. Lembre-se de que nem mesmo pessoas aparentemente saudáveis devem ficar sozinhas na água em caso de uma emergência. Se você usa bolsa ou cateter de colostomia ou tem alguma deficiência física que torna difícil entrar ou sair com segurança da piscina, deve preferir caminhada, ciclismo ou outros exercícios à natação.

Uma das maneiras mais fáceis de fazer exercício na piscina consiste em comprar um daqueles "espaguetes flutuadores" baratos que as crianças gostam de usar. Colocado sob a barriga com o corpo ligeiramente flexionado para a frente ou entre as pernas, o espaguete fornece apoio suficiente para que a pessoa fique na parte funda da piscina e faça movimentos de corrida sem encostar os pés no fundo — isso é chamado de *jogging* aquático. Dependendo da rapidez imprimida, esse pode ser um exercício e tanto. De fato, atletas de elite que estão tentando manter o condicionamento aeróbico após alguma lesão muitas vezes usam o *jogging* aquático como treinamento auxiliar.

## LEVANTAMENTO DE PESO

Hoje em dia existem tantos aparelhos de levantamento de peso e tantos tipos de exercício de peso livre que certamente você conseguirá encontrar pelo menos um que lhe seja apropriado, qualquer que seja sua condição. Alguns desses aparelhos, porém, podem ser um pouco complicados, portanto procure obter algumas instruções sobre como eles devem ser usados. O levantamento de peso não deve lesar as articulações. Se isso ocorrer, pode ser que você não esteja fazendo os exercícios da maneira apropriada, que o assento não esteja na altura certa ou que você simplesmente esteja fazendo o exercício errado para o seu caso. Procure a ajuda de um especialista, e ouça sempre o seu corpo!

Ao tentar fazer um exercício novo, faça o movimento com pouco ou nenhum peso até que consiga fazê-lo da maneira apropriada. Em seguida, comece a acrescentar peso, mas não se preocupe com o número de quilos que está levantando. O objetivo é ajudar a superar ou prevenir a osteoartrite aumentando a força muscular, e não ganhar uma medalha de ouro olímpica. Se você conseguir levantar apenas meio quilo no começo, está bom. Não force tentando levantar cem quilos.

Talvez você não queira chegar à fadiga no primeiro dia de exercício, pois provavelmente ficará muito dolorido no dia seguinte. Essa dor geralmente é um problema para os iniciantes, mas desaparece após várias sessões do mesmo exercício. À medida que você ficar familiarizado com o exercício, aumente a quantidade de peso até atingir fadiga muscular com cerca de 15 repetições. Acrescente mais peso e repita o exercício até atingir a fadiga muscular. Nessa altura você já fez duas séries. A primeira série, com mais repetições, permite que você se aqueça um pouco para se preparar para a série mais pesada. Ajuste o número de séries para o seu nível de fadiga muscular. Em alguns dias pode ser que você precise de duas séries e, em outros, de três séries, para atingir a mesma sensação de fadiga muscular. Contanto que suas articulações não estejam doendo, duas séries são melhores do que uma, e três são melhores do que duas.

No início, pode ser que você queira limitar os tipos de exercícios em seis, certificando-se de que esteja trabalhando tanto a parte superior como a inferior do corpo. Duas séries de seis exercícios diferentes devem levar apenas cerca de 20 minutos. À medida que progredir, acrescente novos exercícios à sua rotina e alterne-os. Depois que você souber o que está fazendo e tiver um número de exercícios de levantamento de peso para realizar, será melhor fazer uma série de diversos exercícios do que duas ou três séries de um número menor de exercícios. A técnica apropriada de levantamento de peso é uma das maneiras mais eficientes de ajudar as articulações e aumentar a densidade óssea.

Lembre-se sempre de expirar durante a fase de maior esforço do levantamento de peso. Por exemplo, se estiver fazendo o supino, expire ao empurrar o peso para longe do corpo e, depois, inspire ao trazer o peso de volta para o tórax.

## ALONGAMENTO

O alongamento é uma parte indispensável de qualquer bom programa de exercícios, mas é especialmente importante para portadores de osteoartrite. O alongamento correto proporciona enormes benefícios. Mas se for feito de modo incorreto, poderá causar um grande dano. Seja bastante cuidadoso quanto se alongar, e tenha sempre em mente as seguintes diretrizes:[9]

- Nunca alongue um músculo frio; faça primeiro um aquecimento. Faça o alongamento no *final* da rotina de exercícios, depois de ter suado e feito um pouco de exercícios aeróbicos, a menos que esteja praticando um esporte. Ganha-se pouco ou nada em flexibilidade quando se alonga músculos frios.
- Verifique sempre se está na posição correta ao alongar. É melhor fazer alongamento numa academia ou na presença de um instrutor para ter certeza de que não está alongando um músculo de maneira errada. O alongamento inadequado pode trazer mais prejuízos do que benefícios. Muitos exercícios devem ser feitos no chão para que o corpo possa relaxar, especialmente a área que está sendo alongada. Se você não relaxar a área que está sendo alongada, seus músculos ficarão ligeiramente contraídos e você não fará muito progresso.
- Quando estiver na posição correta, alongue o máximo que puder sem forçar demais e depois mantenha a posição por 30 segundos. Com o tempo, você poderá aumentar para 45 segundos.

- Nunca "balance" o corpo durante o movimento de alongamento. Para obter os melhores resultados, relaxe e mantenha essa posição. Balançar o corpo pode provocar ruptura dos músculos, tendões e ligamentos, e também fazer com que os músculos se contraiam quando você quer que eles relaxem.
- Não prenda a respiração durante o alongamento. Seus músculos precisam de oxigênio. Respire devagar e profundamente. Expire quando tentar aumentar o alongamento.
- Você pode triplicar a eficácia das sessões de alongamento por meio de FNP (facilitação neuromuscular proprioceptiva). Essa técnica funciona da seguinte maneira: faça o maior alongamento que conseguir, contanto que esteja confortável, e mantenha a posição. Em seguida, contraia os músculos na área que está sendo alongada, sem movimentar a articulação. Mantenha essa contração por cinco a oito segundos. Depois relaxe o músculo, solte o ar e descobrirá que consegue aumentar ainda mais o alongamento!
- Faça alongamento pelo menos três vezes por semana, em sessões de vinte minutos. Sessões de alongamento duas vezes por semana geralmente ajudam a manter o grau de flexibilidade atual. Três dias ou mais devem aumentar a flexibilidade.
- Pare se sentir alguma dor. Isso significa que você está lesando os tecidos. Você deve sentir o alongamento, e não dor.
- A forma é tudo. Não use artifícios como contorcer o corpo ou usar outras articulações para compensar a falta de flexibilidade.
- Se sentir dores inesperadas ou enjôo, pare e consulte o médico.

Se suas articulações estiverem muito rígidas e você não estiver acostumado a fazer alongamento, talvez queira começar com o auxílio de um fisioterapeuta, ou se inscrever numa aula para portadores de artrite. Mas, depois que tiver desenvolvido alguma flexibilidade, talvez seja melhor fazer yoga ou alongamento numa academia para manter a motivação. Experimente diversos tipos de aula, até descobrir uma que seja desafiadora, divertida e tenha um instrutor em que você confie.

Existem vários tipos de alongamento que soltam os músculos, os tendões e os ligamentos e aumentam a flexibilidade:

***Para as costas e a parte posterior da coxa:*** sente-se no chão com as pernas abertas e os braços ao lado do corpo. Flexione o tronco para a frente e segure o joelho esquerdo com as duas mãos. Se conseguir flexionar ainda mais o tronco, deslize as mãos sob as pernas o mais longe possível. Quando atingir o alongamento máximo, mantenha a posição por 30 segundos sem balançar o corpo. Volte o corpo lentamente. Repita com o joelho direito. Abra ainda mais as pernas e repita o exercício.

*Para os ombros:* fique em pé ou sente-se com as costas retas. Levante o braço direito e, depois, dobre-o atrás da cabeça até encostar a mão direita na parte superior das costas (na escápula oposta, se possível). Leve a mão esquerda acima da cabeça, segure o cotovelo direito e empurre-o delicadamente em direção ao ombro esquerdo. Você deverá sentir um bom alongamento no ombro direito e no braço esquerdo. Mantenha essa posição por 15 segundos. Repita com o outro braço.

*Para a região lombar e os quadris:* deite-se de costas no chão. Flexione o joelho direito e leve-o em direção ao tórax. Coloque as duas mãos atrás do joelho e empurre-o delicadamente em direção ao tórax. Mantenha a posição de alongamento máximo por 15 segundos. Repita com o outro joelho.

*Para as panturrilhas:* fique em pé distante 30 a 60 centímetros de uma parede ou um móvel pesado. Mantendo o corpo reto (não flexione o corpo na altura da cintura), incline o corpo para a frente e apóie-se na parede ou no móvel. Mantenha os calcanhares apoiados no chão (isso é muito importante!). Leve lentamente os quadris à frente, até sentir o alongamento nas panturrilhas. Se não sentir o alongamento, afaste-se mais da parede ou do móvel e tente novamente.

*Para a parte anterior da coxa:* deite-se de bruços num colchonete ou superfície acarpetada. Flexione o joelho direito, segurando o pé com a mão esquerda. Mantenha a posição por 30 segundos. Repita com a outra perna.

Esses são apenas alguns dos inúmeros exercícios de alongamento que você poderá fazer. Peça outros ao médico ou fisioterapeuta. Meu livro *Maximizing the Arthritis Cure* apresenta um programa detalhado de alongamento, com ilustrações e instruções por escrito.

## EXERCÍCIOS ESPECIAIS E MISTOS

Yoga, pilates e tai chi são meus métodos de exercício preferidos para quem sofre de osteoartrite ou quer prevenir essa doença. Os três são muito eficazes, pois seus movimentos abrangem elementos simultâneos de força, equilíbrio e flexibilidade. Essas formas de exercícios são excelentes para melhorar a biomecânica — e também divertidas.

## YOGA

O yoga está se tornando uma forma de exercício cada vez mais popular, sobretudo para pessoas com problemas articulares. Esse sistema milenar, desenvolvido primeiramente na Índia há cerca de 5.000 anos, integra a mente, o corpo e o espírito. Existem diversas escolas de yoga baseadas na prática tradicional indiana. Existem também diversas modalidades híbridas que combinam yoga com outras formas de exercícios ou usam os exercícios de yoga como parte de uma ginástica aeróbica.

As posturas tradicionais (âsanas) do yoga são excelentes para alongar, fortalecer e tonificar o corpo. Como quase todas as posturas não suaves para as articulações, os portadores de osteoartrite geralmente podem fazer todas elas. E como existem tantas posturas, é fácil encontrar as que exercem menor tensão sobre uma articulação que esteja dolorida. Com o auxílio de um instrutor de yoga experiente, você poderá também escolher posturas que melhoram a biomecânica. Os movimentos de yoga podem ser feitos em pé, sentado ou deitado. Não importa qual seja o movimento, ele é feito sempre de forma lenta e ponderada. Cada postura de yoga se concentra em determinada parte do corpo. Um bom programa de yoga combina uma série de posturas que exercitam todo o corpo.

Não há uma escola "oficial" de yoga, e apesar de existirem diversos estilos, os princípios são basicamente os mesmos. Você poderá aprender as posturas básicas em algum dos excelentes livros ou vídeos sobre o assunto, mas recomendo que trabalhe com um instrutor experiente para descobrir quais são as melhores posturas para você e aprender a fazê-las da maneira correta. O yoga é muito popular hoje em dia, de modo que será fácil encontrar uma aula adequada para você numa academia de ginástica. A melhor aula é aquela na qual você se sente mais confortável. Um bom instrutor desafia o aluno a melhorar, mas não o força além da sua capacidade. Com o tempo, você poderá executar posturas cada vez mais difíceis.

## PILATES

Outro sistema de exercícios que ganhou bastante popularidade recentemente é o pilates. Esses exercícios foram desenvolvidos por um guru europeu do condicionamento físico chamado Joseph Pilates durante a Primeira Guerra Mundial para ajudar a reabilitação de soldados feridos. Ao longo dos anos, a técnica foi aprimorada e expandida em exercícios que podem ser feitos por qualquer pessoa, independentemente de idade ou nível de condicionamento físico. Os exercícios de pilates combinam aspectos de yoga, dança, ginástica e técnicas respiratórias. Eles são feitos em um colchonete ou em aparelhos especializados. Os exercícios no colchonete geralmente são feitos em classe na academia, mas podem ser feitos sozinhos. Para aprender a usar esses aparelhos quase sempre é preciso fazer sessões individuais com um instrutor autorizado, principalmente no início; mais tarde, pode-se passar para aulas semiparticulares ou classes com pequenos grupos.

O bom do pilates é que os exercícios podem ser ajustados para incluir pessoas com limitações articulares, o que o torna uma forma excepcional de exercício para portadores de osteoartrite. O objetivo desses exercícios é aumentar a força, a flexibilidade e a estabilidade central (os fortes músculos abdominais e das costas). À medida que você ficar mais forte e aumentar sua amplitude de movimento, poderá tornar os exercícios mais desafiadores.

Você poderá aprender a fazer os exercícios de colchonete em casa com um vídeo sobre pilates, mas os aparelhos não foram feitos para uso doméstico. Se estiver interessado no pilates, é melhor se inscrever numa academia de ginástica.

## T'AI CHI CHUAN

Provavelmente você já viu fotografias da China mostrando dezenas ou centenas de pessoas fazendo exercícios de t'ai chi chuan em parques. Esse sistema milenar é muito popular em toda a Ásia e está ficando cada vez mais popular também no mundo ocidental como uma forma de exercício de baixo impacto. T'ai chi significa "arte suprema dos punhos", mas essa tradução literal passa uma falsa impressão. Apesar de ser considerado uma forma de arte marcial, o t'ai chi é bastante pacífico. Seu objetivo é criar força e equilíbrio em movimento. O t'ai chi se baseia na crença de que saúde se conquista com equilíbrio e um fluxo constante de energia (*chi*, em chinês) por todo o corpo. Os exercícios de t'ai chi consistem numa série de movimentos e posturas que fluem facilmente de um para o outro. Os movimentos lentos, circulares e contínuos exercitam delicadamente os músculos de todo o corpo. À medida que você se exercita, passa suavemente de uma postura para outra, muda continuamente o peso do corpo, contrai e relaxa os músculos, vira de um lado para o outro e altera os ângulos do corpo. Com o fluxo suave de exercícios, não ocorre tensão em nenhuma parte do corpo nem nas articulações. A mudança suave de uma postura para outra é excelente para aumentar a força das pernas, a amplitude de movimento das articulações e a conscientização sobre o próprio corpo.

Os exercícios de t'ai chi chuan podem ser tão simples ou desafiadores como você desejar. Se estiver interessado nessa forma de exercício, poderá aprender a técnica "empurrar com as mãos" (*push hands*). Essa técnica ensina a pessoa a se movimentar em resposta a um parceiro. É desafiadora tanto no aspecto físico como mental e ajuda a desenvolver uma melhor noção de como usar o peso do corpo, os músculos e o centro de equilíbrio.

Hoje em dia muitas academias oferecem aulas de t'ai chi. Assim como qualquer programa de exercícios, procure um bom instrutor e aprenda os movimentos básicos e a forma apropriada fazendo aulas. Depois disso, você poderá praticar em casa, mas o que torna o programa divertido é fazer em grupo.

## Como começar

"Adoro a *idéia* de fazer exercício", disse-me um dia um 'sedentário de carteirinha'. "O que eu não suporto mesmo é *fazer.*"

Essa é uma queixa comum. Todos nós sabemos que é bom fazer exercício, mas temos dificuldade para começar. Bem, o importante é simplesmente *começar.* Para ajudá-lo, vamos analisar os argumentos usados comumente contra os exercícios.

- *Há tanto tempo que não faço exercício, não vou conseguir.* Não se preocupe com isso. O médico e o fisioterapeuta desenvolverão um programa de exercício especial com base na sua potencialidade.
- *Fazer exercício dói.* Talvez você fique um pouco dolorido ou rígido no começo, enquanto seu corpo se adapta aos novos movimentos e exigências. Mas, feitos da forma correta, os exercícios não devem ser dolorosos. Se você sentir dor significa que está exagerando ou fazendo os exercícios de forma incorreta. Conte ao médico ou fisioterapeuta sobre qualquer desconforto ou dor contínua que venha a sentir.
- *Demora muito para ver os resultados.* Peça ao médico ou fisioterapeuta para elaborar um programa que atenda pequenas metas de forma rápida e sistemática. Um pouco de sucesso pode torná-lo um adepto.
- *Não tenho tempo para fazer exercícios.* Se você não tem tempo para fazer uma caminhada ou andar de bicicleta durante meia hora, segui-

do por um desaquecimento e uma sessão de alongamento, lembre-se de que diversos períodos curtos de exercício podem ser tão eficazes quanto um período mais longo. Aproveite os momentos de folga durante o dia para fazer um pouquinho de exercício. Peça ao médico ou fisioterapeuta exercícios que você possa fazer no trabalho, na fila do banco ou sentado no carro durante um congestionamento. Aproveite qualquer breve momento para soltar as articulações e ficar em forma. Até mesmo coisas simples como ficar em pé sobre uma só perna enquanto escova os dentes pode ajudá-lo a melhorar o equilíbrio.

- *É chato fazer exercícios.* Alguns exercícios o *deixarão* entediado, assim como alguns alimentos, filmes e livros. O truque é descobrir um ou mais tipos de exercícios que você gosta. Se você adora ficar ao ar livre, caminhar ou pedalar são excelentes opções. Se adora a sensação de estar na água, natação ou hidroginástica podem ser indicadas. Se preferir ficar em ambientes fechados, yoga e dança podem ser ótimas. Tente se exercitar na companhia de um amigo ou familiar. Matricule-se numa academia. Ouça sua música preferida durante os exercícios. Ande num parque, em vez do bairro. Seja qual for a forma de exercício, faça com que seja o mais agradável possível. Tem um exercício certo para você. Se procurar, você descobrirá.

## Dicas rápidas para aumentar a motivação para fazer exercício

Vamos ser francos — de vez em quando você precisará de um pouco de motivação extra para se exercitar.

- *Arranje uma companhia.* Se alguém estiver esperando por você na esquina às 5 horas e 30 da manhã, é mais provável que você se levante em vez de ficar na cama.
- *Mantenha um registro de exercício.* Pode ser apenas fazer um X sobre os dias no calendário ou então anotar os detalhes do exercício numa caderneta.
- *Compre roupas/sapatos/brinquedos novos.* Sem estourar seu orçamento, compre aqueles *shorts* de ciclistas ou aquelas malhas de aeróbica que você sempre achou o máximo. Dispositivos como monitores cardíacos também podem ser bastante motivadores.

- *Treine para uma competição ou evento.* Se você tiver uma meta, terá mais afinco.
- *Faça treinamento cruzado ou sazonal.* Isso ajuda a evitar o tédio e trabalha diversas partes do corpo de maneiras diferentes. Não deixe de fazer uma atividade em ambiente fechado em caso de tempo ruim.
- *Mantenha o equipamento bem à vista.* Não esconda a raquete de tênis no armário. Deixe-a num local em que possa vê-la como um lembrete!
- *Faça exercício pela manhã.* Se você se exercitar logo de manhã cedo, já terá feito seu exercício, não importa o quanto o resto do dia seja atribulado. A sensação de energia proporcionada pelo exercício durará o dia todo.
- *Combine o exercício com o trabalho.* Muitas pessoas vão para o trabalho a pé ou de bicicleta, ou então encontram uma forma de fazer um pouco de exercício na hora do almoço.
- *Vá devagar nos dias em que não estiver se sentindo forte.* Nem sempre você dirige o carro na quinta marcha; às vezes você tem de diminuir a velocidade. Nos dias em que estiver "lento", fazer alguns minutos de exercício é melhor do que nada.
- *Assine uma revista.* Por uns poucos reais você terá um lembrete para se exercitar e novas idéias de atividades.
- *Experimente a regra dos cinco minutos.* Nos dias em que simplesmente não se sentir motivado, tente fazer exercícios por cinco minutos. Se, depois disso, você ainda não sentir vontade de se exercitar, desista. Na maioria das vezes, porém, você se sentirá revigorado e continuará.

### Vamos lá, comece!

Alguns portadores de osteoartrite relutam em fazer exercício porque têm medo de "desgastar" as articulações ou causar uma lesão ainda maior. Esses medos parecem razoáveis, mas não são apoiados por fatos. A maior parte dos cientistas e médicos acredita que até mesmo os exercícios vigorosos *não* causam o desenvolvimento de osteoartrite em articulações normais. Na verdade, ocorre justamente o contrário. O fluxo de líquido sinovial para dentro e para fora da cartilagem, causado pelo exercício, *combate* os danos nas articulações normais. Quando se trata das articulações, vale o princípio "usar ou perder".

Os exercícios que envolvem movimentos repetitivos, como lançar uma bola de beisebol centenas de milhares de vezes, podem desencadear *osteoartrite secundária.* Quem pratica esporte em níveis altamente competitivos com articulações lesadas também corre maior risco de desenvolver osteoartrite. A conclusão é a seguinte: tenha bom senso quando fizer exercícios. Evite exercícios ou atividades que exercem muito stress sobre as articulações. Mas *descubra* um tipo de atividade com a qual se sinta confortável e comece a se exercitar! Embora os sulfatos de glicosamina e condroitina e o IAS ajudem a reconstruir a cartilagem danificada, você precisa se exercitar regularmente para ter articulações sadias.

# 9

# UMA ALIMENTAÇÃO SAUDÁVEL É MUITO IMPORTANTE

**Como meu peso afeta a osteoartrite?**
**Como posso reduzir os sintomas de osteoartrite**
**mudando minha alimentação?**
**O que é a "conexão antioxidante"?**
**Quais são os alimentos que causam ou**
**reduzem a inflamação?**
**Como os óleos de peixe ajudam a diminuir**
**os sintomas de osteoartrite?**
**O que o óleo de semente de borragem ou de prímula**
**pode fazer pela osteoartrite?**
**Que papel os bioflavonóides desempenham numa**
**alimentação contra osteoartrite?**
**Como as alergias alimentares podem afetar a artrite?**
**Outros tipos de "alimentação contra artrite" podem ajudar?**

Você já ouviu todos os chavões: "Você é o que você come." "O alimento é o melhor remédio." "Seu corpo é como um carro, e precisa do melhor combustível para funcionar bem." Assim como a maioria dos chavões, esses se baseiam em fatos. O corpo humano é composto por 75 trilhões de células. Todos os dias, bilhões de células são destruídas e outros bilhões de células são formadas. Usamos os alimentos para criar essas novas células, ao mesmo tempo que fornecemos os componentes básicos para o funcionamento das células existentes. Nossas escolhas alimentares podem nos fortalecer ou enfraquecer, deixando-nos mais saudáveis ou menos saudáveis enquanto aumentam ou diminuem os sintomas da doença. Este capítulo lhe ensinará a escolher alimentos saudáveis, alguns dos quais podem diminuir ou até mesmo prevenir alguns dos sintomas de osteoartrite. Ao seguir essas diretrizes de alimentação, você também fortalecerá seu sistema imunológico e reduzirá suas chances de ter cardiopatia, câncer, acidente vascular cerebral e diabete — algumas das doenças que mais matam nos Estados Unidos. Analisaremos também as bases de uma boa alimentação, os alimentos que podem ajudar a prevenir ou retardar o processo da osteoartrite e o uso de antioxidantes e outros suplementos. Começaremos, entretanto, com a importante questão do controle do peso. Manter um peso corporal saudável é essencial para a *prevenção* e o tratamento da osteoartrite.

## Controle do peso e osteoartrite

Mais de cem milhões de americanos — 65% da população adulta — atualmente estão com excesso de peso (pelo menos 5 a 15 quilos acima do seu peso ideal). Desse número, mais de 30% são obesos (mais de 15 quilos de excesso de peso). A obesidade infantil quase triplicou nos últimos anos, passando de 6% em 1980 para mais de 15% em 2002. Segundo a Federação de Comércio dos Estados Unidos (FTC — Federal Trade Commission), os americanos gastam mais de trinta bilhões de dólares por ano com produtos para emagrecer.

Permanecer magro não é garantia de que não se terá osteoartrite, mas engordar é quase uma garantia de que se terá, principalmente no caso das mulheres. Dezenas de estudos científicos analisaram a relação entre peso e artrite, e todos chegaram à mesma conclusão. Quem tem excesso de peso tem duas vezes mais possibilidade de desenvolver osteoartrite do joelho ou quadril do que quem tem peso normal. No caso dos obesos, as chances de desenvolver osteoartrite são ainda maiores.

Diversos estudos de excelente qualidade demonstraram a existência de uma conexão entre excesso de peso ou obesidade e artrite, especialmente do joelho e quadril. Quanto mais gordo você estiver, maior o seu risco. Um famoso estudo realizado na década de 1980 constatou que os homens mais gordos apresentam um risco 1,5 vezes maior de ter artrite do joelho do que os mais magros; entre as mulheres, esse risco é duas vezes maior.[1]

Num estudo de acompanhamento realizado na década de 1990, os pesquisadores determinaram que cada 4,5 kg de peso extra aumenta em até 1,4 vezes o risco de artrite.[2]

A ligação óbvia é que a aplicação de uma carga maior às articulações de sustentação de peso, principalmente joelhos e quadris, pode provocar a deterioração da cartilagem. Entretanto, as articulações de sustentação de peso não são as únicas afetadas. As pessoas obesas também desenvolvem OA com maior freqüência em articulações que não sustentam peso, como dedos e mãos, do que as magras. Os pesquisadores acreditam que isso se deva à presença de alguma substância no sangue dos obesos, que ainda não foi identificada, capaz de provocar a destruição da cartilagem.

Infelizmente, isso leva a um círculo vicioso: quanto mais gordo você estiver, maiores serão suas chances de ter osteoartrite, o que reduzirá a sua capacidade de fazer exercícios, que, por sua vez, resultará em maior obesidade. Se acrescentarmos o fator depressão a esse círculo (veja o Capítulo 10), teremos um verdadeiro desafio. Como se não bastasse, o excesso de peso é um importante fator de risco para diabete tipo 2 (de início na idade adulta), que aumenta com a obesidade. Excesso de peso ou obesidade *e* sedentarismo tornam esse risco ainda maior. Por que isso é importante? Porque o diabete também é um fator de risco para osteoartrite. Os diabéticos muitas vezes têm diminuição da sensibilidade nervosa — inclusive nas articulações. A longo prazo, eles podem desenvolver *neuropatia diabética*, uma doença dolorosa que reduz a sensibilidade. Sem sensibilidade total nas articulações, os diabéticos com neuropatia não conseguem fazer as pequenas correções no equilíbrio e movimento articular para impedir que a cartilagem fique sobrecarregada, até mesmo com as atividades diárias, como andar em terreno ligeiramente irregular. A conseqüência é uma degradação acelerada da articulação.

Temos outro círculo vicioso. Excesso de peso, diabete, neuropatia diabética, lesão articular, osteoartrite, menos exercício, maior obesidade, agravamento do diabete e assim por diante.

Se a população americana — e também de todo o mundo — continuar a engordar, a incidência de artrite continuará a aumentar. E, conseqüentemente, a incidência de cardiopatia mortal, câncer e diabete.

## Emagrecer é bom para a artrite

Assim como sabemos que o excesso de peso contribui para a artrite, sabemos que emagrecer pode ajudar a evitar o desenvolvimento da doença e facilitar o tratamento de uma artrite estabelecida. Se você não está com excesso de peso, melhor para a sua artrite (sem falar da saúde de modo geral). Mas se está, perder esses quilos extras é uma parte importante do programa A Cura da Artrite. Não é preciso fazer uma dieta radical e perder muitos quilos rapidamente.

De qualquer modo, provavelmente isso faria mais mal do que bem para a saúde, e todo mundo que tenta emagrecer dessa forma acaba recuperando todos os quilos perdidos e mais alguns. Recomendo exatamente o contrário. Quanto mais lenta for a perda de peso, melhor.

O emagrecimento lento indica que a alimentação e o estilo de vida estão melhorando e podem ser mantidos a longo prazo. O melhor programa de controle do peso alia duas coisas: uma grande variedade de alimentos nutritivos em porções razoáveis e exercícios diários de intensidade moderada. Qualquer dieta que promover uma rápida redução do peso, principalmente se o programa não incorporar também exercício, não será eficaz a longo prazo, manterá a pessoa permanentemente obcecada com comida, com sua aparência física e seu peso e, muito provavelmente, será prejudicial à saúde a longo prazo. Além disso, será um desperdício de dinheiro.

## Emagreça de forma agradável

Os conselhos sobre dieta geralmente são sempre negativos: coma menos, não coma certos alimentos, fique longe de "porcarias". Uma abordagem positiva é mais vantajosa. A forma mais fácil de emagrecer é incorporar à alimentação diária alimentos saudáveis com uma boa proporção de nutrientes em relação às calorias.

Falar é fácil, mas não falta um pouco de orientação prática? Felizmente, temos evidências de sobra dos benefícios proporcionados por um tipo de alimentação rica em nutrientes de alta qualidade, variada e saborosa. Trata-se da alimentação mediterrânea.

A alimentação tradicional dos habitantes dos países banhados pelo Mediterrâneo, como Itália, Grécia, ilha de Creta e sul da França, é bastante diferente da alimentação ocidental tradicional. As principais características dessa alimentação são as seguintes:

- A quantidade de gordura é relativamente alta, e a maior parte vem do azeite de oliva. Na alimentação mediterrânea, 35% a 45% das calorias são provenientes de gordura, em oposição aos 30% ou menos recomendados pela alimentação ocidental tradicional. Mas a alimentação mediterrânea tem uma quantidade menor de gordura saturada e gordura trans.
- A proteína é obtida com bastante peixe, alguma ave e carne de porco, quantidades moderadas de queijo e um pouco de carne vermelha.

- As fontes de carboidrato são leguminosas, legumes, castanhas, cereais integrais e frutas frescas. Macarrão, arroz e batatas são consumidos em pequenas porções; a preferência é para pães integrais.
- Vinho com moderação. Comprovou-se que uma ou duas taças de vinho por dia podem ter efeitos benéficos para a saúde — mas apenas para as pessoas que não são afetadas adversamente pelo álcool. Pode ser que você tenha algum problema de saúde, como doença do fígado, o que significa que deve evitar a ingestão de álcool. Ou então tenha de tomar medicações que não combinam bem com álcool ou simplesmente não consiga controlar a ingestão de álcool.
- Alimentos processados, salgadinhos e alimentos pré-preparados raramente são consumidos.
- A atividade física desempenha um papel importante na alimentação mediterrânea.

A alimentação mediterrânea tem despertado um grande interesse recentemente, pois algumas pesquisas de excelente qualidade mostram que ela oferece grandes vantagens à saúde. Além de ajudar a pessoa a atingir e manter um peso saudável, a alimentação mediterrânea ajuda a prevenir câncer e cardiopatia. Nos países que adotam esse tipo de alimentação, as taxas de câncer de mama, por exemplo, são consideravelmente mais baixas do que nos Estados Unidos.[3]

Para a ciência da nutrição, as evidências sobre o valor da alimentação mediterrânea provêm não apenas de estudos epidemiológicos (estudos de grandes grupos de pessoas), mas também de estudos clínicos prospectivos cuidadosamente controlados que comparam grupos menores de pacientes com um grupo de controle. O estudo clássico que revelou o valor desse tipo de alimentação foi o Lyon Diet Heart Study, que comparou o destino de um grande grupo de pessoas que tinham sofrido infarto do miocárdio. Os pacientes foram divididos aleatoriamente em dois grupos. Um grupo foi orientado a fazer a tradicional dieta mediterrânea mais rica em gordura; o outro foi orientado a fazer a dieta convencional "saudável para o coração", ou seja, com baixo teor de gordura. Ao longo dos cinco anos do estudo, o grupo de alimentação mediterrânea apresentou um índice menor de reincidência de infarto e mortalidade e mostrou ser mais sadio de modo geral que o grupo de alimentação com baixo teor de gordura.[4] (A alimentação mediterrânea também mostrou benefícios para a artrite reumatóide — falarei mais sobre isso no Capítulo 12.)

## Por que a alimentação mediterrânea funciona

A alimentação mediterrânea funciona não só porque o azeite de oliva é a principal fonte de gordura, mas também por causa da quantidade razoavelmente grande de peixe e da grande variedade de frutas e hortaliças, assim como de leguminosas, legumes, castanhas e cereais integrais. Além disso, ela contém baixos teores de açúcares simples, doces e alimentos processados. Isso elimina praticamente todas as perigosas gorduras trans. E, como a quantidade de carne vermelha é muito pequena, a ingestão de alimentos que resultam na produção de ácido araquidônico, o precursor do processo inflamatório, é muito baixa (Falarei mais sobre esse assunto importantíssimo mais adiante neste capítulo.)

## Como emagrecer e manter o peso

Dietas rigorosas, principalmente as que contêm uma quantidade muito baixa de calorias ou gordura ou que restringem muito os tipos de alimentos, não funcionam a longo prazo. No início a pessoa emagrece, mas, quando termina o "regime", além de recuperar rapidamente os quilos perdidos pode acabar com mais gordura corporal do que antes. As pessoas que caem na armadilha do "efeito sanfona", ou seja, que estão sempre fazendo regime, emagrecendo e engordando novamente, ficam mais gordas e apresentam maior taxa de mortalidade do que as que conseguem manter um peso constante, mesmo que esse peso seja alto. A longo prazo, a conduta cotidiana é que faz a diferença. É por isso que é importante adotar um plano alimentar sensato, flexível e fácil de seguir.

Como controlar o peso? A maioria das pessoas que conseguiu emagrecer e manter o peso tem certas características em comum, como:

- *Elas fazem mudanças para si mesmas, e não para agradar os outros.* O segredo é a motivação interna. É *você* que tem de querer emagrecer, manter-se em forma e reduzir os sintomas de osteoartrite. Você não pode fazer isso apenas por insistência do seu marido/esposa ou do seu melhor amigo.
- *Elas se preocupam com o condicionamento físico.* Em vez de ficar olhando o ponteiro da balança para ver como está se saindo, pense que consegue caminhar mais rápido a cada dia ou que consegue fazer mais repetições de um exercício do que antes. Um ex-obeso que consegue

correr 1.600 metros em sete minutos dificilmente continuará a ter problemas de obesidade.

- *Elas fazem pelo menos um pouco de exercício todos os dias.* Quando você mantém seu corpo em movimento, aumenta sua taxa metabólica basal e queima calorias mais rápido do que antes, mesmo em repouso. Quanto mais você se exercitar, mais calorias poderá ingerir e, ainda assim, emagrecer. E, como o músculo é mais metabolicamente ativo que a gordura, quanto maior for a sua massa muscular, maior será a sua taxa metabólica basal e a quantidade de calorias queimadas.
- *Elas nunca pulam refeições.* Pular refeições (principalmente o café da manhã) pode fazer com que a taxa metabólica basal fique mais lenta. Além disso, se você pular refeições ou ficar muito tempo sem comer, não conseguirá deixar de pensar em comida o tempo todo nem evitar comer demais na refeição seguinte. Como está com muita fome, provavelmente escolherá alimentos gordurosos e doces.
- *Elas restringem a ingestão de gordura.* A gordura é uma fonte concentrada de calorias, portanto é fácil aumentar a ingestão calórica mesmo com uma pequena quantidade de comida. É importante consumir *um pouco* de gordura todos os dias (o equivalente a uma colher de sopa), mas a maioria das pessoas consome muito mais do que isso. Limitar a ingestão de gordura provavelmente é a maneira mais fácil e mais eficaz de reduzir a ingestão calórica.
- *Elas bebem pouca quantidade de álcool, quando bebem.* O álcool fornece pouquíssima nutrição (dependendo com o que é misturado ou da quantidade ingerida), mas pode acrescentar uma grande quantidade de calorias à sua alimentação. Além disso, o álcool reduz a inibição, estimulando uma ingestão excessiva de alimentos. Na verdade, uma parte significativa da população obesa seria mais magra se bebesse menos. É melhor e mais seguro beber com moderação, de preferência vinho em vez de cerveja ou bebida destilada. Para a maior parte dos adultos, isso significa até duas doses por dia para os homens e uma dose por dia para as mulheres. O álcool pode desencadear gota, uma doença articular dolorosa que representa um fator de risco secundário para osteoartrite. Se você tem gota, elimine o álcool da sua vida.
- *Elas nunca contam calorias.* As pessoas que conseguem emagrecer e manter o peso não fazem "dietas" rigorosas nem ficam contando calorias. Dietas rigorosas e contagem de calorias são muito restritivas e difícil de suportar, e são facilmente abandonadas. É muito melhor adotar uma dieta flexível e fácil de seguir que inclua todos os tipos de alimentos necessários à saúde.

- *Elas não se pesam mais de uma vez por semana.* É normal ocorrer alguma flutuação do peso corporal durante um único dia, principalmente por causa das alterações no conteúdo de água. Quem se pesa diariamente (ou, ainda pior, várias vezes por dia) pode ficar obcecado pelos números da balança, entrar em pânico quando engordar um pouquinho ou ficar excessivamente confiante quando emagrecer. Não deixe que sua alimentação seja ditada pela balança.

- *Elas estão felizes com o próprio corpo e têm metas realistas.* Se você mede 1,75 e pesa 147 quilos, sua principal meta não deverá ser chegar a 56 quilos. Diversos estudos demonstraram que, para quem está com excesso de peso ou obeso, a perda de apenas 10% do peso extra pode ter um efeito positivo significativo para a saúde. Depois que conseguir isso, você se sentirá vitorioso, e não um fracassado, e estará pronto para estabelecer uma nova meta e atingi-la da mesma forma. Aceite-se da maneira como você é hoje, enquanto tenta melhorar (mesmo que só um pouquinho) a cada dia.

- *Elas são organizadas.* Quem consegue controlar o peso prepara-se com antecedência para os eventos fazendo refeições completas e bem balanceadas em casa e, se necessário, levando consigo a própria refeição. Essas pessoas estão comprometidas com suas metas, e organizam a agenda pessoal de modo que sempre tenham tempo de fazer refeições nutritivas e sessões de exercício, o compromisso mais importante do dia.

- *Elas sabem por que comiam demais e fracassavam no passado.* As pessoas comem por diversas razões, e não apenas para matar a fome. Muitas usam a comida para subjugar a dor, para lidar com o stress ou a infelicidade, para espantar o tédio ou apenas porque gostam da estimulação oral. Se você descobrir por que come demais, substituirá por outra atividade. Por exemplo, em meus intervalos no trabalho, eu costumava colocar alguma coisa na boca só para fazer uma pausa. Percebi, então, que não estava realmente com fome nesses momentos — que eu só comia porque estava estressado. Decidi trocar essa atitude por um comportamento saudável. Agora, nos intervalos, jogo dardos ou visito meu colega no final do corredor.

## O que torna uma alimentação saudável

É relativamente fácil comer suficientemente bem para evitar uma importante deficiência de vitamina ou mineral, como beribéri ou escorbuto. Mas uma pequena deficiência de qualquer nutriente pode enfraquecer o organismo, deixando-o mais suscetível a doenças e menos equipado para combater invasores.

O organismo precisa de diversos tipos de nutrientes para apresentar seu melhor desempenho, como proteínas, carboidratos, gorduras, fibras, vitaminas, sais minerais e substância fitoquímicas. Esses compostos são encontrados em diferentes combinações e diferentes quantidades em vários alimentos. Se você comer sempre os mesmos tipos de alimentos (mesmo que sejam ricos em nutrientes), estará deixando de fora elementos fundamentais para a saúde. A variedade não é apenas o tempero da vida, mas também a vela de ignição da saúde.

## *Alimentos que destroem as articulações*

Os pesquisadores têm descoberto sistematicamente que uma alimentação saudável e variada é uma das coisas mais importantes que podemos fazer para proteger a nossa saúde. Porém, pesquisas sobre uma conexão especial entre a alimentação e os sintomas de osteoartrite estão fornecendo informações animadoras para os portadores dessa doença. Sabemos agora que determinados alimentos ajudam a interromper a destruição das articulações, enquanto outros ajudam a aliviar a dor. E, como veremos, alguns alimentos na verdade podem *piorar* os sintomas articulares de algumas pessoas.

Várias teorias tentaram explicar por que as articulações se deterioram. Segundo uma delas, moléculas instáveis chamadas *radicais livres* circulam pelo organismo atacando e destruindo o tecido sadio, inclusive o tecido das articulações.

Acredita-se que o dano causado pelo excesso de radicais livres seja a principal causa de muitas doenças, inclusive câncer, cardiopatia, e doenças degenerativas e relacionadas com o envelhecimento. A osteoartrite pode ser, pelo menos em parte, resultado dos danos causados pelos radicais livres. Para piorar a situação, a própria inflamação articular pode desencadear a formação de radicais livres. Por esse motivo, evitar os danos dos radicais livres é um aspecto importantíssimo no tratamento e prevenção da osteoartrite.[5]

Felizmente, os antioxidantes são uma grande ajuda na luta contra os radicais livres. Onde encontramos os antioxidantes? Eles estão na geladeira ou no frasco de vitaminas mais próximo. Os antioxidantes incluem a vitamina A (ou betacaroteno e outros carotenóides, que são a forma vegetal da vitamina),

vitamina C, vitamina E e o mineral selênio. Uma maneira fácil de se lembrar desses compostos é o acrônimo ACES. Os alimentos que contêm qualquer um dos quatro ACES são armas poderosas no combate aos radicais livres e aos danos causados por eles.

É sempre melhor obter os ACES de alimentos integrais, em vez de suplementos, pois quando eles estão contidos nos alimentos, os antioxidantes estão misturados com outras substâncias que também podem ser essenciais na prevenção das doenças. Aqui estão algumas excelentes fontes alimentares de ACES:

- *Vitamina A, betacaroteno e carotenóides.* Os pesquisadores descobriram que os carotenóides (betacaroteno, a forma vegetal da vitamina A, é um entre vários) são bastante eficazes na luta contra os radicais livres. Os carotenóides são encontrados principalmente em frutas e hortaliças amarelo-alaranjadas, como damasco, batata-doce, moranga, cenoura, melão-cantalupo e outros melões, manga, mamão, pêssego e abóbora, bem como em verduras de folha verde-escura, como brócolis, espinafre, couve, salsa, entre outras. Se você cortar uma fruta ou hortaliça e ver que ela é colorida por dentro, é provável que seja uma boa fonte de carotenóides. A vitamina A é encontrada no fígado, na carne de peru, no leite, nos ovos e em outros alimentos de origem animal.
- *Vitamina C.* Todos os tipos de fruta e hortaliça contêm pelo menos um pouco desse antioxidante, além da carne fresca. Frutas como melão-cantalupo, *grapefruit*, mamão, *kiwi*, laranja, manga, framboesa, abacaxi, banana, morango e tomate são fontes extraordinárias de vitamina C. As hortaliças mais ricas em vitamina C são couve-de-bruxelas, couve, repolho, aspargos, brócolis, batata e pimentão vermelho. A vitamina C é sensível ao calor, portanto para conservar a maior quantidade possível, coma frutas e hortaliças cruas ou apenas ligeiramente cozidas.
- *Vitamina E.* As principais fontes desse antioxidante são castanhas, sementes, cereais integrais e óleos vegetais, como óleos de girassol e açafroa. Boas fontes alimentares são sementes de girassol, germe de trigo, abacate, pêssego, pães e cereais integrais, espinafre, brócolis, aspargos, ameixas secas e creme de amendoim. Os óleos vegetais refinados vendidos nos supermercados não contêm muita vitamina E (ou outros nutrientes). Óleos vegetais prensados a frio, vendidos nas lojas de produtos naturais, contêm uma quantidade muito maior de vitamina E natural.

- *Selênio.* Além de proteger as células contra os efeitos tóxicos dos radicais livres, ao ajudar a reciclar a vitamina E no organismo e produzir a enzima antioxidante glutationa, o selênio pode ajudar a manter o sistema imunológico funcionando adequadamente. Peixe-espada, salmão, atum, vísceras, triguilho, aveia, arroz integral, sementes de girassol, ostras e camarões são ricos em selênio.

## Os suplementos são necessários?

É sempre melhor obter as vitaminas e sais minerais de que o organismo precisa de alimentos frescos e integrais do que de suplementos. Infelizmente, nem sempre é possível — não podemos ou nem sempre comemos como deveríamos. E, o que é mais importante, as quantidades de vitaminas antioxidantes e outros nutrientes que ajudam no tratamento da osteoartrite são maiores do que as que poderíamos obter de forma razoável apenas com a alimentação. O organismo usa uma grande quantidade de antioxidantes para destruir os radicais livres extras causados pela inflamação da artrite, portanto você precisa ter certeza de estar obtendo bastante vitamina A, C e E e selênio, principalmente vitamina C. Para isso, precisará de suplementos.

As doses diárias de suplementos antioxidantes que costumo recomendar são:

- Vitamina A: 5.000 UI
- Vitamina C: 250 a 1.000 mg
- Vitamina E: 100 a 400 UI
- Selênio: 55 a 200 mcg

Além disso, geralmente recomendo a adição de pequenas quantidades do mineral boro aos suplementos diários. O boro auxilia na fixação do cálcio nos ossos, que é essencial para manter as articulações sadias e os ossos fortes; alguns estudos demonstraram que o boro pode ter um efeito benéfico na osteoartrite.[6] Em áreas geográficas em que a ingestão desse mineral é baixa, a incidência de osteoartrite é elevada, e vice-versa, embora outros fatores também possam estar envolvidos.[7] Frutas como maçãs, peras e uvas são boas fontes de boro, assim como verduras de folhas verdes, castanhas e leguminosas. Para suplementação, a dose recomendada para adulto é de 1 a 3 mg por dia.

## Os bioflavonóides fortalecem as articulações

Bioflavonóides é um termo amplo que abrange um grupo muito grande composto por milhares de substâncias encontradas em praticamente todos os alimentos de origem vegetal. Trata-se das substâncias químicas naturais que emprestam aos alimentos suas cores e sabores característicos. Entre outras coisas os bioflavonóides são essenciais para paredes capilares sadias e para o metabolismo da vitamina C. De modo geral, os bioflavonóides podem ajudar os portadores de osteoartrite da seguinte maneira:

- Reforçando a capacidade do colágeno para formar uma forte matriz.
- Evitando os danos causados pelos radicais livres.
- Retardando a resposta inflamatória.
- Impedindo que o colágeno seja destruído quando o tecido cartilaginoso está inflamado.
- Acelerando a cicatrização de lesões.

Os alimentos com maior concentração de bioflavonóides são chá verde, bagas (frutinhas silvestres), cebolas, frutas cítricas e frutas que contêm caroço (como cerejas e ameixas). Outras fontes são todas as frutas e hortaliças frescas, sementes e cereais integrais. Como regra geral, quanto mais forte for a coloração de uma fruta ou hortaliça, maior seu conteúdo de bioflavonóides.

Os suplementos de bioflavonóides são vendidos em farmácias e lojas de produtos naturais como bioflavonóides cítricos, rutina, quercetina, licopeno, hesperidina, catequinas, extratos de gingko biloba, extratos de cardo mariano, proantocianidinas, luteína, zeaxantina e muitos outros. Novos bioflavonóides estão sempre sendo descobertos.

Embora alguns bioflavonóides individuais tenham demonstrado efeitos benéficos específicos (uma alimentação rica em licopeno foi associada a baixas taxas de câncer de próstata, por exemplo), na realidade não foram feitas pesquisas suficientes para se afirmar que qualquer bioflavonóide ajuda no tratamento da artrite. Mas, como as frutas, hortaliças e cereais integrais estão repletos de todos os tipos de bioflavonóides, a melhor abordagem consiste em comer a maior quantidade possível de frutas e hortaliças ricamente coloridas. Assim, se alguma delas realmente tiver um bom efeito, com certeza você obterá!

Se quiser experimentar suplementos de bioflavonóides, aqui estão algumas sugestões com as doses diárias recomendadas:

- Proantocianidinas (vendido sob o nome comercial de Pycnogenol®), 30 a 100 mg
- Curcumina (encontrada naturalmente na cúrcuma), 100 a 500 mg
- Alho, 100 a 500 mg
- Extrato de chá verde, 300 mg
- Bioflavonóides mistos, 500 a 1.000 mg

Alguns suplementos multivitamínicos diários atualmente incluem bioflavonóides como luteína — verifique o rótulo das embalagens.

## Como controlar a inflamação naturalmente

A inflamação pode causar muita dor e desconforto para o portador de osteoartrite, e ocorre com maior freqüência nos casos mais avançados. A inflamação é a resposta natural do organismo a lesões nos tecidos ou ao uso excessivo de uma articulação doente. Apesar de bem intencionada, é a resposta inflamatória que faz com que as articulações fiquem rígidas, quentes, inchadas e doloridas.

A inflamação é uma das formas pelas quais o organismo se protege após uma lesão ou doença. Quando o tecido é lesado, os leucócitos correm até a "cena do crime" para remover as células danificadas e combater qualquer infecção. Como parte da resposta natural, eles produzem substâncias chamadas *prostaglandinas* e *leucotrienos*, que, por sua vez, iniciam uma cascata de reações bioquímicas, inclusive inflamação. Os leucócitos também produzem radicais livres, como peróxido de hidrogênio, como parte da cascata inflamatória — e que podem danificar a cartilagem.

Na artrite, a inflamação persiste durante muito tempo após o desaparecimento da lesão ou doença original. A alimentação pode desempenhar um papel importante na redução da inflamação. Trata-se de um processo um pouco complexo, mas que funciona da seguinte maneira:

Os ácidos graxos da alimentação podem alterar essa resposta inflamatória para melhor ou para pior. É por isso que o organismo usa ácidos graxos para produzir os diversos tipos de prostaglandinas (substâncias de vida útil curta que agem de forma muito semelhante aos hormônios) que fazem parte da cascata. Algumas prostaglandinas aumentam a inflamação, enquanto outras a destroem. O *ácido araquidônico* é o principal responsável pela produção de prostaglandinas inflamatórias. Derivado quase inteiramente de produtos de origem animal e gorduras saturadas, ele é o precursor da prostaglandina "ruim" que produz inflamação e agregação plaquetária, endurecimento das artérias, cardiopatia e acidente vascular cerebral. Carnes, aves, laticínios (principalmente os que contêm gordura saturada) e gemas de ovo contêm ácido araquidônico. Se você tem osteoartrite, consuma esses alimentos com moderação.

*Ácido alfalinolênico (ALA), ácido eicosapentaenóico (EPA), ácido gamalinolênico (GLA) e ácido linoléico* são ácidos graxos usados para a produção de prostaglandinas antiinflamatórias. Isso significa que, até certo ponto, é possível diminuir o inchaço e a dor das articulações ingerindo alimentos e suplementos ricos em ácidos graxos antiinflamatórios.

## Substâncias que combatem a inflamação

Vamos analisar os ácidos graxos capazes de *reduzir* a inflamação:

O *ácido alfalinolênico (ALA)*, também chamado (por razões complicadas que não vou detalhar) ácido graxo ômega 3, é encontrado em verduras e outros alimentos de origem vegetal, como castanhas, sementes e cereais integrais. Pode ajudar a bloquear a produção de prostaglandinas pró-inflamatórias e leucotrienos.

O *ácido gamalinolênico (GLA)*, também chamado de ácido graxo ômega 6, é encontrado no óleo de groselha preta, óleo de prímula e óleo de borragem. É um precursor das prostaglandinas antiinflamatórias, de modo que quanto mais ácido gamalinolênico você ingerir, mais prostaglandinas "boas" o seu organismo poderá produzir. Como o GLA não é realmente encontrado em altas concentrações nos alimentos que normalmente consumimos, você terá de tomar suplementos. A dose diária usual é de 200 a 500 mg. Infelizmente, o GLA também pode *desencadear* inflamação em algumas pessoas, portanto tenha cuidado se decidir tomar esse suplemento. Pode ser que você consiga evitar isso balanceando a ingestão de ácidos graxos ômega 6 com alimentos ou suplementos ricos em ácidos graxos ômega 3 (veja abaixo).

O *ácido linoléico* é encontrado em óleos vegetais, como óleo de milho, soja, girassol, açafroa, linhaça e outros — mas apenas se não forem altamente processados, como os óleos vegetais baratos vendidos nos supermercados. O ácido linoléico ajuda o organismo a aumentar seus níveis de EPA, que, por sua vez, bloqueia a produção de prostaglandinas prejudiciais.

O *ácido eicosapentaenóico (EPA)*, o mais conhecido dos ácidos graxos ômega 3, é encontrado em plantas marinhas e peixes. O EPA na verdade é produzido por algas e plânctons, que são ingeridos por alguns peixes. Nem todos os peixes são ricos em EPA — os peixes de água doce contêm uma quantidade relativamente pequena. Os peixes gordurosos de água fria pescados no oceano têm as maiores quantidades, inclusive cavalinha, anchova, arenque, salmão, sardinha, esturjão e atum. Trinta gramas de peixe por dia, ou duas refeições de peixe por semana, podem ajudar a reduzir o processo inflamatório. (Saiba que a fritura destrói os ácidos graxos ômega 3, além de adicionar uma grande quantidade de gordura prejudicial.) O consumo de peixe pelo menos duas vezes por semana proporciona um benefício adicional: reduz o risco de cardiopatia e diabete.

Embora seja sempre melhor retirar os nutrientes dos próprios alimentos, algumas pessoas obtêm ômega 3 na forma de suplementos, como cápsulas de óleo de peixe. A dose recomendada para reduzir a inflamação da artrite é de pelo menos 1.000 mg ao dia e até 5.000 mg por dia para os casos mais graves. Mas cuidado para não exagerar em nenhum desses métodos de consumo, peixe ou óleo de peixe em excesso pode interferir na capacidade de coagulação, sobretudo se você estiver tomando também medicamentos ou suplementos que inibem a coagulação do sangue (aspirina, ginkgo biloba, alta dose de vitamina E e alguns medicamentos de venda controlada). A ingestão excessiva de cápsulas de óleo de peixe pode causar superdosagem de vitaminas A e D (principalmente se esses nutrientes já estiverem incluídos no seu suplemento vitamínico), que pode ser tóxico.

## Alergias alimentares e artrite

Pode ser que alguns sintomas de artrite sejam causados por alergias e intolerâncias alimentares — de início agudo ou retardado —, e que a exclusão dos alimentos responsáveis da dieta melhorem os sintomas.

*Alergia alimentar aguda* é conseqüência de uma resposta exagerada do sistema imunológico a um alimento que o organismo acredita erroneamente ser prejudicial. Uma vez que o sistema imunológico rotula determinado alimento como prejudicial, ele cria anticorpos específicos para esse alimento. Depois disso, toda vez que o organismo identifica esse alimento, o sistema imunológico libera quantidades maciças de histamina, substância química destinada a proteger o organismo. A resposta de histamina pode desencadear uma cascata de sintomas alérgicos capazes de causar erupções cutâneas, urticária, vergões na pele, inflamação e até mesmo choque anafilático (dificuldades respiratórias, quedas acentuadas na pressão arterial, podendo até mesmo levar à morte se a pessoa não for tratada imediatamente). Esse tipo de reação alimentar surge rapidamente, entre alguns minutos a duas horas após a ingestão do alimento agressor.

A alergia alimentar de início retardado é conhecida como intolerância alimentar, sensibilidade alimentar ou hipersensibilidade alimentar. Trata-se de uma reação mais lenta a alguns alimentos — os sintomas se acumulam com o tempo. As alergias alimentares de início retardado costumam provocar alguma forma de resposta inflamatória ou diversos outros sintomas, como fadiga crônica, dor articular e muscular, acne, eczema, dores de cabeça, obnubilação mental e diversos distúrbios digestivos, para mencionar apenas alguns.

As alergias alimentares de início retardado são difíceis de serem diagnosticadas e muitas vezes são confundidas com outros problemas de saúde. Por exemplo, se você tem uma reação lenta a um alimento, a resposta do seu organismo pode ser uma exacerbação da dor articular vários dias após a ingestão do alimento. Talvez você — e o médico — não relacionem algo que você comeu na segunda-feira com a dor articular na quinta-feira. As pessoas que sofrem de alergia alimentar de início retardado geralmente têm *mais* de um sintoma. Na verdade, é improvável que uma pessoa com apenas um sintoma possa apontar como causa uma alergia alimentar de início retardado. Portanto, se você tiver exacerbações da dor articular *e* problemas digestivos, por exemplo, a causa subjacente pode ser uma alergia alimentar de início retardado.

## Como os alimentos podem se transformar em inimigos

As alergias alimentares de início retardado ocorrem quando macromoléculas de proteínas dos alimentos entram na corrente sangüínea e circulam pelo corpo. Se você for alérgico a essas proteínas em particular, seu sistema imunológico vai considerar essas proteínas como invasoras e atacá-las.

Na maioria dos casos, as pessoas desenvolvem uma alergia alimentar de início retardado depois de tomarem antibióticos, principalmente quando esses medicamentos são tomados durante semanas ou meses. O uso prolongado de antiinflamatórios (tanto de venda livre quanto de venda controlada) ou antiácidos, principalmente os "inibidores da bomba de prótons", como omeprazol (Prilosec®), lansoprazol (Prevacid®) e esomeprazol magnésico (Nexium®), parece também causar o problema em algumas pessoas. A teoria é que esses medicamentos podem alterar as populações de bactérias saudáveis que normalmente estão presentes no trato gastrointestinal. Em milhões de pessoas por ano, os AINEs (até mesmo com revestimento entérico e os seletivos para COX-2) provocam erosões na mucosa do estômago, algumas vezes chegando até os vasos sangüíneos. Sem a mucosa protetora intacta, as proteínas dos alimentos podem entrar diretamente na corrente, contornando o mecanismo normal de permeabilidade do estômago e a reação imunológica adequada.

## ESPRU CELÍACO

*Talvez o protótipo dos transtornos alimentares, doenças auto-imunes e artrites seja uma doença conhecida como doença celíaca ou espru celíaco. Os portadores de doença celíaca não conseguem quebrar e absorver o glúten, uma proteína encontrada nos cereais, adequadamente. Essa doença na verdade é muito comum, podendo acometer uma em cada 200 pessoas. Quando os portadores de doença celíaca ingerem alimentos contendo glúten (encontrado no trigo, cevada, centeio, aveia e outros cereais), a proteína danifica as vilosidades (minúsculas projeções digitiformes) no intestino delgado. Isso pode causar grave inflamação e desnutrição, pois os nutrientes não são devidamente absorvidos. O único tratamento eficaz para o espru celíaco consiste em eliminar de vez todo e qualquer tipo de glúten da alimentação. Infelizmente, é muito difícil fazer isso. Além do mais, os portadores de espru celíaco muitas vezes também têm outras sensibilidades alimentares. Por causa da má absorção de nutrientes, é comum esses pacientes terem problemas articulares não-diagnosticados ou erroneamente diagnosticados. Osteoporose, perda de peso e problemas intestinais (como diarréia crônica) também são freqüentes e também podem demorar muito tempo para ser diagnosticados.*

### Como diagnosticar alergia alimentar de início retardado

A reação à alergia alimentar de início retardado geralmente surge por volta de duas a 72 horas após a ingestão dos alimentos reativos. Os sintomas podem afetar qualquer órgão ou tecido, e ocorre sempre uma lenta reação cumulativa com o tempo. Em virtude da demora da reação, e como muitas vezes quatro ou cinco tipos de alimentos podem estar implicados, é muito difícil identificar os alimentos agressores. As dietas de exclusão e reintrodução (teste de provocação oral) são os métodos de referência para a identificação dos alimentos agressores, mas são muito demorados e cansativos.

Um método mais rápido é a análise imunoenzimática (ELISA), exame laboratorial que representa um método rápido e preciso de detectar os alimentos que levaram à produção de anticorpos da classe IgG (imunoglobulina G). (A IgG é uma substância produzida pelo organismo como parte de uma resposta alérgica.) Como a alergia alimentar de início retardado muitas vezes resulta numa reação imunológica às proteínas dos alimentos com o tempo, o organismo acumula altos níveis de anticorpos específicos para esses alimentos. Durante a análise, instrumentos sofisticados são usados para medir a quantidade de anticorpos IgG específicos para os alimentos produzidos na corrente sangüínea. Por intermédio desse método, o laboratório consegue descobrir quais são os alimentos que provocam uma reação forte (e, portanto, devem ser evitados), os que provocam uma reação moderada e os que não provocam nenhuma reação, e, portanto, podem ser consumidos livremente.

Em relação aos testes de alergias alimentares, fiquei bastante impressionado com a precisão e comodidade do teste do York Nutritional Laboratories (www.yorkallergyusa.com). Sem necessidade de consulta médica, coleta tradicional de sangue ou deslocamento de carro, o teste desse laboratório é o mais fácil e eficaz em termos de custos que conheço.

Os testes de alergias alimentares proporcionaram a milhares de pessoas em todo o mundo o alívio que elas buscavam, muitas vezes após anos de tratamento malsucedido para doença crônica pelos métodos convencionais. Às vezes basta uma simples mudança na alimentação para obter alívio sintomático a longo prazo. Incentivo todos os meus pacientes com doenças auto-imunes, inclusive artrite reumatóide e lúpus, a fazer esses testes. Para os portadores de osteoartrite, geralmente só recomendo o teste quando eles apresentam outros sintomas vagos ou suspeitam de agravamento da doença depois de comer certos alimentos.

## *Uma alimentação para derrotar a osteoartrite*

Já falamos sobre vários aspectos nutricionais. Agora está na hora de fazer uma breve recapitulação. Os quatro elementos de uma dieta antiosteoartrítica eficaz são alimentos ricos em antioxidantes, alimentos que contêm bioflavonóides, alimentos que reduzem a inflamação e alimentos que ajudam a controlar o peso. Vamos analisar exatamente o que você pode comer para incorporar à sua alimentação essas quatro maneiras de combater a osteoartrite.

## COMBATENTE DA OSTEOARTRITE I
### Alimentos que contêm antioxidantes

*Vitamina A/carotenóides.* Frutas e hortaliças amarelo-alaranjadas, como damasco, batata-doce, moranga, cenoura, melão-cantalupo, manga, mamão, pêssego e abóbora. E também verduras de folhas verde-escuras, como brócolis, espinafre, couve, salsa e outras.

*Vitamina C.* Melão-cantalupo, *grapefruit,* mamão, *kiwi,* laranja, manga, framboesa, abacaxi, banana, morango, tomate, couve-de-bruxelas, couve, repolho, aspargos, brócolis, batata e pimentão vermelho.

*Vitamina E.* Óleos vegetais prensados a frio (girassol e açafroa), sementes de girassol, germe de trigo, castanhas, abacate, pêssego, pães e cereais integrais, espinafre, brócolis, aspargos, ameixa seca e creme de amendoim.

*Selênio.* Peixe-espada, salmão, atum, miúdos, triguilho, aveia, arroz integral, sementes de girassol, ostra e camarão.

### Resumo: consuma uma grande quantidade de antioxidantes...

Coma pelo menos um alimento da lista de vitamina A/carotenóides e dois da lista de vitamina C diariamente. Uma colher de sopa de óleo vegetal ou outro alimento da lista de vitamina E por dia é suficiente. Coma um alimento rico em selênio e um alimento rico em boro por semana.

Se quiser tomar suplementos com vitaminas A, C, E e selênio (ACES), pergunte ao seu médico. Os médicos com orientação nutricional geralmente consideram as seguintes doses seguras para a maioria dos adultos: vitamina A (5.000 UI); vitamina C (250 a 1.000 mg); vitamina E (100 a 400 UI), selênio (55 a 200 mcg) e boro (1 a 3 mg).

## COMBATENTE DA OSTEOARTRITE 2
### Alimentos que contêm bioflavonóides

Os bioflavonóides são encontrados em frutas cítricas, frutas silvestres, chá verde, cebola, frutas que têm caroço (como cerejas e ameixas) e cereais integrais. Em geral, alimentos de origem vegetal ricamente coloridos são boas fontes de bioflavonóides. Coma pelo menos um alimento rico em bioflavonóides por dia.

## COMBATENTE DA OSTEOARTRITE 3
### Alimentos que reduzem a inflamação

*Ácidos graxos ômega 3.* São os combatentes naturais da inflamação, e o EPA, ou óleos de peixe, é o melhor dos ômegas 3. As melhores fontes alimentares de ômega 3 são peixes de água fria, como cavalinha, anchova, arenque, salmão, sardinha, esturjão do Atlântico e atum, todos ricos em EPA. (Mas não os frite.) Recomenda-se comer duas a cinco porções de peixe por semana. Se você não come peixe, talvez queira tomar suplementos de 1.000 a 2.000 mg de óleo de peixe por dia. Como o óleo de peixe pode interferir na coagulação sangüínea, não tome mais de 2.000 mg por dia. Antes de tomar óleo de peixe, converse com seu médico.

*Óleo de prímula, óleo de framboesa preta e óleo de semente de borragem.* Esses óleos contêm ácido gamalinoléico (GLA), que é um substituto aceitável (apesar de menos eficaz) do EPA. Entretanto, o GLA pode desencadear inflamação em algumas pessoas, portanto use com cautela. Esses óleos atuam junto com a alimentação, mas tendem a ser caros. A dose diária gira em torno de 500 mg.

*Óleos vegetais, como óleo de milho, soja, girassol, açafroa ou linhaça.* Esses óleos contêm ácido linoléico, que ajuda a aumentar os níveis de EPA do organismo e, conseqüentemente, a diminuir a resposta inflamatória. Uma colher de sopa por dia (cerca de 1.000 mg) deve ser suficiente para a maioria das pessoas. Escolha óleos vegetais prensados a frio e minimamente refinados e guarde-os na geladeira. O óleo de semente de linhaça é vendido também em cápsulas.

## Resumo: reduza a resposta inflamatória por meio da alimentação...

Coma peixe duas a cinco vezes por semana ou tome uma ou duas colheres de sopa (1.000 a 2.000 mg) de óleo de peixe por dia *ou então* tome cerca de 500 miligramas de óleo de prímula, framboesa preta ou semente de borragem ou uma colher de sopa (1.000 mg) dos óleos vegetais mencionados acima.

## COMBATENTE DA OSTEOARTRITE 4
### Controle o peso

Siga a tradicional alimentação mediterrânea ao selecionar os alimentos e determine as quantidades para elaborar seu plano alimentar básico. Tome suplementos conforme a indicação. Prefira alimentos com baixo teor de gordura e ricos em nutrientes. Coma muitas frutas e hortaliças frescas. Substitua a farinha de trigo branca por cereais integrais e restrinja a quantidade de batata, arroz e macarrão. Não pule refeições para perder peso. Empregue todo seu tempo e energia para ficar em forma, principalmente melhorar sua capacidade aeróbica e força. E lembre-se de fazer mudanças gradualmente, aderindo a elas até que se tornem naturais.

### Mitos da alimentação contra artrite

Uma boa alimentação pode ajudar a controlar alguns dos sintomas de osteoartrite, mas não existe nenhuma alimentação que "cure" a artrite. Cuidado com regimes que incluem uma quantidade excessiva de um alimento ou nutriente ou que deixem de fora grupos alimentares inteiros. E cuidado com estes três mitos populares:

- **Primeiro mito:** *deixar de consumir plantas da família das solanáceas pode aliviar a dor articular.* Esse mito surgiu na década de 1960, quando um horticultor da Rutgers University notou que sentia dores articulares depois de comer essas plantas. As plantas da família das solanáceas abrangem 1.700 ervas, arbustos e árvores, como berinjela, pimentões, batatas e tomates. Embora muitos afirmem que a exclusão dessas plantas da alimentação cura a artrite, esse fato não foi comprovado cientificamente.

- **Segundo mito:** *a Dieta Dong pode melhorar consideravelmente os sintomas de artrite.* A Dieta Dong é uma dieta de eliminação desenvolvida pelo dr. Collin Dong nos moldes da alimentação que muitos chineses adotaram durante séculos. A dieta elimina todos os conservantes, aditivos, frutas, carne vermelha, ervas, álcool e laticínios. Não existe nenhuma prova científica de que ela funcione. Embora essa dieta não pareça ser particularmente prejudicial, qualquer benefício observado por algumas pessoas pode estar relacionado com a exclusão de alimentos que causam reação imunológica.
- **Terceiro mito:** *uma alimentação "natural" rica em alfafa pode reduzir os sintomas de artrite.* Não existem evidências de que isso funcione — e alfafa em altas doses pode interferir com a produção de glóbulos vermelhos. Uma boa alimentação precisa incluir muito mais do que apenas altas quantidades de determinado alimento.

Sempre surgem dietas da moda para osteoartrite, mas, após uma análise detalhada, constata-se que elas não têm fundamentação científica ou se baseiam numa interpretação distorcida de um único estudo de pequeno porte. Para obter os melhores resultados com o programa A Cura da Artrite, siga princípios seguros e sensatos de uma alimentação nutritiva, controle o peso corporal e pense na possibilidade de tomar os suplementos apresentados neste capítulo.

# 10

# COMO COMBATER A DEPRESSÃO

**O que é depressão?**
**Qual a ligação entre depressão e osteoartrite?**
**Quais são os sinais da depressão?**
**Quem corre o risco de ficar deprimido?**
**Como posso superar a depressão?**
**O que são antidepressivos?**
**O que é SAMe e como pode ajudar na depressão e na osteoartrite?**
**O que é "manter" e "esconder"?**
**Como stress e fadiga pioram a depressão?**
**Como posso fazer com que meu corpo fique mais
    resistente ao stress e à fadiga?**
**O que posso fazer para dormir melhor?**

O problema de Robin começou de maneira bem lenta. A princípio, ela apenas dormia até um pouco mais tarde e sentia um leve cansaço ao acordar. Mas, dois anos depois, estava sempre cansada. As tarefas diárias a deixavam exausta, e ela não tinha energia nem para o marido nem para as amigas. Achando que pudesse ser algum problema relacionado ao sistema endócrino, sistema imunológico, sistema nervoso ou coração, os médicos realizaram diversos exames e acabaram prescrevendo "um monte de remédios, nem me lembro mais quantos". Obviamente os medicamentos tinham efeitos colaterais, inclusive depressão, então ela teve de tomar outros para combater os efeitos nocivos dos primeiros. Os médicos nunca encontraram uma explicação para o cansaço de Robin. A única coisa errada com essa mulher de 35 anos, que em outros aspectos era perfeitamente saudável, era uma grave osteoartrite do joelho direito.

Osteoartrite: esse era o problema. Não diretamente, pois a osteoartrite não provoca cansaço nem abalo emocional. Mas, qualquer coisa que produza dor, limite a mobilidade e ameace incapacitação pode levar à depressão, que, por sua vez, pode causar cansaço, desânimo, falta de interesse pelos familiares e amigos, problemas sexuais e muitos outros. Acontece que Robin tinha sido uma esgrimista bastante promissora, possível candidata aos jogos olímpicos, quando aos 23 anos foi obrigada a abandonar a espada por causa de uma osteoartrite no joelho direito, seu joelho "de investida". De repente, seus sonhos foram desfeitos e seu futuro foi interrompido. Robin ficou deprimida. E sua infelicidade aumentou ainda mais quando a dor no joelho direito piorou, forçando-a a desistir das caminhadas e do vôlei de praia com o marido e os amigos. "Eu me senti velha e esgotada aos 25 anos", disse ela. "Não admira que estivesse deprimida."

A depressão — sentimentos persistentes de tristeza, cansaço, baixa autoestima e falta de interesse pelas tarefas cotidianas e atividades que costumavam ser prazerosas — é um efeito colateral comum da osteoartrite. É natural que a pessoa fique aborrecida quando a dor a obriga a abandonar suas atividades favoritas, dificulta a realização de suas tarefas rotineiras e não desaparece nem mesmo quando ela está sentada. O risco de depressão aumenta à medida que a dor fica mais forte e o grau de incapacidade aumenta, com surtos de exacerbação imprevisíveis que fazem com que a pessoa se sinta refém da doença. Na verdade, alguns pesquisadores acreditam que a perda funcional ou incapacidade induza ainda mais à depressão do que a dor.[1] Aproximadamente 20% dos portadores de osteoartrite têm depressão em algum momento, uma porcentagem compatível com a observada entre outros grupos de portadores de doenças crônicas.[2]

Depressão é surpreendentemente comum, seja qual for a idade, o sexo ou o estado de saúde. Segundo o National Institute of Mental Health, todo ano quase 19 milhões de adultos americanos, ou cerca de 9,5% da população adulta, têm transtorno depressivo. Todos os anos, a porcentagem de mulheres com transtorno depressivo (12%) é quase o dobro da de homens (6,6%). Isso representa 12,4 milhões de mulheres e 6,4 milhões de homens. O transtorno depressivo maior é a principal causa de incapacidade nos Estados Unidos. Considerando-se as despesas com tratamento e o número de faltas no trabalho, calcula-se que o custo anual da depressão nos Estados Unidos gire em torno de 44 a 53 bilhões de dólares.[3]

A magnitude da importância e influência da depressão nos portadores de OA é exemplificada pelo fato espantoso de que a presença e o grau de depressão estão mais correlacionados com os sintomas de dor osteoartrítica do que até mesmo as radiografias do paciente![4] Em outras palavras, se você tem osteoartrite, o seu nível pode ser previsto pelo simples fato de você estar ou não deprimido; e, se estiver, pela gravidade da sua depressão.

Nem todo mundo que tem artrite fica deprimido, mas sabemos que qualquer doença que causa dor constante muitas vezes também causa depressão — mesmo que seja leve e temporária. Existem inúmeras evidências de que é preciso tratar a depressão para que se possa controlar a doença. As pessoas que usam abordagens de enfrentamento passivas (descansando, prevendo uma catástrofe e se preocupando), comuns na depressão, relatam níveis mais elevados de dor e incapacitação em diversas doenças crônicas, inclusive artrite.[5] Por esse motivo, recomendo enfaticamente que os pacientes sigam todo o programa de tratamento, inclusive a parte dos exercícios. Dá muito mais resultado do que ficar sentado em casa tomando analgésicos, apesar do que mostram os comerciais de televisão sobre medicamentos para artrite.

## SAMe é bom para depressão e osteoartrite

O SAMe (S-adenosil-L-metionina) existe naturalmente no organismo, e é um co-fator em dezenas de vias bioquímicas importantíssimas. Pesquisas realizadas ainda em 1976 indicaram que esse composto auxilia no tratamento da depressão. Ele foi encontrado em várias regiões do cérebro, e descobriu-se que alguns medicamentos psiquiátricos podem aumentar seus níveis na corrente sangüínea.

O primeiro uso de SAMe para tratamento de depressão produziu algumas surpresas inesperadas, porém agradáveis. Uma análise mais detalhada mostrou que ele tinha algumas propriedades antiinflamatórias e analgésicas. Alguns participantes das pesquisas clínicas que tinham osteoartrite e depressão relataram alívio sintomático com o uso de SAMe. Isso levou à realização de pesquisas sobre o emprego desse composto no tratamento de osteoartrite.

As pesquisas iniciais limitaram-se aos medicamentos de venda controlada, uma vez que o SAMe só podia ser administrado por meio de injeção. As pesquisas avançaram com o desenvolvimento de uma fórmula estável de SAMe que podia ser tomada via oral como suplemento alimentar. Os aprimoramentos no setor de produção observados ao longo dos anos tornaram o SAMe ainda mais estável. Hoje, suplementos de SAMe de excelente qualidade são vendidos sem receita médica.

Às vezes é conveniente e até mesmo necessário usar medicamentos no tratamento da depressão, além dos outros tratamentos que descrevo mais adiante neste capítulo. Mas, como os antidepressivos de venda controlada como fluoxetina (Prozac®) e sertralina (Zoloft®) ainda representam um estigma para algumas pessoas, e como esses medicamentos podem ter alguns efeitos colaterais significativos, muitas vezes as pessoas procuram alternativas. O SAMe é uma dessas alternativas. Um tratamento viável para depressão leve a moderada (mas não grave), estudos comparativos comprovaram que o SAMe é tão eficaz quanto os antidepressivos de venda controlada — e que não produz os efeitos colaterais freqüentemente observados com esses medicamentos, como erupção cutânea, aumento de peso, perda de libido e náusea.

Em 2002, pesquisadores da Agency for Healthcare Research and Quality (AHRQ), uma divisão do Departamento de Saúde e Serviços Humanos dos Estados Unidos, fizeram uma revisão abrangente de 99 estudos sobre SAMe.[6] Para reunir os dados provenientes de todos os estudos, os pesquisadores tiveram de encontrar estudos com delineamento semelhante. Muitos desses estudos eram muito pequenos, tinham um número restrito de participantes e, na verdade, não poderiam ser usados como parte da análise mais ampla. No final, os pesquisadores revisaram, combinaram e analisaram os dados de 28 estudos sobre SAMe e depressão, dez estudos sobre SAMe e osteoartrite e seis estudos sobre SAMe e doença hepática.

De modo geral, os resultados foram positivos. Nos casos de depressão, o SAMe apresentou resultado semelhante ao dos antidepressivos convencionais, diminuindo significativamente a pontuação da escala de depressão de Hamilton após o tratamento, comparado com os níveis anteriores ao tratamento. Infelizmente, não foram realizados estudos suficientes para comparar o SAMe com placebo, embora a tendência nesse caso ainda fosse a favor do SAMe.

Em relação à osteoartrite, o SAMe demonstrou efeito equivalente ao dos AINEs nos parâmetros de alívio da dor e melhora da função articular. Ao determinar o nível de desempenho de uma substância no tratamento dos sintomas de osteoartrite, os pesquisadores classificam o resultado de acordo com o que eles chamam de "magnitude do efeito". Uma magnitude igual a zero indica que a substância não melhora nem um pouco os sintomas. Uma magnitude de 1,0 equivale a alguém com grave osteoartrite que se submete a uma artroplastia e fica completamente livre da dor. A magnitude do efeito na comparação entre SAMe e AINEs foi baixa porém positiva, atingindo 0,11. Comparado com o placebo, o SAMe apresentou uma magnitude de efeito de 0,20 (baixa a moderada) no tratamento da osteoartrite.

É importante observar que a dose oral de SAMe empregada nesses estudos clínicos variaram de 400 mg a 1.600 mg por dia (e mais elevada no caso de doença hepática). A dose empregada pela maior parte dos estudos sobre depressão ou osteoartrite foi de 800 mg ou mais por dia. É improvável que um paciente com artrite apresentasse esse mesmo nível de alívio com uma dose muito mais baixa, embora algumas pessoas jurem que observam algum efeito mesmo com uma dose de 400 mg por dia.

Para ter uma idéia da eficácia do SAMe em relação à glicosamina e condroitina no alívio da dor e melhora da função articular, basta analisar um estudo de revisão publicado no conceituado *Journal of the American Medical Association* em 2000.[7] Seis estudos clínicos duplo-cegos e controlados com placebo (a "critério de referência" para estudos científicos) sobre glicosamina produziram uma magnitude de efeito de 0,44 (efeito médio). Em nove estudos sobre condroitina a magnitude de efeito foi de 0,78 (grande efeito). (Veja os Capítulos 3 e 4 para uma descrição completa dos estudos de glicosamina, condroitina e IAS. Como vimos acima, a magnitude de efeito do SAMe é baixa, apenas 0,11.

Portanto, o que tudo isso nos diz sobre o SAMe? Em primeiro lugar, como o SAMe foi tão eficaz quanto os antidepressivos convencionais de venda controlada no tratamento de depressão leve a moderada, mas sem os efeitos colaterais significativos destes, deveríamos realmente começar a analisar a possibilidade de usar o SAMe no tratamento da depressão. Administrado sob supervisão médica, talvez o SAMe seja a primeira linha de ataque para depressão leve a moderada, antes dos medicamentos antidepressivos convencionais de venda controlada, caso sejam necessários. Lembre-se de que não estamos falando em usar SAMe para depressão grave ou potencialmente fatal. Nesses casos, nada substitui uma intervenção médica cuidadosa e o tratamento farmacológico apropriado.

Em segundo lugar, os estudos sobre SAMe revelaram que ele realmente proporciona uma leve melhora na dor e na função articular dos portadores de osteoartrite. Como ele não é tão eficaz quanto os principais produtos para a saúde articular e osteoartrite, ou seja, glicosamina, condroitina e IAS, talvez deva ser considerado como um recurso extra, em caso de necessidade.

Certamente para alguém que sofre de osteoartrite e depressão, o que é relativamente comum, o SAMe pode ser uma boa opção para ser usado junto com os principais suplementos. No entanto, o SAMe é caro, e o custo das doses usadas nas pesquisas é bastante alto. Segundo minha experiência, porém, muitos pacientes apresentam bons resultados com uma dose mais baixa de 400 mg, o que reduz um pouco os custos.

Um SAMe de boa qualidade custa de três a cinco vezes mais caro que glicosamina e condroitina. Estou muito preocupado com a qualidade de muitos dos produtos que contêm SAMe vendidos atualmente. Quando um ingrediente de um suplemento é muito caro, os fabricantes podem ficar tentados a economizar. Alguns dos fabricantes de produtos encontrados no mercado atualmente não têm o cuidado de garantir a estabilidade e a potência do SAMe, e alguns produtos usam uma fórmula de SAMe que tem a metade da eficácia da forma usada nas pesquisas. Para ajudar na escolha de um produto de boa qualidade, coloquei uma lista no meu *site* em inglês www.drtheo.com.

## O que é — e o que não é — a depressão?

Usamos comumente a palavra *depressão* para descrever um grande grupo de transtornos emocionais, de leves a moderados, que ocorrem de forma crônica, recorrente ou num único episódio.

Os transtornos depressivos crônicos podem durar anos ou até mesmo décadas, e os sintomas costumam se manifestar com maior gravidade nos dois primeiros anos. Os transtornos depressivos recorrentes aparecem e desaparecem periodicamente, e a pessoa se sente sadia entre um episódio e outro. O episódio único de depressão pode durar alguns dias ou semanas e, depois, desaparecer para sempre. Se o médico disser que sua depressão é "clínica", isso significa que seus sintomas são suficientemente graves ou freqüentes para exigir tratamento. Na depressão "subclínica" apenas alguns sintomas estão presentes, mas sem gravidade suficiente para levar a um diagnóstico ou tratamento, pois o paciente ainda consegue desempenhar suas atividades diárias. Se o número de sintomas subclínicos aumentar ou eles piorarem, no entanto, será necessário tratamento.[8]

Tem também a tristeza, "baixo-astral" ou "fossa". Essa não é uma depressão verdadeira. Geralmente trata-se de uma reação a um acontecimento desagradável, como perder o emprego ou ser reprovado em um exame. A pessoa se sente mal durante algum tempo, mas depois volta ao seu estado emocional normal. É perfeitamente normal reagir depressivamente a situações negativas ou estressantes. Na verdade, é até saudável. Só se torna um problema grave quando dura um período significativo, quando a reação é desproporcional à situação adversa ou quando a pessoa não consegue se livrar desse sentimento sozinha.

## Sinais de depressão

Todos nós de vez em quando temos leves sintomas de depressão. Só quando os sintomas não desaparecem ou pioram, ou então surgem outros sintomas, é que podemos dizer que estamos deprimidos. Se um ou mais dos sintomas apresentados na lista abaixo durar semanas ou mais, talvez você queira discutir a situação com seu médico:[9]

- perda de interesse por coisas que antes eram consideradas agradáveis
- sentimentos de desânimo
- sentimentos de ansiedade
- baixa auto-estima
- falta de interesse por sexo
- irritabilidade ou mau humor
- inquietação ou sensação de lentidão
- sentimentos de inutilidade ou culpa
- alterações no apetite que causam perda ou ganho de peso
- falta de energia constante
- pensamentos suicidas ou sobre morte
- dificuldade para pensar, concentrar-se ou problemas de memória
- dificuldade para tomar decisões
- falta de sono ou sonolência excessiva
- pesadelos, principalmente com temas de perda, dor ou morte
- dores de cabeça que não são causadas por nenhuma outra doença
- problemas digestivos que não estão relacionados com nenhuma outra doença
- dores e desconfortos que não são causados por nenhuma outra doença
- preocupação ou obsessão com fracasso, enfermidade ou outras coisas desagradáveis
- medo de ficar sozinho

Falta de interesse e prazer pela vida é um sintoma bastante típico de depressão, assim como cansaço constante e perturbações do sono. Perda de interesse por sexo é um sintoma fácil de detectar nas pessoas que tinham uma vida sexual saudável. Dor, depressão, fadiga e stress podem arruinar a vida sexual, aumentando a depressão e os sentimentos de desalento.

Esses não são os únicos sintomas de depressão, e a presença de um ou mais desses sintomas não indica necessariamente a existência de depressão clínica, embora possa apontar áreas problemáticas. Sua saúde emocional é tão importante quanto a sua saúde física, portanto procure um médico se precisar de ajuda. (Não use essas diretrizes com o objetivo de se autodiagnosticar — apenas médicos treinados estão qualificados a fazer um diagnóstico.)

## Quem tem mais possibilidade de ficar deprimido?

Médicos e psicólogos identificaram fatores de risco específicos que aumentam as chances de depressão. Esses fatores se aplicam à população em geral, e não apenas aos portadores de osteoartrite. O risco será maior se você:[10]

- É mulher.
- Já teve um episódio depressivo.
- Teve seu primeiro episódio depressivo antes dos 40 anos.
- Já teve alguma doença crônica (inclusive osteoartrite debilitante).
- Acabou de dar à luz.
- Tem pouco ou nenhum apoio emocional (dos familiares e amigos, por exemplo).
- Acabou de passar por um evento positivo ou negativo.
- Faz uso abusivo de drogas ou álcool.
- Tem antecedentes familiares de transtornos depressivos.
- Já teve eventos depressivos que foram aliviados apenas parcialmente.
- Já tentou suicídio.

Você não está fadado a ter depressão se apresentar um ou mais desses fatores de risco, tampouco o fato de não apresentar nenhum deles representa uma garantia de que nunca terá. No entanto, essa lista de fatores de risco ajuda a identificar pessoas suscetíveis à depressão, de modo que seus familiares e médicos possam ficar atentos a sinais precoces de possíveis problemas.

## Manter e esconder

Os portadores de osteoartrite costumam desenvolver algumas técnicas para ajudá-los a manter suas atividades diárias a despeito da dor crônica. Algumas pessoas mantêm seu nível anterior de atividade, apesar da dor mais intensa ou do agravamento da lesão. Elas fazem isso porque querem provar que está tudo bem. Talvez continuem a jogar basquete nos fins de semana ou se recusem a fazer modificações que possam facilitar seu trabalho. Muitas conseguem fazer isso durante o dia, embora sintam dor lancinante e fadiga durante todo o período da noite e de madrugada.

Outras pessoas tentam esconder a osteoartrite. Quando perguntadas, dizem que estão bem, mesmo quando sentem dor. Elas se recusam a usar bengala, andador ou outro dispositivo auxiliar, pois assim estariam admitindo a dor. Em vez de deixar que os outros vejam sua dor, elas se retraem.

Quando mantêm o mesmo nível de atividade física ou escondem a sua doença, as pessoas inconscientemente eliminam o apoio dos amigos e entes queridos exatamente quando mais precisam. Isso pode causar tensão entre os familiares e amigos e contribuir para o desenvolvimento da depressão.

## Ajuda para a depressão

Se você acha que pode estar deprimido, procure imediatamente orientação profissional. Peça ao médico que o encaminhe a um psicoterapeuta — ele terá prazer em ajudá-lo a buscar ajuda. Se não se sente à vontade para pedir ao seu médico, peça a um amigo de confiança ou a outro profissional de saúde, como uma enfermeira, um encaminhamento. Hoje em dia, a maioria das pessoas — e certamente a maioria dos profissionais — sabe que depressão é um problema comum que pode ser tratado. Não há por que se sentir envergonhado ou constrangido por procurar orientação profissional.

Antes de encaminhá-lo a um psicoterapeuta, o médico deverá excluir o diagnóstico de depressão causada por desequilíbrio hormonal, doença de Parkinson, doença de Huntington, síndrome da fadiga crônica, grave deficiência vitamínica ou outras enfermidades. E, como alguns dos medicamentos de venda controlada podem causar depressão, o médico deverá também perguntar quais são os medicamentos que você está tomando ou tomou recentemente. Se as causas físicas de depressão forem excluídas, você precisará da orientação de um profissional de saúde mental.

A psicoterapia pode ser cara, e nem sempre é coberta pelo plano de saúde. Mas, se você não puder pagar, existem muitas outras opções. Comece com o centro de saúde mental local — pode ser que você se qualifique para programas de baixo custo. Ou então consulte os serviços de saúde mental municipais e estaduais, grupos de auto-ajuda para portadores de osteoartrite ou a sede local da Arthritis Foundation.

## Se você ficou deprimido por causa da osteoartrite...

Não se esqueça de que é bem provável que os sintomas de depressão melhorem ou até mesmo desapareçam depois que o programa A Cura da Artrite eliminar a sua dor e permitir que você retome sua vida normal. Enquanto isso...

Psicoterapia (a "cura pela palavra") e farmacoterapia são as duas principais abordagens ao tratamento da depressão. Episódios depressivos leves a moderados geralmente são tratados com métodos psicológicos, como psicoterapia ou terapia cognitivo-comportamental (TCC — falarei mais sobre essa excelente forma de terapia mais adiante neste capítulo). Nos casos graves, o tratamento medicamentoso com antidepressivos é iniciado imediatamente. A abordagem combinada — psicoterapia ou TCC e farmacoterapia — está se tornando um tratamento popular para a maior parte dos episódios depressivos até mesmo leves. A abordagem combinada está sendo usada por diversas razões.

Em primeiro lugar, ela restabelece mais rapidamente os padrões corporais normais. Os antidepressivos podem ser usados para normalizar muitas das áreas problemáticas afetadas pela depressão: sono, apetite, desejo sexual e nível de energia. Quanto mais cedo essas áreas retornarem ao seu estado normal, mais rápido o indivíduo fica a caminho da recuperação total.

A terapia combinada também ajuda a garantir a adesão aos medicamentos. Os médicos sabem que os pacientes em acompanhamento psicoterápico ficam muito mais propensos a tomar os medicamentos do que os que não recebem esse apoio adicional.

Por fim, a terapia combinada reconhece a influência da biologia e do ambiente na causa da depressão. Quando os pesquisadores usaram tomografia por emissão de pósitrons (TEP) para obter imagens do cérebro de doentes mentais, eles observaram que o uso de medicação e o uso de psicoterapia separadamente produzia alterações idênticas na atividade cerebral. Em outras palavras, a psicoterapia e a farmacoterapia influenciam o cérebro de maneira semelhante. Acredita-se que a combinação das duas formas de terapia seja mais eficaz do que o emprego de apenas uma delas.

Infelizmente, grande parte dos medicamentos convencionais usados para osteoartrite podem causar depressão — mesmo que a pessoa nunca tenha ficado deprimida antes. Sabe-se que prednisona, indometacina e outros analgésicos usados para osteoartrite causam depressão em alguns pacientes. O mesmo ocorre com alguns tranquilizantes, inclusive sedativos como diazepam (Valium®, Ativan®) e clordiazepóxido (Librium®). Codeína e outros analgésicos podem causar depressão ou piorar um estado depressivo existente.

Soníferos podem contribuir para a depressão ao alterar os padrões do sono. Por esse motivo, é importante falar com o médico antes de tomar qualquer medicamento — e também usar métodos não-medicamentosos para melhorar os sintomas da artrite.

## Medicamentos antidepressivos comuns

Depressão é uma síndrome complexa e misteriosa, o que explica a dificuldade de desenvolver medicamentos para aliviar seus sintomas. Os antidepressivos vendidos atualmente abrangem diversas classes de medicamentos que alteram a atividade química cerebral. Cada grupo de medicamento tem efeitos diferentes sobre as substâncias químicas cerebrais, o que representa um desafio para os médicos que os prescrevem. Talvez o maior problema seja os efeitos colaterais dos antidepressivos, que incluem boca seca, náusea, diarréia, dor de cabeça, insônia, nervosismo, tontura, prisão de ventre, aumento da transpiração, aumento do apetite, anorexia, confusão mental, impotência e orgasmo retardado, e, nos homens com mais de 50 anos, dificuldade para urinar. As complicações mais graves são elevação da pressão arterial, batimentos cardíacos irregulares, tremores, náusea, acidente vascular cerebral e ansiedade. Uma dose excessiva pode causar toxicidade e até mesmo morte.

Os antidepressivos também demoram muito para fazer efeito. Pode levar duas, quatro ou até oito semanas para que seja observada alguma mudança positiva. As melhoras iniciais podem ser bastante sutis — uma postura ligeiramente mais reta, alguns sorrisos a mais, um maior cuidado com a própria aparência. Muitas vezes a família nota as mudanças antes do próprio paciente.[11]

Embora os medicamentos certamente tenham um lugar no tratamento da depressão, às vezes eles apenas mascaram os sintomas, ignorando as causas subjacentes. E seus efeitos colaterais podem ser muito mais desagradáveis e perigosos do que o problema original. A glicosamina, o IAS e a condroitina, por outro lado, podem ser "antidepressivos" poderosos, não porque atuem diretamente sobre o humor, mas porque eliminam o problema subjacente. Entretanto, não existe milagre da noite para o dia. É por isso que é importante usar diversas técnicas para combater a depressão. Algumas são mais fortes, outras são mais rápidas e outras, ainda, têm um efeito mais prolongado; juntas, eles podem ajudar a garantir a recuperação do paciente. E, lembre-se, se você estiver deprimido por causa da osteoartrite, a tendência é a depressão desaparecer assim que o programa A Cura da Artrite estiver fazendo efeito.

## Terapia cognitivo-comportamental

Pessoas com depressão leve ou moderada, estressadas ou ansiosas geralmente não precisam de psicanálise prolongada. Muitas obtêm bons resultados com uma forma de psicoterapia chamada terapia cognitivo-comportamental (TCC), tratamento que se baseia na idéia de que a nossa maneira de pensar influencia a nossa maneira de sentir e agir. Ao fazê-lo compreender isso, a TCC o ajuda a mudar os sentimentos e comportamentos indesejados. A TCC é uma terapia voltada para metas e de prazo muito curto. A maioria dos pacientes obtém bons resultados com menos de vinte sessões. A TCC em geral não usa medicamentos, mas as pessoas que acham que os antidepressivos são úteis certamente podem continuar a tomar os medicamentos durante a terapia.

O objetivo da TCC é fazer com que os pacientes tenham mais controle sobre a própria vida e ajudá-los a atingir objetivos específicos, como lidar melhor com uma doença ou ficar menos ansiosos. A filosofia que está por trás da TCC é que quase todas as reações emocionais e comportamentais são aprendidas — e isso significa que com o auxílio de um terapeuta competente o paciente poderá desaprender as reações indesejadas e aprender novas reações. Para tirar o máximo proveito da TCC, é preciso fazer a lição de casa — ler textos e praticar algumas das técnicas ensinadas —, mas o trabalho geralmente compensa em termos de maior capacidade de lidar com situações difíceis e redução da ansiedade e depressão.

## Como lidar com a depressão

Se você está deprimido por causa das restrições impostas pela osteoartrite, aprenda a lidar com a doença e se sentirá muito melhor. Especialistas em saúde mental concordam que quem lida melhor com a doença tem menos tendência para ter depressão.[12] Em outras palavras, se você lidar com a osteoartrite de uma maneira positiva e construtiva, terá menos probabilidade de ter depressão.

Algumas das melhores técnicas de enfrentamento são flexibilidade e capacidade de resolver problemas. As pessoas que enfrentam os problemas de frente, produzindo soluções criativas, saem-se melhor. O mesmo se dá com aquelas que acompanham as mudanças que ocorrem em sua vida, adotando novas atividades, abordagens e idéias à medida que são obrigadas a abandonar as antigas. Por exemplo, uma pessoa criativa e flexível que tem osteoartrite do joelho e não consegue mais se exercitar fazendo caminhada rápida, pode passar a fazer natação. Quem não tem capacidade de enfrentamento pode decidir simplesmente parar de fazer exercício e passar a assistir televisão — o que só servirá para piorar a artrite e levar à depressão.

A terapia cognitivo-comportamental poderá ajudá-lo a adquirir capacidade de enfrentamento, mas nem todo mundo precisa desse nível de assistência. Quer você decida ou não procurar a ajuda de um psicoterapeuta, seria bom entrar para um grupo de apoio a portadores de artrite, no qual encontrará um ouvido amigo e receberá conselhos sobre estratégias de enfrentamento. Cada grupo de apoio tem uma característica diferente, dependendo do líder e dos participantes. Se você achar que determinado grupo está gastando tempo demais com queixas e lamúrias, procure um que priorize a superação dos problemas. Grupos de apoio para artrite (e para muitos outros problemas crônicos) têm em quase todo lugar. Eles costumam ser de graça ou acarretar uma despesa mínima. Peça informações sobre grupos de auto-ajuda na sua cidade ao seu médico.

## Vencer o stress ajuda a vencer a depressão

Se a osteoartrite o deixou deprimido, procure evitar ao máximo qualquer stress até que esteja se sentindo melhor, física e emocionalmente. O stress é a reação do corpo, da mente e das emoções a pressões cotidianas e extraordinárias. O stress não é o evento em si — mas a nossa reação. Por exemplo, uma pessoa pode ficar arrasada por ter sido demitida do emprego, enquanto outra pode encarar como uma oportunidade de encontrar um trabalho melhor ou se aposentar.

O fato de o stress ser a reação, e não o evento em si, ajuda a explicar por que algumas pessoas ficam mais estressadas com a osteoartrite do que outras. Algumas não deixam que a dor e a incapacidade as aborreçam tanto quanto outras. Mas, mesmo entre as que lidam relativamente bem com o problema, a osteoartrite pode ser um evento estressante. O stress nos afeta de maneiras diferentes, com sintomas que incluem:

- fadiga
- tensão muscular
- ansiedade
- irritabilidade e raiva

- enjôo de estômago
- nervosismo, tremor
- mãos frias e suadas
- perda ou aumento de apetite
- mal-estar geral (fraqueza, tontura, dor de cabeça, dor nas costas e outros problemas sem causa física)

Ansiedade — sentimentos de medo, apreensão e tensão — é uma reação comum ao stress. Desenvolver artrite certamente é uma situação estressante, portanto não admira que alguns portadores de artrite sintam ansiedade e sensação de desamparo. Níveis altos de ansiedade estão associados com níveis altos de incapacidade da artrite. Num estudo recente realizado com portadores de artrite no joelho, por exemplo, os pacientes mais ansiosos apresentaram os níveis mais elevados de dor e incapacidade, independentemente da extensão da lesão revelada pelas radiografias.[13] Outros estudos também demonstraram que fatores psicológicos, como sentimentos de desamparo e ansiedade, desempenham um importante papel na intensidade da dor de uma articulação artrítica.[14]

Stress e ansiedade podem não causar depressão, mas certamente podem piorar um quadro depressivo (provavelmente você notou que alguns dos sintomas de stress relacionados aqui são muito semelhantes aos sintomas de depressão). O stress pode também ordenar algumas glândulas, como as supra-renais, a liberar uma alta voltagem de hormônios que podem "abalar" o corpo e enfraquecer o sistema imunológico, fazendo com que os sintomas de osteoartrite pareçam piores, enquanto aumenta o risco de que você contraia outra doença.

A melhor defesa contra o stress é uma atitude positiva. Lembre-se, o stress não é o evento em si — mas apenas o agente estressor. A maneira como você reage ao agente estressor determina se você está ou não estressado. Isso significa que você pode literalmente afastar o stress com o "pensamento". Entenda que você não é responsável por estar estressado; não é culpa sua. Entretanto, se você se concentrar no problema de forma positiva, poderá lidar com o stress. A boa nova é que, concentrando-se em todos os aspectos agradáveis, otimistas, carinhosos, positivos e alegres da sua vida, mesmo que também estejam acontecendo coisas tristes ou desagradáveis, você poderá aliviar bastante o stress. O acontecimento infeliz (a osteoartrite) ainda existirá, mas a sua reação à doença será diferente. É claro que a osteoartrite provoca dor. Mas será que vale a pena ficar excessivamente aborrecido com ela, se isso só serve para piorar o problema? Sei que é difícil sorrir diante da adversidade, mas se sorrir ajuda a melhorar a situação, então o sorriso não é um remédio? Por esse motivo, seu "remédio" é manter sempre um sorriso nos lábios, preencher sua mente com pensamentos de amor, alegria e otimismo. E, enquanto vence o stress com um sorriso, você poderá também se fortalecer fisicamente.

Faça exercício regularmente. Quase todas as pessoas podem fazer um pouco de exercício, mesmo as acometidas de grave osteoartrite. Se não conseguir mais fazer caminhadas rápidas, tente natação. Se a aula de aeróbica estiver exercendo muito impacto nas articulações dos membros inferiores, experimente hidroginástica ou bicicleta ergométrica. Mesmo que você esteja confinado ao leito, poderá fazer exercícios de fortalecimento, como elevação da perna e exercícios para a parte superior do corpo. Converse com seu médico ou fisioterapeuta sobre exercícios e atividades especiais que ajudem a manter uma boa postura e reduzir a tensão sobre as articulações.

Faça uma alimentação saudável que forneça ao seu corpo todos os nutrientes de que ele precisa. Evite açúcar e cafeína, e fique longe de lanches e sobremesas ricos em gordura e açúcar. Coma bastante hortaliças e frutas frescas, além de cereais integrais. Se consumir bebidas alcoólicas, faça-o com moderação. Fique longe de medicamentos, a menos que tenham sido receitados pelo médico.

- Durma bastante.
- Descubra uma boa técnica de relaxamento, como yoga ou meditação, e pratique diariamente.
- Pense numa maneira de mudar sua vida para melhor e, então, faça essa mudança.
- Aprenda a equilibrar descanso e atividade — em outras palavras, estabeleça o seu ritmo.
- Quando tiver surtos de exacerbação da artrite, modifique suas atividades e descanse mais.
- Não abuse, e planeje com antecedência uma tarefa difícil.
- Peça ajuda quando precisar.
- Restrinja suas atividades e responsabilidades a níveis administráveis.

### Tenha uma boa noite de sono

Uma das melhores defesas contra stress, fadiga e depressão (a menos que a depressão esteja fazendo você dormir demais) é uma boa noite de sono. Após um sono reparador, você acorda se sentindo novo e cheio de energia, e os problemas de ontem e de hoje não parecerão ser tão graves. Aqui estão algumas dicas para dormir melhor:

- Estabeleça uma agenda regular de atividades diárias. Levante-se e vá para a cama mais ou menos no mesmo horário todos os dias.
- Faça exercício regularmente, mas não tarde da noite.
- Crie um ambiente tranqüilo e confortável para dormir. Coloque cortinas grossas que bloqueiem a luz, se isso o incomodar. Se for sensível ao barulho, experimente um aparelho de "ruído branco", que elimina os ruídos externos com sons reconfortantes de uma queda d'água ou ondas na praia.
- Relaxe durante uma hora lendo um livro ou fazendo outra atividade calma antes de ir para a cama.
- Tome um banho relaxante de banheira antes de se deitar.
- Faça técnicas de relaxamento.
- Ouça uma música suave.
- Evite cafeína à noite.
- Cuidado com o álcool. Beber antes de dormir na verdade pode provocar cansaço e inquietação pela manhã.

## Deixe-se tocar

O toque é um instrumento de cura poderoso — suas propriedades salutares foram demonstradas inúmeras vezes. Veja o caso dos bebês recém-nascidos, por exemplo. Estudos comparando bebês prematuros que não eram tocados com bebês que eram delicadamente tocados constataram que os bebês "tocados" ganhavam 45% a 50% a mais de peso durante a sua permanência no hospital. Os bebês "tocados" eram mais alertas, ativos e envolvidos pelo ambiente à sua volta, e iam para casa mais cedo. Os efeitos eram duradouros, pois os bebês "tocados" tendiam a ter menos problemas de saúde mais tarde.[15] Os adultos também podem obter benefícios com o toque. Muitos cientistas acreditam que o toque é capaz de reduzir o stress psicológico. Basta um toque suave — não há necessidade de abraços de urso. Na verdade, um abraço de urso pode ser demais para muitos portadores de osteoartrite! Um toque suave e carinhoso é um remédio poderoso para qualquer pessoa, um toque que possa ajudar a combater a artrite.

## Você pode vencer a depressão

A osteoartrite pode produzir um grande número de alterações psicológicas em conseqüência da dor, frustração, depressão e stress. O programa A Cura da Artrite combate a depressão de duas maneiras. Em primeiro lugar, a glicosamina, a condroitina e o IAS ajudam ao atacar o problema na raiz — a própria osteoartrite. Em segundo, fornece técnicas psicossomáticas saudáveis para combater a tristeza. Essa abordagem dupla o ajudará a vencer a depressão ao mesmo tempo que você recupera a saúde física e emocional.

# 11

# VOCÊ *PODE* EVITAR
# A OSTEOARTRITE

Este capítulo apresenta o programa de prevenção de osteoartrite composto por oito passos:

1. Evite lesões articulares.
2. Se sofrer alguma lesão, procure se recuperar totalmente.
3. Faça uma alimentação saudável que ajude a preservar as articulações.
4. Mantenha o seu peso ideal.
5. Exercite-se regularmente.
6. Melhore a sua biomecânica para contrapor à tensão nas articulações.
7. Considere o uso preventivo de glicosamina, condroitina e IAS.
8. Tome suplementos alimentares que fortalecem as articulações.

É bom saber que o programa A Cura da Artrite, encabeçado pela glicosamina, condroitina e IAS, é capaz de tratar a osteoartrite. Mas, não seria ainda melhor evitar que esse problema doloroso mostrasse suas garras?

*Sim, isso é possível.* O Programa de Prevenção de Osteoartrite de Oito Passos pode diminuir radicalmente o risco de articulações sadias sofrerem degeneração osteoartrítica. É impossível garantir que você nunca terá osteoartrite, mas sabemos que o programa preventivo pode fazer maravilhas. Se você está lendo este livro, provavelmente já tem osteoartrite em pelo menos uma articulação. Se não quiser que outras articulações sejam afetadas, siga o programa de prevenção para mantê-las sadias, móveis e indolores. Repetindo, consulte um médico antes de começar este programa.

Não são necessários equipamentos médicos de alta tecnologia, especialistas caríssimos, exames exóticos ou outros instrumentos especiais para colocar o Programa de Prevenção de Osteoartrite em ação. Basta um pouco de conhecimento, tempo, reflexão e determinação para manter as articulações sadias e fortes. O programa de prevenção é simples:

1. Evite lesões articulares.
2. Se sofrer alguma lesão, procure se recuperar totalmente.
3. Faça uma alimentação saudável que ajude a preservar as articulações.
4. Mantenha o seu peso ideal.
5. Exercite-se regularmente.
6. Melhore a sua biomecânica para contrapor à tensão nas articulações.
7. Considere o uso preventivo de glicosamina, condroitina e IAS.
8. Tome suplementos alimentares que fortalecem as articulações.

E isso é tudo! Este programa apresenta alguns "efeitos colaterais". Seguindo os passos indicados você também pode reduzir o risco de ter um ataque cardíaco ou de desenvolver um câncer e muitas outras doenças graves. Você estará no caminho de ter uma boa saúde por toda a vida à medida que se exercitar para manter suas articulações jovens e prevenir os sofrimentos associados com articulações doloridas.

Vejamos cada um dos oito pontos.

## PRIMEIRO PASSO  *Evite lesões*

A prevenção da artrite começa realmente na infância. Talvez você esteja sabendo disso um pouquinho tarde, mas minha esperança é que, se você souber como evitar a artrite, talvez possa ajudar seus filhos e netos.

A expectativa de vida de um bebê que nasceu hoje é de cerca de 80 anos — se não houver nenhuma descoberta revolucionária na área da biotecnologia. Mas creio que haverá, pois a tecnologia médica tem evoluído exponencialmente. A expectativa de vida desse bebê poderia facilmente ser de noventa ou até mesmo cem anos.

Essa expectativa é muito diferente da de 1900, quando o indivíduo médio vivia apenas 46 anos. Como a maior parte das pessoas começa a sentir os sintomas da osteoartrite na faixa dos quarenta ou cinqüenta anos de idade, um portador de osteoartrite cem anos atrás não sofria durante muito tempo com a doença. Na década de 1950, a expectativa de vida girava em torno de sessenta anos, e a incidência e a prevalência de osteoartrite eram mais baixas. Até mesmo cinqüenta anos atrás, as pessoas não conviviam muitos anos com a incapacidade causada pela osteoartrite.

A situação hoje em dia é muito diferente. Com a expectativa de vida aproximando-se dos oitenta anos, expectativa essa que possivelmente será ainda maior para as futuras gerações, um adulto médio viverá muitos anos com osteoartrite.

A idade não é o único fator de risco para a artrite que está aumentando. Os índices de obesidade e diabete, ambos fatores de risco significativos, estão subindo vertiginosamente — não apenas entre os adultos, mas também entre as crianças. O problema de obesidade infantil é tão comum atualmente que a estimativa é de que uma em cada três crianças desenvolverá diabete tipo 2 (de início na idade adulta). Embora um grande número de crianças e jovens faça pouco exercício, a incidência de lesões articulares entre os que praticam esportes aumentou. A prática esportiva na infância aumentou em freqüência e intensidade e, conseqüentemente, as lesões. Muitas crianças que têm talento para o esporte sonham em se tornar profissionais e ganhar muito dinheiro — mas vêem seus sonhos desmoronar por causa de graves lesões articulares.

O capítulo IX da lei federal norte-americana que dá às mulheres as mesmas oportunidades nos esportes em escolas e faculdades, teve o mérito de aumentar a participação nos esportes — mas trouxe consigo um aumento na taxa de lesões. Em muitos casos, as taxas de graves lesões são mais elevadas para mulheres do que para homens que praticam a mesma modalidade esportiva, principalmente no basquete, vôlei e futebol. Nesses esportes, os casos de ruptura do ligamento cruzado anterior (LCA), principal estabilizador do joelho, são muito mais comuns em mulheres do que em homens. As rupturas do LCA, e a conseqüente frouxidão do joelho, muitas vezes causam osteoartrite precoce. Na verdade, os estudos sobre osteoartrite em animais são realizados desestabilizando-se esse ligamento. Infelizmente, não se sabe se as tentativas de reconstrução cirúrgica do LCA podem evitar o desenvolvimento de osteoartrite mais tarde. Por esse motivo, é muito importante *evitar* a ocorrência de lesão. Estou elaborando um programa junto com o departamento de atletismo da University of Arizona para tentar reduzir a incidência de lesões do LCA. Nos Estados Unidos, ocorrem cerca de 80.000 lesões graves de LCA por ano, um número alto demais. As jogadoras de futebol que sofrem ruptura do LCA na adolescência freqüentemente têm osteoartrite diagnosticável por radiografias aos 30 anos de idade, sendo que 34% apresentam algum grau de incapacidade resultante. Essa porcentagem aumenta à medida que elas ficam mais velhas. Se essas mulheres viverem até os cem anos, provavelmente terão incapacidade por uns setenta anos, algo sem precedentes na historia da humanidade.

Mesmo com os grandes avanços detalhados neste livro, as lesões articulares podem criar uma via para a incapacidade causada pela artrite. Precisamos pensar em como as pessoas conseguirão manter suas articulações intactas durante sessenta, setenta ou até mesmo oitenta anos no futuro. É preciso começar a conscientizar os jovens e os pais. As intervenções e estratégias preventivas que apresento neste capítulo ajudarão a manter suas articulações em forma à medida que você envelhecer.

Lesões são uma causa comum de *osteoartrite secundária*. Portanto, não importa se você faz exercícios esporadicamente ou se é um atleta dedicado, tome um cuidado especial com as lesões articulares ou em outras estruturas. Esportes que executam movimentos pivotantes, de giro, torção e torque, que levam o corpo a assumir posições forçadas (como futebol, esqui, beisebol, vôlei e tênis) maltratam as articulações.

Felizmente, muitos problemas articulares relacionados aos esportes podem ser evitados com precauções simples. Comece ficando em boas condições físicas. Treine antes de jogar, e pense na possibilidade de obter aconselhamento profissional. Antes de fazer uma escalada ou pisar numa quadra de tênis, por exemplo, faça exercícios para aumentar a força muscular ao redor das articulações e a resiliência dos ligamentos e tendões. Levantar peso três vezes por semana durante o período de pré-temporada e pelo menos uma ou duas vezes por semana nas épocas de maior atividade o ajudará a manter a força. Fazer um treinamento específico ao esporte é ainda melhor. Não faça somente movimentos laterais, mas, sim, tente movimentar-se em todas as direções contra resistência de faixas elásticas ou pesos conectados a um aparelho com cabo. Alongue-se com freqüência, mas apenas depois de ter se aquecido. Além disso, procure equilibrar seu programa de exercícios. Não se concentre apenas num grupo muscular, pois isso pode acarretar problemas mais tarde.

Não se esqueça de usar calçados apropriados, bem como outros equipamentos (ombreiras, proteção para os olhos, capacetes, etc.). Os calçados apropriados absorvem os choques, apóiam os arcos dos pés e impedem escorregões (que podem aumentar a tensão sobre as articulações). Eles devem ser adequados à superfície, portanto use tênis próprios para corrida, para quadras de tênis e assim por diante. Substitua o par de tênis com freqüência — tênis velhos não fornecem apoio nem resistência suficientes a choques.

Não vá direto para um programa de exercícios de alto nível. Tentar se exercitar como um atleta olímpico logo de cara poderá causar lesões e frustração. Comece lentamente e aumente o nível de dificuldade/proficiência e o tempo de exercício aos poucos. Se quiser correr, por exemplo, seria bom começar com uma caminhada rápida, seguida por *jogging* várias semanas depois e, no final, corrida (quando você estiver em melhor forma). Uma excelente maneira de evitar lesões é fazer treinamento específico ao seu tipo de esporte. Dessa maneira seu corpo ficará preparado para a imprevisibilidade dos movimentos que ele requer.

Antes de fazer *qualquer coisa*, aqueça-se. Uma caminhada curta a passos rápidos, cinco minutos de bicicleta ergométrica ou, talvez, alguns exercícios de polichinelos e flexões de braço ajudarão a soltar os músculos e estimular o fluxo sangüíneo.

Não se esqueça de fazer um desaquecimento e alongamento depois de cada sessão de exercício. Como os músculos foram aquecidos, eles devem ser sensíveis ao alongamento — essa é realmente a melhor hora para aumentar a flexibilidade. Alongue diversas partes do corpo, e não apenas os músculos que você usa para praticar seu esporte ou exercício. E lembre-se: evite alongar um músculo "frio". Além de ser um convite à lesão, geralmente não aumenta a flexibilidade.

Por fim, treine um pouco antes de iniciar um novo exercício ou atividade. Não coloque as ombreiras e comece a se jogar contra o adversário no futebol americano; não se jogue de cara na marca final no beisebol; não coloque as luvas e suba num ringue de boxe enquanto não tiver aprendido a praticar esse esporte. Até mesmo esportes aparentemente suaves, como natação e ciclismo, devem ser feitos de maneira apropriada para evitar lesões. Técnica é essencial. Afinal, você quer praticar esporte durante muitos anos.

## Sacrificando o corpo

Não faz muito tempo, as pessoas praticavam esportes simplesmente por amor. Os atletas profissionais não ganhavam as quantias exorbitantes que ganham hoje em dia. Agora que os atletas profissionais foram alçados à condição de celebridades com salários multimilionários, atletas aspirantes estão dispostos a sacrificar o corpo e a fazer qualquer coisa, a qualquer custo, para obter êxito. A enorme incidência do uso de drogas potencializadoras do desempenho físico entre atletas amadores e profissionais comprova isso. Todos os anos, centenas e centenas de atletas morrem ou sofrem lesões orgânicas permanentes ao usar drogas para tentar melhorar seu desempenho em alguns pontos percentuais ou frações de segundo.

Os atletas que competem pelas grandes ligas esportivas são pressionados a não abandonar o esporte mesmo após uma lesão significativa e cirurgias subseqüentes. Isso tem um preço. Quase todos os atletas profissionais mais tarde pagam o preço da artrite por seus dias de glória.

O número de atletas e esportistas de fim de semana na faixa entre cinqüenta e sessenta anos que sofrem graves lesões articulares é tão grande que desenvolvi um programa especial no Canyon Ranch Resort para ensiná-los a aumentar a sua longevidade nos esportes que amam. (Para obter mais informações visite o *site* em inglês www.canyonranch.com) Segundo minha experiência nessa estância como médico especializado em medicina preventiva, a maioria das pessoas não percebe as conseqüências de suas decisões a médio e a longo prazos. Às vezes, levo horas para fazer os pacientes compreenderem que precisam trocar de modalidade esportiva para evitar lesão articular e que, se estiverem machucados, precisam esperar até ficar completamente recuperados. Se você voltar a praticar esporte cedo demais após uma lesão, poderá atuar por um ano ou dois, mas se der tempo para aumentar sua força, flexibilidade, técnica e biomecânica, poderá atuar tranqüilamente por mais 20 ou 30 anos.

## Acidentes e artrite

A participação em esportes está longe de ser a única causa de lesões que causam osteoartrite mais tarde. Quase toda lesão significativa pode ter esse efeito. Nos Estados Unidos, ocorrem centenas de milhares de acidentes automobilísticos todos os anos. Muitos desses acidentes são pequenas colisões, mas, mesmo assim, muitas resultam em lesões articulares. Uma ocorrência comum é a lesão do joelho. Quando o ocupante do veículo é lançado para a frente no momento da colisão, seus joelhos se chocam contra o painel do carro, lesando a cartilagem sob a patela (e, às vezes, do quadril e da região lombar). Essa é uma causa bastante comum de osteoartrite, mas infelizmente os sintomas muitas vezes só aparecem meses ou até mesmo anos depois. Nessa altura, pode ser que as vítimas já tenham assinado um documento abrindo mão de seus direitos de receber cuidados médicos relacionados à lesão, muito embora possam ficar incapacitados por anos.

Outra lesão comum associada ao desenvolvimento de osteoartrite é causada por quedas. Na verdade, as quedas são extraordinariamente comuns; quedas graves são a principal causa de morte por lesão em pessoas com mais de 75 anos. (Antes dos 75, essa "honra" pertence aos acidentes automobilísticos.) Todos nós devemos adotar medidas para evitar quedas, principalmente em casa, mas isso é ainda mais importante para os adultos mais velhos.

Por fim, as lesões no local do trabalho também contribuem para o desenvolvimento da osteoartrite. Sabemos, por exemplo, que os trabalhadores que levantam e carregam peso freqüentemente têm osteoartrite na região lombar e nos joelhos. As pessoas que ficam sentadas diante de um computador o dia inteiro costumam ter osteoartrite no pescoço (principalmente por má postura). Quem usa muito as mãos — jardineiros e trabalhadores da construção civil — geralmente tem osteoartrite no pescoço, nas costas e nos membros superiores, sobretudo nas mãos. Por sorte, a porcentagem de trabalhadores machucados no trabalho tem diminuído regularmente nos últimos anos, principalmente em função de melhores instruções, condições e diretrizes de trabalho. Espero que essa tendência se mantenha à medida que os empregadores compreenderem que podem reduzir seus custos mantendo os funcionários saudáveis.

## Níveis de prevenção da osteoartrite

Quase todos os meus pacientes me perguntam: "Dr. Theo, como posso prevenir a artrite?" Não existe uma resposta precisa para essa pergunta, pois, na verdade, existem diversos tipos de prevenção. Ao falar sobre essa questão, é importante esclarecer as subcategorias de prevenção, pois as intervenções diferem bastante em cada nível.

Existem três tipos principais de prevenção de artrite: *primária, secundária* e *terciária.*

*Prevenção primária* são as atividades que reduzem as chances de um indivíduo ou população, sem fatores de risco conhecidos, desenvolver osteoartrite *antes* de ter a doença.

Alguns exemplos de prevenção primária para osteoartrite são:

- Prevenir lesão articular por meio de exercícios de fortalecimento, equilíbrio e agilidade, bem como aprendizado de técnicas adequadas de atividades esportivas e cotidianas.
- Adotar técnicas gerais de prevenção de lesão, como aprimorar a capacidade de dirigir por meio de curso e usar cinto de segurança, e reduzir o risco de quedas fazendo mudanças em casa. No âmbito esportivo, o uso de equipamento adequado da forma correta é uma parte importante da prevenção primária.
- Evitar obesidade ou diabete ao manter um peso saudável.
- Trocar os esportes e atividades de alto risco por outros de menor risco. Andar de bicicleta em vez de correr, ou correr numa superfície mais macia em vez de cimento ou asfalto, são bons exemplos.

- Mudar o ambiente de trabalho para restringir a sobrecarga mecânica aguda ou crônica nas articulações dos funcionários.
- Analisar a possibilidade de tomar suplementos de glicosamina, condroitina e IAS preventivamente, para ajudar na cicatrização de pequenas lesões articulares antes que se tornem osteoartrite. (Falarei sobre isso mais detalhadamente no oitavo passo.)

A *prevenção secundária* de osteoartrite consiste em detecção precoce e tratamento imediato dessa doença, bem como de outros problemas associados ao desenvolvimento de osteoartrite. Alguns exemplos são:

- Emagrecer, em caso de excesso de peso.
- Detectar e corrigir doenças metabólicas, como hiperparatireoidismo, gota, sobrecarga de ferro no organismo (hemocromatose) e diabete — doenças estreitamente ligadas à osteoartrite.
- Evitar corrida ou outras atividades de alto impacto após a remoção cirúrgica do menisco no joelho.
- Corrigir níveis baixos de vitaminas C e D.
- Tomar glicosamina, condroitina e IAS preventivamente, sobretudo na presença de outros fatores de risco.

A *prevenção terciária* da osteoartrite na verdade consiste no tratamento das articulações afetadas, limitação da incapacidade e reabilitação do paciente, de modo que ele possa tentar levar uma vida o mais normal possível. Algumas pessoas podem até mesmo analisar a possibilidade de fazer uma artroplastia como medida preventiva terciária, uma vez que a substituição de uma articulação gravemente lesada pode ajudar a reduzir as forças mecânicas sobre outras articulações e ajudar a impedir que elas desenvolvam osteoartrite. Sabemos agora que o uso de glicosamina, condroitina e IAS pode ser vantajoso até mesmo para os casos mais graves de osteoartrite, bem como para aqueles que já foram submetidos a uma artroplastia.

Por mais estranho que pareça, até portadores de próteses articulares podem obter vantagens com os suplementos. Obviamente os suplementos não podem ajudar uma articulação que não existe mais, mas há boas evidências de que eles ajudam a impedir que a prótese fique frouxa — uma causa comum de insucesso na artroplastia de quadril e joelho. Embora a articulação artificial não seja viva, a interface entre o material da prótese e o osso vivo é um ambiente dinâmico. O osso vivo libera várias substâncias químicas capazes de causar a falha do implante, a ponto de o paciente precisar se submeter a outra cirurgia. Estudos mostram que os suplementos inibem a produção ou o efeito dessas substâncias químicas.[1]

## Sobreposição nas estratégias de prevenção da osteoartrite

Apesar das claras diferenças entre prevenção primária, secundária e terciária de osteoartrite, as estratégias preventivas de certo modo se sobrepõem. Talvez você goste de saber que muitas mudanças no estilo de vida, que podem ser facilmente implementadas, afetam todos os níveis de prevenção. Exercício e perda de peso, por exemplo, exibem características de todas as três categorias preventivas. Fortalecimento articular, melhora da biomecânica e treinamentos específicos ao esporte antes de uma competição são excelentes métodos de prevenção primária e secundária da osteoartrite. Ainda não foram feitos estudos clínicos de prevenção primária para glicosamina, condroitina e IAS, mas, com base nas evidências atuais, esses suplementos podem ser incluídos nas categorias preventivas secundária e terciária.

## SEGUNDO PASSO
### Se sofrer alguma lesão, procure se recuperar totalmente

Se você sofrer uma lesão ao fazer exercícios ou participar de um evento esportivo, procure se recuperar completamente *antes* de retomar a atividade. Muitos praticantes de exercícios e atletas tendem a minimizar a gravidade até mesmo de lesões sérias. Quantas vezes já vimos jogadores de basquete e futebol jogando com ataduras na perna? Ou um ginasta olímpico fazendo exercícios sobre o cavalo apesar de estar com o tornozelo machucado? A aplicação de tensão sobre uma articulação lesada pode causar danos difíceis de reparar, ou irreparáveis, a longo prazo. Isso pode ser desculpável nas olimpíadas, mas por que as outras pessoas deveriam correr o risco de agravar ainda mais uma lesão?

Se você se machucou, consulte o médico o mais rápido possível. Peça instruções específicas sobre como cuidar da lesão e pergunte quanto tempo deve esperar para retomar sua atividade. Talvez o médico recomende que você faça outra atividade para evitar um dano irreversível no futuro.

Enquanto isso, existem algumas medidas simples que podem ser tomadas para o tratamento imediato de entorses ou distensões musculares que permitem a locomoção. Tente a abordagem RGCER, um programa que combina repouso, gelo, compressão, elevação do membro e reabilitação.

- Repouso: deixe a parte do corpo lesada em repouso. É importantíssimo permitir que os tecidos se cicatrizem. Caso contrário, você poderá lesar ainda mais o tecido.
- Gelo: coloque gelo sobre a área lesada assim que puder. Isso ajudará a reduzir a inflamação e o inchaço, que podem retardar o processo de cicatrização. Coloque gelo dentro de uma meia ou enrole numa toalha fina e aplique sobre a área lesada por vinte minutos três vezes ao dia durante alguns dias.
- Compressão: comprima a área lesada com uma atadura elástica (Ace®) ou outro dispositivo restritivo para impedir a ocorrência de inchaço, mas tome cuidado para não enfaixar muito apertado e impedir o fluxo sangüíneo. (Deve ser possível colocar o dedo sob a atadura.) Se a pele começar a ficar pálida ou a área sob a atadura começar a inchar, é sinal de que a atadura está muito apertada.
- Elevação: eleve a parte do corpo que está machucada para evitar inchaço. Isso vai forçá-lo a deixar essa área em repouso. Se estiver deitado, eleve a parte lesada de modo que fique mais alta do que o coração.
- Reabilitação: assim que a dor e a inflamação estiverem sob controle, dê tempo suficiente para que seu corpo descanse e se recupere e, depois, comece a trabalhar na reabilitação da área lesada e na recuperação da flexibilidade e da força. É melhor esperar um pouco mais e recuperar a força e a flexibilidade antes de voltar a "malhar". Passada a fase aguda, o retreinamento dos músculos, tendões e nervos representa um passo essencial. O maior fator de risco para lesão é uma história de lesão anterior na mesma região. Por exemplo, se você já torceu o tornozelo, a sua probabilidade de torcer o mesmo tornozelo é nove vezes maior do que alguém que nunca teve esse tipo de lesão.

Cuidado! Se sentir uma dor forte ou inusitada após uma lesão, se ouvir ou sentir algum "estalo", se uma articulação ou membro parecer deformado ou se você tiver a impressão de que tem alguma coisa errada, consulte o médico ou vá imediatamente a um pronto-socorro.

Espero que algum dia a lesão articular aguda seja tratada em caráter de emergência, como acontece atualmente com o infarto e o acidente vascular cerebral. Nesses casos, o tempo é a base do tratamento para restaurar a irrigação sangüínea e minimizar o dano ao tecido sadio. Como sabemos que a transformação das células cartilaginosas normais em "células osteoartríticas" é um evento rápido, é bom intervir imediatamente após a ocorrência da lesão. Eliminando as substâncias químicas e os processos físicos que desencadeiam essa conversão das células cartilaginosas normais e quiescentes em células hipertrofiadas e hiperativas, conseguiremos evitar a instalação da osteoartrite no início.

À medida que aumentarmos o nosso conhecimento sobre o processo de instalação da osteoartrite, não ficarei surpreso se surgirem várias estratégias para combater a doença logo no início. No futuro, isso se tornará tão corriqueiro quanto limpar uma ferida para evitar infecção.

## TERCEIRO PASSO
### Tenha uma alimentação saudável

Já analisamos detalhadamente o tipo de alimentação que fornece ao corpo os instrumentos de que ele necessita para manter as articulações saudáveis. Essa mesma abordagem saudável pode ser usada para evitar a ocorrência de problemas articulares. Leia novamente o Capítulo 9 e lembre-se de balancear a sua alimentação ingerindo as quantidades indicadas de cada grupo de alimentos.

Limite a ingestão de gorduras de origem animal ou trans. Além de adicionarem calorias à sua alimentação e aumentarem a sua cintura, elevando suas chances de ter cardiopatia e câncer, os ácidos graxos que elas contêm na verdade podem agravar o inchaço e a inflamação. Se você é uma pessoa ativa que às vezes sofre entorse ou estiramento muscular, tenha um cuidado redobrado com alimentos que pioram a inflamação e estimulam os radicais livres a danificarem ainda mais as articulações.

Coma alimentos ricos em antioxidantes para combater os radicais livres, aquelas moléculas altamente instáveis que podem causar grandes danos aos tecidos corporais se não forem controladas. Os antioxidantes também podem minimizar os danos ao tecido em caso de entorse ou estiramento. As vitaminas A, C e E, além do mineral selênio, são alguns dos muitos antioxidantes encontrados na maioria das hortaliças e frutas. (Os radicais livres também foram associados com câncer, cardiopatia, envelhecimento e doenças articulares degenerativas; portanto, a inclusão de antioxidantes na alimentação é uma excelente medida preventiva.)

Coma alimentos ricos em bioflavonóides para ajudar a manter o coláge-no (um importante componente da matriz cartilaginosa) forte e resistente à inflamação. Os bioflavonóides também impedem danos dos radicais livres e ajudam na cicatrização de tecidos lesados. Felizmente, eles estão presentes em toda parte — são encontrados em praticamente todos os alimentos vegetais, inclusive hortaliças frescas, chá verde, frutas silvestres, cebolas, frutas cítricas e frutas que contêm caroço (como cerejas e ameixas).

## QUARTO PASSO
### Mantenha o seu peso ideal

A ligação entre excesso de peso e artrite do joelho ou quadril tem sido de-monstrada em diversos estudos clínicos. Vamos analisar apenas alguns dos estudos mais recentes.

O estudo clássico que mostra a ligação entre excesso de peso corporal e artrite do joelho é o estudo Framingham, que desde 1948 vem acompa-nhando a saúde a longo prazo de cerca de 1.400 moradores da cidade de Massachusetts, nos Estados Unidos. Na década de 1980, os pesquisadores des-cobriram que aproximadamente um terço dos participantes do estudo — 468 ao todo — tinha artrite do joelho. Entre os homens, os mais gordos corriam um risco 1,5 vezes maior de ter artrite do joelho do que os mais magros. Entre as mulheres, a diferença foi acentuada. As mais gordas corriam mais do dobro do risco de ter artrite do joelho do que as mais magras.[2] Na década de 1990, os pesquisadores analisaram novamente a incidência de osteoartrite do joe-lho entre os participantes do estudo Framingham. Nessa altura, essas pessoas eram septuagenárias. Os pesquisadores compararam as radiografias do joelho tiradas no início da década de 1980 com as radiografias tiradas entre oito e dez anos depois. Dos 598 participantes que não tinham osteoartrite do joelho na década de 1980, 93 tinham desenvolvido a doença no início da década de 1990. Quem teve artrite? Os fumantes, as pessoas fisicamente ativas e, mais comumente, as mulheres com excesso de peso. Até mesmo cinco quilos a mais aumentava o risco de artrite em até 1,4 vezes.[3]

Um estudo realizado na Suécia no início da década de 1990 obteve resul-tados semelhantes. De quase 550 adultos mais velhos cuja artrite do joelho tinha avançado de tal forma que eles precisaram ser submetidos a uma artro-plastia, o maior fator de risco foi o fato de ser mulher com excesso de peso. As mulheres com excesso de peso na faixa dos quarenta anos corriam um risco nove vezes maior de ter grave artrite do joelho mais tarde do que as mulheres com peso normal.[4]

Mais recentemente, dois estudos demonstraram realmente a ligação entre peso e artrite. Um estudo realizado na Inglaterra comparou 525 homens e mulheres com mais de 45 anos com grave artrite do joelho que precisavam ser operados com um grupo equivalente que não tinha artrite. O risco de artrite subia junto com o peso corporal, sendo mais de 13 vezes maior nas pessoas mais gordas. Os pesquisadores concluíram que se todas as pessoas com excesso de peso ou obesas perdessem pelo menos 7 quilos, cerca de 24% das cirurgias de joelho para artrite poderiam ser evitadas.[5] O segundo estudo analisou os fatores de risco dos pacientes que precisavam de artroplastia total de quadril entre mais de 50.000 pessoas na Suécia. Nesse estudo, o peso corporal foi um fator de risco mais significativo do que atividade física intensa no trabalho. Os homens mais gordos apresentavam o dobro do risco de desenvolver grave artrite do quadril do que os mais magros; as mulheres mais gordas apresentavam um risco 3,4 maior do que as mulheres mais magras.[6]

A boa nova é que pesquisadores do Centro de Artrite da Boston University estudaram a ligação entre peso e osteoartrite e concluíram que a perda de peso pode ajudar a evitar a doença. Eles constataram que as mulheres que perderam uma média de cinco quilos ao longo do período de dez anos do estudo apresentaram a *metade* da probabilidade de desenvolver osteoartrite em relação às que mantiveram o peso do início do estudo ou engordaram.[7]

Está claro que se manter magro é essencial para evitar osteoartrite. As mulheres são particularmente suscetíveis a desenvolver essa doença quando estão com excesso de peso. Mas a mensagem é clara tanto para mulheres como para homens de todas as idades: Se você está com quilos extras, livre-se deles e reduzirá significativamente o risco de ter osteoartrite. Se já é magro, mantenha o peso.

## QUINTO PASSO
### Exercite-se regularmente

A prática de exercícios faz para a osteoartrite o que uma maçã diária faz para o médico: mantém a distância. Um programa preventivo de exercícios deve se basear em exercícios que permitem que as articulações se movimentem sem dor por sua rotação natural. Por exemplo, caminhada, remo, natação, esqui *cross-country* e ciclismo ajudam as articulações do joelho e do quadril ao mantê-las em movimento e estimular a nutrição da cartilagem. (Veja o Capítulo 8 para obter mais informações sobre a importância do exercício.) Mas, antes de se tornar um maratonista, remador ou ciclista, entre em forma aumentando gradualmente o seu nível de atividade. Se estiver com excesso de peso, é melhor começar com atividades de menor impacto, como bicicleta, *jogging* aquático ou caminhada rápida, até ficar mais próximo do seu peso ideal.

Lembre-se de que alongamento e condicionamento muscular são tão importantes quanto o condicionamento aeróbico. O alongamento aumenta a percepção corporal e torna os movimentos mais graciosos ao mesmo tempo que reduz a possibilidade de ocorrer certos tipos de lesão. O yoga é um excelente exercício de alongamento, mas é preciso alongar-se também antes e depois de qualquer outra forma de exercício.

Músculos fortes também desempenham um papel importante na prevenção da osteoartrite, pois fornecem apoio para a articulação e absorvem os choques. Os músculos transferem o peso para fora da articulação e, conseqüentemente, reduzem a tensão sobre a cartilagem exercida pelo impacto. Qualquer tipo de exercício regular ajuda a fortalecer os músculos, mas o processo pode ser incrementado com um leve treinamento de resistência (também chamado de treinamento de peso). Não é preciso malhar feito um fisiculturista para obter os benefícios do treinamento de resistência. Meia hora de treinamento com pesos leves a moderados algumas vezes por semana pode fazer uma grande diferença na força muscular, o que, por sua vez, alivia boa parte da tensão exercida sobre as articulações. Você pode se exercitar facilmente em casa com halteres e pesos para tornozelos ou um aparelho de treinamento de peso doméstico, mas recomendo enfaticamente que comece com um instrutor profissional numa academia de ginástica. Você obterá resultados muito melhores, de forma muito mais rápida e segura. É importante selecionar os exercícios e os alongamentos mais apropriados e aprender a fazê-los corretamente.

Ao escolher um tipo de exercício para combater a osteoartrite, escolha um de que goste. Fazer exercício é muito mais do que suar e ficar ofegante. Pode, e deve, ser divertido!

## SEXTO PASSO
### Melhore a sua biomecânica para contrapor à tensão nas articulações

As mesmas técnicas biomecânicas que ajudam no tratamento da osteoartrite podem ser usadas na prevenção da doença. Muitas pessoas, sem saber, andam, saltam, rebatem a bola de tênis, fazem o giro do corpo na tacada de golfe ou realizam outros movimentos de uma forma que exerce tensão excessiva sobre as articulações. Uma avaliação biomecânica pode detectar e ajudar a corrigir esses movimentos "defeituosos" antes que eles causem graves problemas.

## SÉTIMO PASSO
### Considere o uso preventivo de glicosamina, condroitina e IAS

Se você corre o risco de desenvolver osteoartrite mas ainda não apresenta sintomas, talvez consiga evitar o problema tomando glicosamina, condroitina e IAS como medida preventiva. Pelo que sabemos, os estudos clínicos não encontraram efeitos colaterais significativos a longo prazo com o uso desses suplementos. Portanto, o risco associado a eles é mais baixo do que o associado à ingestão de uma aspirina por dia.

Como saber se o seu risco é acima da média? Vendo se você se encaixa em qualquer uma das seguintes categorias:

- *Predisposição genética.* Algumas formas de osteoartrite parecem ser hereditárias. O tipo mais comum é a *osteoartrite primária generalizada*, em que três ou mais articulações são acometidas sem razão conhecida. Os nódulos de Heberden e os nódulos de Bouchard são comuns em pessoas com predisposição genética. Outro tipo de osteoartrite hereditária está associada com *condrocalcinose* familiar, doença caracterizada pela deposição de cristais de cálcio na cartilagem articular. A *síndrome de Stickler*, conhecida também como artroftalmopatia hereditária, que acomete aproximadamente uma em cada 10.000 pessoas e se caracteriza por problemas visuais (geralmente miopia) e doença articular degenerativa prematura.
- *Excesso de peso ou obesidade.* Como falei anteriormente, excesso de peso e obesidade são fatores de risco para o desenvolvimento de osteoartrite, sobretudo no caso das mulheres, e a perda de peso pode ajudar a reduzir o risco.
- *História anterior de traumatismo ou lesão articular de grande porte.* A lesão torna a artrite muito mais provável.
- *História anterior de cirurgia articular, ruptura ou remoção de cartilagem.* Esses fatores estão associados a um risco altíssimo de osteoartrite.

- *Atividades que envolvem aplicação de carga/impacto repetitivas.* Bailarinos, operadores de britadeira pneumática, lançadores de beisebol e outras pessoas que fazem certos movimentos repetitivos correm um grande risco de desenvolver osteoartrite, principalmente quando usam as articulações de maneira inadvertida.
- *Participação em atividades esportivas de alto risco apesar de já ter sofrido lesão anteriormente.* Esportes que requerem giros rápidos do corpo, corrida, salto e dribles, principalmente os que envolvem colisões, colocam os participantes em alto risco de sofrer lesões articulares no futuro. Lembre-se de que quem já teve lesão corre um risco nove vezes maior de lesar a mesma região.
- *Ossos mal alinhados.* Ossos mal alinhados podem provocar tensão extra na articulação e causar osteoartrite. Na verdade, isso é muito comum nos quadris e nos joelhos e pode causar artrite precoce sem outra causa aparente. Um médico especialista em medicina esportiva ou um ortopedista pode identificar a existência de áreas desalinhadas e encontrar maneiras de corrigir o problema (manipulação osteopática, manipulação dos tecidos moles ou uso de dispositivos ortopédicos para calçados, por exemplo).
- *História atual ou anterior de qualquer doença metabólica associada com osteoartrite.* Inclusive distúrbios da tireóide e paratireóide, gota, sobrecarga (acúmulo) de ferro no organismo e diabete, para citar apenas algumas.

Se você pertence a algum desses grupos de risco, talvez queira analisar a possibilidade de tomar glicosamina, condroitina e IAS como medida preventiva.

Como o uso de glicosamina, condroitina e IAS por pessoas sadias que não têm fatores de risco para osteoartrite não foi estudado, não tenho recomendado o uso desses suplementos como agente preventivo *primário*. No entanto, pode ser que isso mude em breve, à medida que forem publicadas novas pesquisas nessa área.

Em estudos que compararam animais que receberam suplementos com outros que não receberam, os suplementos apresentaram algum efeito protetor em relação ao tipo de lesão cartilaginosa que acarreta osteoartrite. Em outras palavras, a presença dos suplementos no organismo antes da lesão limitou a gravidade dos danos à cartilagem após a lesão. Os pesquisadores acreditam que esse efeito deve ser bastante semelhante nas pessoas, mas, por razões éticas óbvias, não é possível realizar esses estudos com seres humanos. Se existisse um bom marcador da doença para seres humanos, como algo no líquido articular que determinasse o nível de gravidade da lesão cartilaginosa, talvez fosse possível fazer um estudo clínico. Infelizmente, não há consenso sobre nenhum tipo de marcador para a detecção de osteoartrite em seus estágios iniciais, dez ou vinte anos antes de surgirem os sintomas de dor e incapacidade. O método de referência tem sido o uso de radiografias seriadas para medir a largura do espaço articular. As imagens de ressonância magnética ou, talvez, ultra-sonografias de alta definição da cartilagem articular provavelmente serão o novo padrão no futuro, mas esses exames ainda não são suficientemente sensíveis para detectar a presença de lesões articulares sutis.

Outra razão para analisar a possibilidade de tomar suplementos como medida preventiva primária está relacionada com a maneira como percebemos a lesão. Atletas sérios, por exemplo, muitas vezes não sabem que têm pequenas lesões que poderiam ser reveladas por imagens de ressonância magnética ou visualização direta na cirurgia artroscópica. As lesões existem, embora não haja dor nem perda significativa da função articular. Isso foi exemplificado num estudo que analisou a incidência de joelhos anormais, determinada por exames de ressonância magnética, em jogadores de beisebol que afirmaram não ter nenhum problema no joelho. Mais de 60% desses jogadores assintomáticos apresentaram anormalidades nos exames, indicando algum tipo de lesão cartilaginosa.[8] Um estudo semelhante foi realizado na população geral de não-atletas. Cerca de 60% das pessoas que não relataram nenhum problema nas costas apresentaram anormalidades significativas nos exames de ressonância magnética da região lombar.[9] Algumas terão problemas mais tarde, mas muitas não, apesar de terem anormalidades na coluna.[10] O que esses estudos revelam é que, embora uma lesão possa parecer insignificante só porque não dói nem incha, mesmo lesões que passam despercebidas podem causar danos à cartilagem com o tempo. Talvez isso ajude a explicar por que a maioria das pessoas de 65 anos para cima tem osteoartrite, independentemente de apresentarem sintomas de dor.

Desde a primeira edição de *A Cura da Artrite*, a maioria dos atletas profissionais está tomando os suplementos, mesmo que não tenham problemas articulares significativos ou debilitantes. Alguns médicos ortopedistas, inclusive eu, acreditam que essa é uma das principais razões pelas quais os atletas profissionais têm conseguido competir em suas modalidades esportivas por um tempo muito maior nos últimos anos.

Não é preciso ser um atleta profissional para desejar uma vida sadia, ativa e indolor. A glicosamina, a condroitina e a IAS podem ajudá-lo a conseguir isso.

## OITAVO PASSO
### Tome suplementos alimentares que fortalecem as articulações

Como afirmamos no capítulo sobre alimentação saudável, é sempre melhor obter as vitaminas e sais minerais de uma alimentação bem balanceada e rica em frutas e hortaliças frescas. Entretanto, suplementos de vitaminas A, C e E e oligoelementos como selênio, manganês e boro também mantêm os ossos saudáveis. Suplementos de cálcio também são úteis para a saúde geral dos ossos. Óleo de peixe e cápsulas de GLA ajudam a reduzir a inflamação articular. A maior parte das grandes organizações médicas americanas, inclusive a conservadora American Medical Association, recomenda uma dose diária de multivitamina para todos os adultos.

## Resumo

O programa de prevenção da artrite de oito passos é simples, barato e fácil de seguir. Tudo o que você precisa fazer é tomar a decisão de começar. Desse modo, conseguirá reduzir o seu risco de desenvolver osteoartrite e, ao mesmo tempo, melhorar a sua saúde de modo geral. Reiterando, não deixe de discutir esse programa com seu médico antes de começar.

# 12

# REVISÃO DA DOENÇA REUMÁTICA

**Formas mais comuns de artrite**
**Outras doenças que afetam as articulações**

É fácil confundir osteoartrite e artrite reumatóide, duas doenças reumáticas muito diferentes, mas com nomes semelhantes. E fica ainda mais confuso quando se sabe que há mais de cem *tipos diferentes* de doenças reumáticas, e que muitas causam formas distintas de artrite. Dependendo do tipo de artrite, a inflamação associada pode acometer apenas uma articulação ou diversas articulações, ficar restrita à articulação ou se disseminar para músculos, tendões, ligamentos, órgãos internos e até mesmo à pele. Os diferentes tipos de artrite têm diferentes causas, cursos e curas.

Naturalmente, a artrite só poderá ser tratada com êxito se o tipo da doença for diagnosticado. O seu médico fará o diagnóstico, que poderá muito bem ser uma das formas relacionadas neste capítulo.

## BURSITE E TENDINITE

Muitos atletas de fim de semana desafortunados conhecem os sintomas de bursite e tendinite: dor e sensibilidade ao toque nos ombros, cotovelos, joelhos ou pelve que se irradia para os membros próximos e, às vezes, são acompanhados por calor nas áreas afetadas. Bursite e tendinite, as formas mais comuns de síndromes reumáticas de partes moles, geralmente são causadas por uso excessivo repentino de uma articulação. As áreas ao redor das articulações dos ombros, cotovelos, punhos, dedos das mãos, quadris, costas, joelhos, tornozelos e pés são as que pagam o preço do uso excessivo. Se não forem devidamente tratados, os sintomas poderão permanecer durante meses ou anos.

*Bursa* significa bolsa, e os pequenos sacos repletos de líquido que acolcho-am várias partes das articulações realmente se assemelham a pequenas bolsas. Existem dezenas delas no corpo; cada joelho tem oito ou mais. As bolsas, que atuam como almofadas (geralmente entre o tecido mole e uma proeminência óssea), podem ficar inflamadas se a articulação for submetida a uma pressão anormal. Na maioria das vezes isso é conseqüência de uso excessivo, doença crônica ou traumatismo, como queda sobre o joelho ou cotovelo. As bolsas podem ficar mais repletas de líquido do que o normal, desencadeando dor. Algumas formas comuns de bursite são "joelho de empregada doméstica" e "cotovelo de estudante", provocadas pelo ato de ficar apoiado tempo demais ou exercer peso excessivo sobre uma articulação.

A tendinite costuma ser agrupada com a bursite, mas, na verdade, trata-se de um problema muito diferente. A tendinite caracteriza-se por inflamação ou irritação de um tendão, a forte faixa fibrosa composta por várias camadas de tecido que liga os músculos aos ossos. Normalmente pensamos que os ossos só se movem quando os músculos se contraem, mas lembre-se de que o tendão está situado "entre" o músculo e o osso, permitindo que os dois atuem juntos. Se a contração muscular movimenta o osso, isso quer dizer que os tendões automaticamente também se movem. A mobilização forçada de tendões in-chados, entretanto, pode ser bastante dolorosa. A tendinite é um fator de risco para ruptura de tendão, principalmente durante a realização de atividades balísticas (arrancadas ou saltos rápidos).

Em geral a tendinite surge de forma repentina, restringe-se a uma área e pode durar dias ou semanas. Mais cedo ou mais tarde, muitos de nós teremos tendinite por uso excessivo ou lesão de uma articulação. Mas, por sorte, rara-mente essa afecção provoca dano ou incapacidade. Ela pode acometer a parte externa do cotovelo, como no "cotovelo de tenista", a parte interna do cotove-lo, como no "cotovelo de golfista", os tendões que movem os dedos das mãos, como no "dedo-em-gatilho", a parte inferior da pelve, como em "nádegas de tecelão", as articulações dos dedos das mãos, como no "dedo de jogador de videogames" ou o punho e a base do polegar, como na doença de Quervain. Tanto a bursite como a tendinite costumam ocorrer depois dos trinta anos de idade, e geralmente são causadas por desgaste dos tendões ou aplicação de stress anormal às articulações ou tendões, exercícios exagerados por atletas de fim de semana ou esforço repentino, como carregar um objeto pesado. Bursite e tendinite não são doenças crônicas, e raramente provocam dano permanen-te. (Entretanto, tendinite recidivante do tendão calcâneo pode ser sinal de espondilite anquilosante; portanto, consulte o médico.)

A tendinose, uma variante da tendinite, é sempre um quadro crônico. Trata-se da degeneração da parte interna do tendão, por diversas razões possíveis. Esse quadro não costuma ser associado com a inflamação. Por esse motivo, o sufixo "ite", que significa inflamação, não é usado, mas, sim, o sufixo "ose", que significa "doença". A tendinose geralmente é diagnosticada por exame de ultra-sonografia ou ressonância magnética. Esse pode ser um quadro bastante difícil de tratar, uma vez que não responde a antiinflamatórios, alongamentos ou repouso. Em alguns casos, é preciso remover cirurgicamente o tecido afetado do interior do tendão.

Um novo tratamento revolucionário para tendinose foi desenvolvido acidentalmente. Um homem desenvolveu problemas crônicos no tendão calcâneo (o tendão do músculo da panturrilha que se fixa no calcanhar). Como morava num país com medicina socializada, ele sabia que só poderia ser operado se o problema se agravasse a ponto de ocorrer ruptura do tendão. Começou, então, a fazer exercícios de elevação da panturrilha com pesos extremamente pesados, na tentativa de romper o tendão e, assim, possibilitar a cirurgia. Para sua grande surpresa, o homem descobriu que seus problemas no tendão melhoraram, apesar da dor fortíssima que ele sentia durante os exercícios. Outras pessoas usaram a mesma técnica, e todas obtiveram os mesmos resultados, mesmo em outros tendões. Hoje, a sobrecarga proposital no tendão para estimular a sua cura tem bastante respaldo. Obviamente, nunca se deve tentar fazer isso por conta própria — se você tiver problemas de tendão, consulte o médico para obter uma recomendação específica.

O tratamento da bursite e da tendinite é realizado em fases. A fase I consiste em eliminação do(s) fator(es) agravante(s), aplicação de compressa de gelo e massagem suave sobre a articulação dolorida, administração de AINEs, conforme apropriado, e exercícios suaves de alongamento e amplitude de movimento. Se isso não adiantar, a Fase II acrescenta fisioterapia, como estimulação elétrica ou ultra-sônica, exercícios supervisionados de fortalecimento e mobilização das estruturas adjacentes. (Fonoforese, que consiste na aplicação tópica de hidrocortisona e no uso de ultra-som para ajudar o medicamento a penetrar na área afetada, pode ajudar a aliviar a dor e a inflamação no tendão. Iontoforese é semelhante, mas usa corrente elétrica em vez de ultra-som.) A Fase III adiciona injeções de AINEs ou um medicamento semelhante à cortisona. A Fase IV é a cirurgia, que raramente é necessária e só é empregada se as primeiras três fases não produzirem resultado após vários meses.

Sempre atendo pacientes que querem tratar de sintomas crônicos de cotovelo de tenista. O tratamento dessa afecção começa com repouso — nada de tênis durante algum tempo — e aplicação de gelo na articulação três ou quatro vezes por dia durante 10 a 15 minutos. Alternar a maneira de usar os braços para carregar objetos também é importante tanto para o tratamento como para a prevenção de problemas futuros. Como o cotovelo de tenista é causado por tendinite ou inflamação dos músculos envolvidos na extensão do punho, a melhor maneira de descansar o tecido inflamado é erguer objetos com as palmas das mãos voltadas para cima e aliviar a força de preensão. Isso pode exigir uma alteração significativa no desempenho das atividades diárias, como carregar uma sacola ou uma pasta ou até mesmo tirar roupas do cabide. Se a pessoa continuar a ter problemas até mesmo para levantar objetos pequenos no cotidiano, será difícil vencer essa doença. Sempre que você sente dor ao erguer algum objeto, é porque estão ocorrendo pequenas rupturas microscópicas no tecido cicatricial recém-formado que o organismo deposita na tentativa de cicatrizar a área. Isso retarda ainda mais a cicatrização e explica por que algumas pessoas podem sofrer durante meses. Além de mudar a maneira de carregar objetos, é importantíssimo alongar os músculos do antebraço. O melhor exercício de alongamento consiste em manter o cotovelo do braço afetado estendido e, com a outra mão, posicionada logo acima dos nós dos dedos, empurrar a palma da mão na direção do antebraço.

Os exercícios para tonificar os músculos são iniciados duas ou três semanas após a dor aguda. A tonificação muscular começa com a força de preensão e depois, lentamente, trabalha o punho e o antebraço. Um fisioterapeuta ou médico pode prescrever os exercícios mais apropriados. Evite qualquer exercício de fortalecimento muscular que provoque dor aguda, pois pode ser sinal de stress excessivo sobre o tendão. Um cotovelo sadio é obtido com preensão, punho, antebraço e bíceps sadios. Evite também atividades que forçam mais uma parte do braço do que outras.

## GOTA

Quando alguém fala em gota, geralmente pensamos no rei Henrique VIII, barrigudo e comilão, bebendo vinho do porto e devorando uma perna de carneiro com o pé enfaixado sobre um banquinho. Essa afecção já foi chamada de "doença de rico", pois era associada com excesso de peso, de comida (principalmente carne) e de bebida. Hoje, sabemos que esse é um distúrbio metabólico, mas que uma alimentação ruim pode agravar o problema.

Na gota, o ácido úrico, um produto residual do ciclo da uréia (urina), é produzido em excesso, excretado em quantidade insuficiente ou ambos. Quando uma pessoa tem excesso de ácido úrico no organismo, parte dele forma cristais de ácido úrico. Esses cristais (pense neles como fragmentos pontiagudos de vidro dentro do corpo) podem ser depositados no espaço articular, em vez de serem eliminados pelos rins. Esses "cacos de vidro" muitas vezes atingem a "articulação do joanete" do dedão do pé, embora a gota afete também outras articulações dos pés, bem como dos dedos das mãos, dos punhos, cotovelos, joelhos e tornozelos. A articulação acometida de repente fica quente, inchada, dolorida e rígida; às vezes esses sintomas são acompanhados de febre e calafrios. A pele da área afetada pode ficar brilhante e com uma coloração avermelhada ou arroxeada. A dor causada por uma crise aguda de gota pode ser lancinante. Em alguns casos, a articulação fica tão sensível que até mesmo o leve roçar do lençol pode provocar gritos de dor.

Cerca de dois milhões de americanos sofrem de gota, a maioria do sexo masculino (80%). Os fatores de risco para o desenvolvimento da doença são história familiar de gota, consumo de bebida alcoólica, pressão alta, uso de determinados medicamentos, excesso de peso ou aumento descontrolado de peso. Além da forte dor causada pela crise gotosa, a doença pode ser perigosa para a saúde a longo prazo. Os cristais de ácido úrico podem acabar sendo depositados nos tecidos moles, na cartilagem, nas articulações, nos tendões ou em qualquer outra parte do corpo, formando nódulos doloridos denominados "tofos", além de lesar os rins. A boa nova é que a gota muitas vezes pode ser totalmente controlada com o tratamento adequado, que em geral inclui o uso de antiinflamatórios não-esteróides (AINEs) para combater a dor e a inflamação, abstinência de álcool, restrições alimentares (evitar determinados alimentos, como miúdos) e, possivelmente, medicamentos para reduzir a produção de ácido úrico ou aumentar a excreção urinária.

É muito importante que a doença seja tratada, para impedir a ocorrência de crises gotosas, pois crises recorrentes podem causar destruição, deformidades e artrite na articulação afetada. A gota é um fator de risco secundário comum para osteoartrite. A melhor maneira de evitar o desenvolvimento de osteoartrite secundária é tratar a doença e impedir a deposição de cristais de ácido úrico na articulação.

## PSEUDOGOTA

Embora o nome a faça parecer falsa, a dor e os sintomas da pseudogota são reais. O quadro, caracterizado por crises repentinas, afeta freqüentemente os joelhos, punhos e tornozelos, provocando dor e inchaço articular e, possivelmente, a destruição da cartilagem. A crise pode durar dias ou até mesmo semanas, e a fase aguda dura de 12 a 36 horas. Às vezes, várias articulações podem ficar doloridas ao mesmo tempo, embora nesses casos a pseudogota costume ser menos grave e mais crônica. Ora a dor aumenta após uma atividade, ora não. Esses sintomas muitas vezes desaparecem sem tratamento.

Conhecida também como doença da deposição de cristais de pirofosfato de cálcio, a pseudogota é uma forma de artrite inflamatória. Assim como no caso da gota, a dor é causada pela deposição dos cristais nos espaços articulares, mas na pseudogota os cristais são formados por pirofosfato de cálcio, e não ácido úrico. Os cristais de cálcio também podem ser depositados na cartilagem, causando uma doença chamada condrocalcinose ("cálcio na cartilagem").

A pseudogota raramente ocorre antes dos 65 anos de idade e incide igualmente em homens e mulheres. A doença pode ser causada por cirurgia, traumatismo ou stress (porque o stress leva à produção excessiva de hormônio da paratireóide, que afeta o equilíbrio de cálcio no organismo). Ao contrário da gota, a pseudogota não é causada nem influenciada pela alimentação. Embora os cristais contenham cálcio, aparentemente a ingestão de leite ou alimentos ricos em cálcio não faz nenhuma diferença.

O tratamento abrange aspiração articular, para remover o líquido que contém os cristais, e administração de AINEs, para tratar a dor e a inflamação. Exercícios ajudam a fortalecer os músculos e restaurar todo o movimento articular após uma crise aguda. Em alguns casos raros, pode haver necessidade de cirurgia para substituir uma articulação que esteja muito danificada, muito dolorosa ou instável.

As respostas mais extraordinárias à glicosamina e condroitina que já vi foram de pessoas que sofriam de pseudogota. Alguns casos eram de pacientes que respondiam mal aos AINEs ou até mesmo às injeções de cortisona e estavam pensando em se submeter a uma cirurgia radical para raspar a cartilagem e os depósitos de cálcio. Depois de tomar suplementos durante algumas semanas, esses pacientes tiveram uma recuperação fantástica. Alguns ficaram totalmente curados da dor e do inchaço, até mesmo anos depois, e mesmo depois de voltar a correr. A glicosamina tem um efeito "anti-reativo" que ajuda a impedir que os cristais de cálcio irritem a cartilagem. É por isso que acredito que as pesquisas sobre os suplementos, que de modo geral inclui apenas pessoas com osteoartrite *primária*, subestima o valor real do tratamento de pessoas com dor articular causada por outros tipos de artrite.

## ARTRITE INFECCIOSA

A artrite pode ser causada por germes? Sim. Muitas formas de bactérias, vírus e fungos podem causar artrite infecciosa, freqüentemente caracterizada por perda da função articular, febre, inflamação de uma ou mais articulações e, às vezes, calafrios. A articulação do joelho é a mais acometida (50% dos casos), seguida por quadril, ombro, punho e tornozelo. Em geral, quando detectada logo no início, a artrite infecciosa pode ser curada. Na prática, qualquer bactéria, vírus ou fungo que produz doença pode causar essa forma infecciosa de artrite, e existem muitas formas pelas quais o agente infeccioso pode entrar no corpo: traumatismo, cirurgia, inserção de agulha na articulação, abscesso ou infecção óssea próxima a uma articulação, mordidas de animais, picadas de insetos (veja a seção sobre doença de Lyme a seguir) e até mesmo espinhos. Alcoólatras e viciados em drogas crônicos correm um grande risco de contrair artrite infecciosa, assim como os portadores de diabete, anemia falciforme, doença renal e alguns tipos de câncer. Uma causa menos óbvia de infecção articular são bactérias que são transportadas de um local distante no corpo até uma articulação pela corrente sangüínea. Infecções de quase toda parte do corpo podem atingir as articulações, inclusive infecções que começam nos pulmões, no trato urinário e na pele. Lembre-se de que qualquer procedimento médico numa articulação pode causar infecção e artrite infecciosa. Muitas infecções articulares são complicações de cirurgia articular; embora seja bastante raro, uma injeção no espaço articular pode causar infecção.

O organismo reage à infecção mobilizando o sistema imunológico e travando uma batalha feroz com o agente infeccioso. A articulação se transforma no campo de batalha. Assim como todos os campos de batalha, a articulação sofre, ficando inflamada e dolorida à medida que o organismo libera enzimas que, inadvertidamente, degradam a cartilagem ao tentar destruir os invasores.

O objetivo no tratamento da artrite infecciosa é, primeiro, eliminar a infecção e, depois, cuidar da artrite propriamente dita. O tratamento depende, sobretudo, da causa da doença: para artrite bacteriana são empregados antibióticos, e para artrite viral, antiinflamatórios não-esteróides (AINEs). No caso de infecção bacteriana, as articulações infectadas devem ser drenadas para restringir a destruição articular causada pela infecção e inflamação ativas. Em seguida, sessões de fisioterapia poderão fortalecer os músculos e diminuir a rigidez articular.

## DOENÇA DE LYME

Uma afecção bacteriana causada por espiroquetas, a doença de Lyme é transmitida por carrapatos de veado infectados. Seu nome vem de Old Lyme, cidade de Connecticut, Estados Unidos, onde foram registrados os primeiros casos da doença em 1975. Atualmente, é a doença transmitida por carrapato mais comum no país. É mais freqüente na região nordeste dos Estados Unidos, mas foram relatados casos em todos os Estados e também em outros países.

Em geral, mas nem sempre, a doença de Lyme começa com uma lesão cutânea característica no local da picada. Essa lesão é seguida por sintomas pseudogripais, como febre, dor muscular, dor articular e dores de cabeça. Quando é tratada imediatamente com antibióticos, a doença desaparece sem efeitos duradouros. Infelizmente, como a lesão cutânea nem sempre está presente, e como os outros sintomas algumas vezes podem ser bastante leves, alguns pacientes não sabem que têm a doença e não procuram tratamento. Essas pessoas podem acabar com problemas nervosos e cardíacos em estágio tardio — e também com artrite, em geral nos joelhos. Na verdade, os primeiros casos da doença de Lyme foram diagnosticados inicialmente como artrite reumatóide, pois de uma hora para outra os pacientes apresentaram inchaço e dor nos joelhos. Só depois que os médicos concluíram que era improvável a ocorrência de vários casos de artrite reumatóide no mesmo local e na mesma época é que eles perceberam que se tratava de um quadro infeccioso.

Assim como em outras formas de artrite infecciosa, o tratamento da doença de Lyme em estágio avançado em geral requer o emprego de antibióticos para combater a infecção, bem como de AINEs e, possivelmente, cirurgia para tratar as articulações acometidas.

## ARTRITE JUVENIL

Oscilação diária da temperatura, calafrios, erupção cutânea e dor ou inchaço nos dedos dos pés, joelhos, tornozelos, cotovelos ou ombros são as características da artrite juvenil.

Artrite juvenil é um termo genérico para os vários tipos de artrite que podem acometer crianças com menos de 16 anos. A forma mais comum é a artrite reumatóide juvenil (ARJ), que se manifesta em três formas distintas: *sistêmica, poliarticular* e *pauciarticular*, com a característica comum de inflamação articular (rigidez, inchaço, dor, calor e rubor).

Na *ARJ sistêmica* (também chamada de doença de Still), em geral o paciente tem febre de 39 graus ou mais, que desaparece em algumas horas e reaparece no dia seguinte. A febre alta pode ser acompanhada por tremores, nódulos linfáticos aumentados e erupção cutânea evanescente de coloração salmão. Esses sinais e sintomas podem durar semanas ou meses. A doença pode afetar muitas articulações, bem como o sangue e o revestimento externo do coração ou dos pulmões. Outros possíveis sintomas são dor de estômago, anemia profunda e aumento do número de glóbulos brancos (leucócitos) no sangue. A ARJ sistêmica deve ser sempre rigorosamente monitorada por um médico.

A *ARJ poliarticular* surge em várias articulações (cinco ou mais). Assim como a artrite reumatóide (veja abaixo), ela se manifesta simetricamente, acometendo a mesma articulação nos dois lados do corpo (como os dois joelhos). Em alguns casos, o paciente pode apresentar também febrícula e inflamação dos olhos. As meninas têm maior probabilidade de contrair a doença crônica, que pode se estender até a idade adulta e acredita-se ser o mesmo que artrite reumatóide adulta. Outro tipo de ARJ poliarticular parece incidir principalmente em meninos. Essa forma caracteriza-se por rigidez na parte superior e inferior das costas e artrite nas grandes articulações, evoluindo muitas vezes para espondilite anquilosante à medida que a criança atinge a idade adulta.

A *ARJ pauciarticular* afeta apenas algumas articulações, na maioria das vezes as grandes articulações, como joelho, tornozelo e cotovelo. Em geral, a doença não é simétrica. Por causa da dor, as crianças que sofrem de artrite evitam movimentar as articulações inflamadas. Conseqüentemente, as articulações que não são usadas podem se tornar cronicamente rígidas e os músculos adjacentes, fracos. Em raros casos, a inflamação prolongada pode danificar as faces articulares, causando deformidade. Nesse tipo de ARJ há um risco enorme de inflamação ocular (uveíte), de modo que as crianças com essa doença precisam fazer exames regularmente. Esse tipo de inflamação nos olhos pode causar cegueira caso não seja detectada e tratada.

Não sabemos as causas da ARJ. Entretanto, ela não é contagiosa e raramente incide em mais de uma criança numa família. A doença geralmente é tratada com aspirina e outros AINEs. Quando a doença não responde a esses medicamentos antiinflamatórios, emprega-se agentes imunossupressores potentes, como sulfassalazina, metotrexato, ciclosporina e azatioprina (Imuran®), bem como doses baixas de corticosteróides. Os novos agentes biológicos lançados, como etanercepte (Enbrel®), adalimumabe (Humira®) e infliximabe (Remicade®) são mais eficazes no tratamento da ARJ resistente aos medicamentos tradicionais. Esses agentes podem produzir resultados extraordinários no tratamento de crianças com ARJ ao eliminar a inflamação articular e retardar ou reverter a doença o suficiente para impedir deformidades articulares e incapacidade.

Fazer exercícios é muito importante na ARJ, pois ajuda a evitar a rigidez e manter a força muscular. Pode haver necessidade de cirurgia para a correção de graves lesões articulares.

## ARTRITE REUMATÓIDE (AR)

Artrite reumatóide (AR) é uma doença auto-imune que se manifesta quando o organismo, por razões desconhecidas, volta-se contra si mesmo. O sistema imunológico começa a atacar os tecidos do corpo como se eles fossem invasores. Em sua forma mais leve, a artrite reumatóide caracteriza-se por desconforto articular, causada por inflamação do revestimento articular, principalmente da parte situada junto à cartilagem. Em sua forma mais grave, causa deformações dolorosas das articulações e lesões orgânicas.

Alguns especialistas acreditam que a AR seja conseqüência de infecção bacteriana nas articulações, mas ela também pode ser desencadeada por vírus em indivíduos geneticamente suscetíveis. Pessoas com história familiar de AR correm um risco muito maior de desenvolver a doença. Segundo um estudo recente, a origem da doença pode estar relacionada com o ataque do organismo a uma cadeia de carboidratos na cartilagem articular, e não a proteínas, como se acreditava anteriormente.

Com o tempo, a inflamação crônica da artrite reumatóide faz com que o revestimento articular fique espesso e aumentado. O revestimento aumentado pode começar a invadir a cartilagem, outros tecidos que sustentam a articulação e até mesmo o osso, provocando pequenas erosões ósseas e enfraquecendo toda a estrutura articular. No final, a articulação enfraquecida fica cada vez mais dolorida e menos funcional. Sob pressão, pode ficar luxada e deformada.

A artrite reumatóide geralmente surge de forma repentina e acomete as mesmas articulações dos dois lados do corpo (as duas mãos, por exemplo). As articulações ficam inchadas, sensíveis e inflamadas; pode ocorrer também febre, perda de peso e sensação geral de mal-estar, sensibilidade, rigidez e dor. Quando as glândulas lacrimais e salivares são afetadas, os olhos e a boca ficam secos. Os portadores de AR geralmente têm rigidez articular matinal, que dura mais ou menos uma hora. A dor e a rigidez costumam melhorar com a atividade.

Mais de 2,5 milhões de americanos sofrem de artrite reumatóide, e sua incidência é três vezes maior em mulheres do que em homens. A doença geralmente surge entre os 20 e 40 anos, embora pessoas mais velhas e crianças também sejam vítimas. A inflamação articular é crônica e pode variar de leve a grave, com crises ou "surtos" ocasionais. A doença pode piorar progressivamente com o tempo e causar graves deformidades articulares.

O objetivo do tratamento da artrite reumatóide é aliviar a dor, reduzir a inflamação, deter ou retardar o processo de lesão articular e melhorar o funcionamento geral do organismo. Antigamente, o tratamento era iniciado com medicamentos leves; os medicamentos anti-reumáticos modificadores da doença (MARMDs) mais potentes, e potencialmente mais perigosos, eram reservados para a época em que a doença começasse a produzir destruição articular. A tendência ao longo dos últimos anos, entretanto, tem sido dar início imediatamente a um tratamento mais agressivo, em vez de esperar que a destruição articular fique aparente. Alguns pacientes podem apresentar rápida progressão da doença. Em apenas um ano eles podem ter uma lesão tão grande em uma ou duas articulações que precisam ser submetidos a uma cirurgia de artroplastia. Por esse motivo é importantíssimo obter um diagnóstico precoce de artrite reumatóide, consultar um reumatologista e começar imediatamente a tomar medicamentos. A aspirina e os AINEs são empregados para controlar a dor da artrite reumatóide, mas esses medicamentos não retardam a progressão da destruição articular. Medicamentos imunossupressores, como metotrexato, sulfassalazina, leflunomida (Arava®), hidroxicloroquina, azatioprina (Imuran®) e ciclosporina, também podem ajudar a retardar a destruição articular associada à artrite reumatóide. Três novos agentes biológicos conhecidos como inibidores do fator de necrose tumoral foram aprovados para tratamento da artrite reumatóide: etanercepte (Enbrel), infliximabe (Remicade) e adalimumabe (Humira). Outro medicamento novo chamado anaquinra (Kineret®), que bloqueia a atividade de um agente inflamatório natural no organismo chamado interleucina-1 (IL-1), está sendo comercializado. Esses medicamentos têm exercido um grande impacto no controle da dor, do inchaço e da destruição articular causados pela artrite reumatóide. Exercícios e terapia podem reduzir o inchaço, aliviar a dor e aumentar a mobilidade articular. A cirurgia é uma opção em caso de grave lesão dos quadris ou joelhos e, às vezes, do ombro, quando pode fazer a diferença entre dependência e independência.

Infelizmente, não foram feitos grandes estudos clínicos controlados sobre o uso de glicosamina, condroitina e IAS para os portadores de artrite reumatóide. De um ponto de vista teórico, alguns dos mecanismos de ação desses suplementos indicam que eles devem ser benéficos. Os suplementos podem inibir as enzimas que degradam a cartilagem, bem como os efeitos negativos da IL-1, substância química produzida na osteoartrite e em quantidade ainda maior na artrite reumatóide. Além disso, muitos portadores de artrite reumatóide também têm osteoartrite e podem se beneficiar com o uso dos suplementos. Como cada caso de artrite reumatóide é um caso, é importante discutir o uso desses suplementos com o reumatologista.

## ARTRITE PSORIÁTICA

Artrite psoriática é uma doença hereditária que às vezes ocorre em pessoas com uma doença de pele chamada psoríase. As manchas vermelhas e descamativas da psoríase aparecem no pescoço, nos joelhos e nos cotovelos; as unhas podem apresentar pequenas depressões. Os portadores de artrite psoriática geralmente têm rigidez matinal, que dura pelo menos trinta minutos. A doença pode afetar também as costas e as articulações das extremidades dos dedos das mãos ou dos pés, que ficam tão inchados que são chamados de "dedos em salsicha". Apesar do inchaço, as articulações afetadas tendem a ser menos sensíveis do que em outras doenças artríticas. Por esse motivo, os pacientes podem desenvolver deformidades articulares sem sentir muita dor.

Embora o inchaço nas articulações das pontas dos dedos seja o sintoma mais comum de artrite psoriática, a doença só poderá ser diagnosticada se o paciente tiver envolvimento da pele e das unhas compatível com psoríase. No entanto, alguns portadores de artrite psoriática têm apenas lesões nas unhas ou lesões cutâneas tão leves que eles não sabem que têm psoríase.

A artrite psoriática ocorre com mais freqüência entre os 20 e 30 anos, mas pode ocorrer em qualquer idade. Essa doença afeta igualmente homens e mulheres e acomete 5% a 8% das pessoas que têm psoríase. Os esquemas terapêuticos incluem a administração de AINEs para reduzir a inflamação, exercícios para aumentar a mobilidade articular e medicamentos imunossupressores, como metotrexato ou ciclosporina, que podem retardar o processo de destruição articular. Os novos agentes biológicos etanercepte e infliximabe foram aprovados para artrite psoriática e podem ser bastante eficazes tanto no combate às lesões cutâneas como no tratamento da artrite.

# ESPONDILITE ANQUILOSANTE

Se você acorda pela manhã com dor lombar e rigidez articular ou já teve dor lombar por mais de três meses, que melhora com exercícios, mas não com repouso, pode ser que tenha espondilite anquilosante (EA).

A espondilite anquilosante caracteriza-se por fusão das vértebras e é mais comum em homens jovens. Essa doença pode ser facilmente confundida com dor mecânica nas costas, causada pelo ato de levantar objetos pesados. Por esse motivo, às vezes não é tratada em seus estágios iniciais. Na espondilite anquilosante, os tendões e ligamentos que movimentam as costas ficam inflamados. As vértebras reagem ao problema produzindo mais tecido ósseo. A resposta do organismo é bem intencionada, mas a produção de tecido ósseo extra pode fazer com que as vértebras aumentem de tamanho e acabem se fundindo. No final, a coluna fica com aspecto de bambu. Ela fica tão rígida que a curvatura natural da coluna lombar para dentro e a extensão natural do pescoço desaparecem, fazendo com que os portadores de espondilite anquilosante pareçam corcundas. Na verdade, não é que eles tenham dificuldade de levantar a cabeça — as vértebras do pescoço é que estão fundidas nessa posição. Você já viu uma pessoa idosa caminhando encurvada como se estivesse olhando para os próprios sapatos? Esse é o estágio final da espondilite anquilosante.

A inflamação da espondilite anquilosante começa na coluna lombar, e sempre envolve as articulações sacroilíacas (situadas na junção da coluna com a pelve). Nos estágios finais, as partes média e superior das costas e o pescoço são afetados. A doença pode se disseminar para as nádegas e coxas ou para o tórax, dificultando a respiração profunda. As articulações do ombro, joelhos ou tornozelos também podem ficar inflamadas. A espondilite anquilosante pode afetar também os olhos — aproximadamente 30% dos pacientes desenvolverão uveíte anterior (inflamação da íris). De fato, em cerca de 20% dos casos de EA, os primeiros sinais de artrite são observados nos joelhos, quadris, calcanhares ou olhos.

Os homens de 16 a 35 anos de idade são os alvos preferidos da espondilite anquilosante, que aflige aproximadamente 1 em 1.000 pessoas com menos de 40 anos. A doença é detectada três vezes mais em homens do que em mulheres, talvez porque as mulheres tendem a ter sintomas muito mais leves e, conseqüentemente, não são diagnosticadas. Crianças (principalmente meninos) representam 5% dos casos. Casos de espondilite anquilosante em afro-americanos são raros.

Os cientistas descobriram que a espondilite anquilosante pode ter uma base genética. A doença é encontrada quase exclusivamente nos indivíduos que têm o gene HLA-B27, envolvido no combate à infecção. Mas não se preocupe se tem o gene HLA-B27 — menos de 5% das pessoas que têm esse gene desenvolvem a doença. Não basta simplesmente ter tendência genética — de alguma maneira, o gene tem de ser "ligado". (Quando um gêmeo idêntico desenvolve EA, só em 60% dos casos o outro gêmeo também tem a doença.) Estudos em andamento estão analisando a possibilidade de que a espondilite anquilosante seja desencadeada por certo tipo de infecção.

O diagnóstico precoce e tratamento adequado da doença podem reduzir ou evitar a ocorrência de deformidade. O objetivo do tratamento é diminuir a dor e evitar deformidades, ao mesmo tempo que fortalece as costas e o pescoço. Os antiinflamatórios não-esteróides (AINEs) são usados para reduzir a dor e a inflamação, mas não para impedir a progressão da doença. A prática de exercícios e a melhora da postura ajudam a aumentar a força e a flexibilidade. Os novos agentes biológicos infliximabe e etanercepte representam grandes promessas no tratamento da espondilite anquilosante. Além de ajudar a diminuir a dor e aumentar a flexibilidade dos pacientes, eles também podem retardar ou até mesmo cessar a evolução da doença. Em julho de 2003, o etanercepte (Enbrel) foi aprovado pelo FDA norte-americano para tratamento de espondilite anquilosante.

Muitos portadores de EA tomam glicosamina e condroitina na tentativa de diminuir a dependência de AINEs. Alguns pacientes dizem que os suplementos ajudam, mas ainda não foi feito nenhum estudo formal sobre esses suplementos ou o IAS.

## ARTRITE REATIVA

Assim como a espondilite anquilosante, a artrite reativa pode afetar as costas, as articulações periféricas e os olhos. Ao contrário da EA, no entanto, a artrite reativa é causada por infecção. A infecção que desencadeia esse quadro geralmente é entérica (que provoca diarréia) ou genital, como clamídia ou gonorréia, mas às vezes ela é assintomática e o paciente não se sente doente nem sabe que tem infecção. Os sintomas de artrite geralmente se desenvolvem de uma a quatro semanas após a infecção. A dor e o inchaço ocorrem mais comumente nos membros inferiores. Os pacientes costumam ter rigidez matinal, que dura pelo menos uma hora; além disso, geralmente se sentem cansados e, às vezes, têm febre. Outro provável sintoma é dor nas costas, que piora com repouso e melhora com exercícios. A maioria dos pacientes com artrite reativa tem apenas um episódio de artrite e, depois, os sintomas desaparecem por completo. No entanto, entre 15% a 50% dos pacientes terão recidiva da artrite em algum momento, e cerca de 20% dos pacientes com artrite reativa desenvolvem uma artrite crônica que pode afetar os membros e as costas. O tratamento da artrite reativa costuma ser iniciado com AINEs. Quando os sintomas persistem, os pacientes passam para medicamentos mais fortes, como metotrexato ou sulfassalazina.

## *Outras doenças que afetam as articulações*

A artrite não é a única doença que ataca as articulações. Outras doenças provenientes de diversas partes do corpo podem lesar as articulações como um efeito colateral. As doenças apresentadas a seguir não são formas verdadeiras de artrite, mas podem produzir sintomas parecidos com os de artrite.

### FIBROMIALGIA

Caracterizada por dor disseminada e algumas vezes incapacitante, a fibromialgia produz rigidez e fraqueza musculares nas costas, nos quadris, nas coxas, no pescoço, no ombro, no tórax ou nos braços, acompanhada de espasmos musculares em qualquer uma dessas áreas (um tipo de cãibra). Os pacientes dizem ao médico que "dói tudo". Os sintomas de fibromialgia são bastante semelhantes aos da síndrome da fadiga crônica (SFC), o que explica a dificuldade que os médicos têm de distinguir entre as duas. Mas, nos últimos anos, os pesquisadores descobriram que o diagnóstico de fibromialgia se baseia em dor ou sensibilidade em pelo menos 11 de 18 pontos específicos do corpo.

Antigamente chamada de fibrosite, pois se acreditava ser uma inflamação muscular, fibromialgia significa literalmente "dor muscular". Estudos clínicos controlados recentes, no entanto, não encontraram evidências de inflamação muscular nos pacientes fibromiálgicos. Atualmente, os pesquisadores acham que a fibromialgia é causada por percepção anormal da dor. Em estudos clínicos controlados, pacientes fibromiálgicos começavam a sentir dor antes dos controles. Quando a atividade cerebral dos pacientes com fibromialgia foi comparada com a dos controles, constatou-se que os portadores de fibromialgia apresentavam maior atividade cerebral em resposta aos mesmos estímulos. Em outras palavras, o fibromiálgico é muito mais sensível à dor. Estímulos que alguém que não sofre de fibromialgia não sente como dolorosos são definitivamente dolorosos para quem tem fibromialgia. Por que isso acontece ainda é um mistério.

As mulheres entre 35 e 60 anos de idade são as maiores vítimas da fibromialgia, com maior incidência um pouco antes da menopausa. As causas exatas ainda não foram identificadas. A fibromialgia muitas vezes é diagnosticada erroneamente, pois a maioria dos seus sintomas é semelhante aos de outras doenças.

O tratamento da fibromialgia consiste em aliviar a dor crônica e os distúrbios do sono, bem como a depressão que muitas vezes acompanha a doença crônica. Exercícios na água, *biofeedback* e técnicas de relaxamento são úteis. Embora a aspirina e os AINEs geralmente sejam receitados para aliviar a dor, nem sempre esses medicamentos são eficazes. Por esse motivo, às vezes relaxantes musculares ou anestésicos locais são injetados nas áreas dolorosas para relaxar rapidamente o músculo e aliviar a dor. Além disso, constatou-se que medicamentos que agem sobre o sistema nervoso central, principalmente amitriptilina (Elavil®) e ciclobenzaprina (Flexeril®), ajudam a reduzir os distúrbios do sono e aliviar a dor. Antidepressivos que inibem seletivamente a recaptação da serotonina, como a fluoxetina (Prozac®) também parecem aliviar a dor fibromiálgica, mesmo que o paciente não esteja deprimido. A fibromialgia é uma doença muito difícil, tanto de ter quanto de tratar. Porém, embora as articulações possam ficar doloridas, a doença não causa deformidade nem deterioração articular.

## DOENÇA DE PAGET

Conhecida também como osteíte deformante, a doença de Paget é um distúrbio ósseo caracterizado por dor e deformidade óssea. Nessa doença, o processo normal de remodelamento do osso (degradação e formação) é bastante acelerado. Há a produção de osso novo, mais volumoso e mais mole, porém mais fraco e com maior tendência para fratura do que o osso normal. A doença de Paget afeta com maior freqüência os ossos da pelve, a pele, a coluna e os ossos longos da perna. A estrutura óssea enfraquecida característica da doença causa artrite nas articulações vizinhas. Se os ossículos da orelha forem afetados pela doença, poderão ocorrer tinido auditivo e perda de audição. Com o tempo, a rápida formação óssea cessa gradualmente. Os sintomas podem aparecer e desaparecer, mas qualquer alteração ou lesão óssea que tenha ocorrido será permanente.

A doença de Paget geralmente não tem sintomas no início, de modo que a presença precoce da doença só pode ser detectada por exames de sangue de rotina. Quando surgem os sintomas, eles podem ser mais bem descritos como "dor profunda nos ossos", uma sensação de calor em todo o corpo ou dores de cabeça se os ossos do crânio estiverem afetados. Há uma dor crônica nos ossos (principalmente à noite); os ossos parecem estar aumentando de tamanho e a pele que os recobre fica inusitadamente quente. A formação óssea é alterada à medida que a doença progride, causando enfraquecimento, espessamento e deformidade óssea. O movimento pode ser prejudicado, e os ossos podem fraturar facilmente.

A doença de Paget é mais comum em homens do que em mulheres, e costuma surgir entre os 50 e 70 anos. Pode ser hereditária. Não se sabe a causa dessa doença. O objetivo do tratamento é aliviar a dor, evitar a ocorrência de deformidade óssea ou fratura e proteger a audição. O alendronato (Fosamax®), medicamento usado no tratamento de osteoporose, também é administrado a portadores da doença de Paget. Pode ser necessária cirurgia para corrigir a perda auditiva e o arqueamento dos ossos.

## POLIMIOSITE E DERMATOMIOSITE

Chamadas comumente de miosite, essas duas doenças caracterizam-se por inflamação dos tecidos conjuntivos. Na polimiosite, a inflamação causa enfraquecimento e subseqüente degeneração muscular; na dermatomiosite, a pele é acometida.

A polimiosite produz inflamação muscular (especialmente nos braços e pernas), que destrói as fibras musculares e causa atrofia muscular. Se o ombro estiver afetado, o paciente terá dificuldade de levantar o braço para pentear o cabelo ou pegar um prato no armário. Se os músculos da área dos quadris estiverem afetados, o paciente terá dificuldade de levantar da cadeira ou subir escadas. Em sua forma mais grave, a polimiosite enfraquece os músculos do pescoço e da garganta, alterando o timbre da voz e dificultando a deglutição. Se os músculos do tórax estiverem comprometidos, o paciente terá dificuldade de respirar.

Na dermatomiosite, a pele fica muito sensível. Pode surgir uma erupção cutânea avermelhada no rosto, nos nós dos dedos, nos cotovelos, nos joelhos, nos tornozelos e em volta dos olhos. Às vezes, as pálpebras ficam inchadas e arroxeadas. Nos casos mais avançados, a fricção de um dedo na área afetada pode provocar a descamação de várias camadas de pele.

Outros sintomas de polimiosite e dermatomiosite são febre, perda de peso e dor articular. Ninguém sabe exatamente quais são as causas da miosite, embora essa doença tenha muitas semelhanças com lúpus e artrite reumatóide e, provavelmente, seja resultado de hipersensibilidade ou problemas auto-imunes. A miosite surge gradualmente ao longo de alguns meses. Em geral, atinge pessoas entre 30 e 60 anos de idade, e é duas vezes mais freqüente nas mulheres. A maioria dos pacientes responde bem ao tratamento, embora possa ser fatal em alguns, sobretudo quando está associada a um câncer em pacientes idosos.

A miosite geralmente é tratada com corticosteróides. O metotrexato é usado com freqüência para diminuir a quantidade de prednisona necessária ao controle da doença. A terapia com imunoglobulina intravenosa tem sido benéfica para os portadores de miosite que não responde aos esteróides. O emprego de fisioterapia é importantíssimo para aumentar a força muscular.

## ESCLERODERMIA

Esclerodermia significa "pele grossa", portanto não admira que a doença seja caracterizada por endurecimento e espessamento da pele das mãos, dos braços e do rosto, bem como por úlceras nos dedos das mãos, queda de cabelo e descoloração da pele. A doença afeta também as articulações, os vasos sangüíneos e os órgãos internos.

A incidência de esclerodermia é cinco vezes maior nas mulheres do que nos homens. Os alvos preferidos da doença são mulheres de 30 a 60 anos de idade, embora possa acometer os dois sexos em qualquer idade. Assim como a artrite reumatóide, acredita-se que seja uma doença auto-imune desencadeada por um fator desconhecido. O fator desencadeante pode ser ambiental ou químico (doenças semelhantes à esclerodermia foram detectadas em trabalhadores expostos a pó de sílica ou cloreto de vinila, bem como pessoas que estão tomando o medicamento anticancerígeno bleomicina ou o suplemento de aminoácidos L-triptofano). Os pacientes submetidos a transplantes de medula óssea às vezes desenvolvem um quadro muito parecido com esclerodermia.

Na esclerodermia, os finíssimos vasos sangüíneos e capilares ficam inflamados, o que, por sua vez, leva o organismo a produzir uma quantidade excessiva de colágeno, a proteína que compõe a maior parte dos tecidos conjuntivos. O excesso de colágeno é depositado na pele e nos órgãos, onde endurece, fazendo com que a pele fique espessa e os órgãos internos deixem de funcionar adequadamente. Embora não sejam danificadas pela esclerodermia, as articulações podem ficar rígidas, pois a pele que as recobre está mais dura. Na verdade, a deposição excessiva de cartilagem pode fazer com que os dedos fiquem rígidos e em forma de garra, embora as articulações propriamente ditas ainda estejam sadias. As complicações mais graves da doença estão relacionadas com o acúmulo de colágeno nos órgãos internos e com o tecido cicatricial resultante. A lesão induzida por esclerodermia no esôfago, coração, pulmões, rins e trato intestinal pode ser fatal.

Esclerodermia não tem cura, mas alguns medicamentos controlam os sintomas, como aspirina e AINEs para a dor e a inflamação, corticosteróides para os problemas musculares, antiácidos para azia e medicamentos para controlar a pressão arterial e estimular a circulação. Exercícios cuidadosos ajudam a manter o condicionamento físico e a flexibilidade da pele e das articulações. Proteger a pele de maiores lesões é parte importante do tratamento de esclerodermia.

## SÍNDROME DE SJÖGREN

Depois da artrite reumatóide, a síndrome de Sjögren, também conhecida como ceratoconjuntivite seca, é a doença reumática auto-imune mais comum. As glândulas lacrimais e salivares ficam inflamadas, causando secura dos olhos e da boca. Alguns sintomas freqüentes são irritação, vermelhidão e coceira nos olhos, visão dupla, rachaduras na língua ou no canto da boca, dificuldade de mastigação e deglutição e diminuição do paladar. Outros problemas associados com a síndrome de Sjögren são cansaço, cáries, inflamação articular e inflamação dos pulmões, rins, fígado, nervos, glândula tireóidea e cérebro. A doença geralmente é acompanhada por uma forma leve de artrite.

A síndrome de Sjögren é encontrada muitas vezes junto com outras doenças auto-imunes, como lúpus, artrite reumatóide ou esclerodermia. Embora não tenha sido determinada uma causa específica, acredita-se que hereditariedade, infecção viral e hormônios sejam fatores importantes na doença. Qualquer pessoa, em qualquer idade, pode ter síndrome de Sjögren, mas 90% das pessoas que desenvolvem essa doença são do sexo feminino, sendo rara em pessoas com menos de 20 anos de idade.

O objetivo do tratamento é aliviar o desconforto ao mesmo tempo que controla a secura da boca e dos olhos. Colírios lubrificantes, goma de mascar e umidificadores de ambiente podem ajudar. Aspirina e AINEs são usados para diminuir a dor articular, a inflamação e as dores musculares. Os exercícios podem ajudar a manter a flexibilidade das articulações e dos músculos.

## LÚPUS ERITEMATOSO SISTÊMICO

Conhecido também como lúpus, o lúpus eritematoso sistêmico (LES) é uma doença auto-imune que ataca e inflama os tecidos conjuntivos de todo o corpo. Os portadores de LES podem apresentar uma erupção cutânea avermelhada na ponte do nariz e nas maçãs do rosto. Como a erupção se assemelha às marcas existentes no focinho dos lobos, o nome da doença vem de *lupus*, lobo em latim.

Com incidência nove vezes maior em mulheres do que em homens, o lúpus geralmente surge entre os 18 e 45 anos de idade e é detectado em cerca de uma a cada 2.000 pessoas. A doença causa a produção de anticorpos anormais, e os pacientes quase sempre têm exame de sangue positivo para determinados anticorpos contra antígenos nucleares (AAN). A pele, os rins, o sistema nervoso, os músculos, os pulmões, a medula óssea e o coração podem ser afetados, bem como as articulações (principalmente dedos, punhos e joelhos). Além da erupção avermelhada no rosto, alguns sintomas comuns são dor articular, feridas na boca, rigidez, febre, dor muscular, perda de peso, queda de cabelo e exaustão. Algumas pessoas também são sensíveis à luz ultravioleta, e a exposição ao sol piora a erupção cutânea e torna a doença ainda mais ativa. À medida que a doença progride, a inflamação das membranas que revestem o coração, os pulmões e os rins pode causar lesões permanentes.

Assim como no caso da esclerodermia e da artrite reumatóide, algum fator desencadeia o lúpus, mas apenas nas pessoas que são geneticamente suscetíveis. Essa doença ocorre com maior freqüência em negros do que em brancos, e alguns dados indicam que as populações asiáticas e hispânicas têm índices mais elevados da doença do que as populações brancas. Constatou-se que alguns portadores de lúpus não têm uma enzima que participa das respostas imunológicas sadias e, portanto, são mais propensos à doença.

A gravidade do lúpus varia bastante de pessoa para pessoa. Algumas nem sabem que têm a doença e não requerem nenhum tratamento, enquanto em outras a doença é grave. A maioria das pessoas, entretanto, tem sintomas moderados e boa atividade funcional.

O tratamento de lúpus inclui aspirina e outros AINEs para a dor e a inflamação, um medicamento antimalárico para as crises ativas ou em caso de  extensa erupção cutânea, pomadas ou cremes para as lesões cutâneas (é importante usar protetor solar e não se expor ao sol para evitar as lesões) e corticosteróides nos casos graves. Pode ser necessário o uso de medicamentos como azatioprina (Imuran®), metotrexato, micofenolato (CellCept®) ou ciclosporina para deprimir o sistema imunológico. Quando há comprometimento dos rins, algumas vezes são administradas doses altas de um medicamento forte chamado ciclofosfamida (Cytoxan®) para realmente deprimir o sistema imunológico. Fazer exercícios, evitar exposição solar e descansar durante os estágios agudos da doença também são importantes. Não foram feitos estudos clínicos para analisar os benefícios dos suplementos de glicosamina, condroitina ou IAS para lúpus, mas, assim como no caso da artrite reumatóide, existem razões teóricas para analisar a possibilidade de usar os suplementos como adjunto aos medicamentos de venda controlada.

## POLIMIALGIA REUMÁTICA

Polimialgia reumática (PMR) é uma doença caracterizada por rigidez e dor nos músculos do pescoço, ombros e quadris, principalmente pela manhã. Os pacientes se queixam de que não conseguem se levantar da cama pela manhã por causa de rigidez e extremo cansaço. A incidência de polimialgia reumática gira em torno de sete pessoas a cada 1.000, e a doença raramente ocorre antes dos 50 anos de idade. Os sintomas são causados pela inflamação, e os pacientes ficam com as mãos e os pés inchados. Por causa da dor, os portadores de PMR têm dificuldade de movimentar os ombros e quadris. Em geral eles não são fracos, mas podem desenvolver fraqueza em decorrência da atrofia muscular e inatividade.

O desconforto e a rigidez nos portadores de polimialgia reumática são causados pela inflamação, que pode ocorrer nas grandes articulações, como quadril e ombro, ou nas suas proximidades. As articulações periféricas também podem ser acometidas, e as pequenas articulações das mãos e dos pés podem desenvolver artrite. A artrite nessas articulações menores é leve, pode ser temporária e desaparece rapidamente com a administração de corticosteróides antiinflamatórios, como prednisona. Alguns pacientes apresentam inchaço nas mãos, nos punhos, nos tornozelos e no peito dos pés, causado por aumento de líquido tecidual. Pode ocorrer edema com cacifo (depressão produzida no tecido inchado mediante pressão de dedo) junto com outros sinais de polimialgia reumática ou como primeiro sinal da doença. O inchaço dos tecidos do punho pode produzir sintomas de síndrome do túnel do carpo, observada em 10% a 15% dos portadores de polimialgia reumática.

Além do inchaço, os pacientes com polimialgia reumática têm menor capacidade de movimentar ativamente os ombros, o pescoço e os quadris. Os ombros podem ficar sensíveis ao toque, mas isso geralmente é menos proeminente do que esperado, dado a gravidade dos sintomas. De modo geral, a força muscular é normal, embora a fraqueza possa se tornar um problema se os músculos se atrofiarem por causa da inatividade provocada pela dor. Os portadores de PMR também podem desenvolver uma doença afim chamada arterite temporal (veja abaixo). Os corticosteróides geralmente são eficazes no tratamento de polimialgia reumática, mas têm efeitos colaterais. A fisioterapia também é importante, para que o paciente possa recuperar a perda de força muscular por desuso durante a atividade da doença.

## ARTERITE TEMPORAL

Arterite temporal (AT) é uma doença inflamatória das artérias de médio e grosso calibre. Os sintomas são dor e rigidez nos músculos dos braços, tronco e pernas (principalmente pela manhã), dor de cabeça latejante numa das têmporas, dor à palpação, inchaço e rubor no trajeto da artéria temporal de um lado da cabeça, dor no maxilar ao mastigar, perda visual, febrícula, cansaço e perda de apetite. A arterite temporal acomete as artérias dos ramos cranianos do arco aórtico, impedindo que eles forneçam uma quantidade suficiente de sangue para os nervos cranianos, que são responsáveis pela visão e pelos músculos da face. Conseqüentemente, os pacientes muitas vezes têm problemas visuais, inclusive perda temporária ou permanente da visão num olho. A doença pode causar cegueira. Aproximadamente 50% dos portadores de arterite temporal também têm polimialgia reumática, mas apenas cerca de 15% dos portadores de polimialgia reumática têm arterite temporal.

Os médicos usam diversos medicamentos para tratar a arterite temporal, como corticosteróides e imunossupressores.

## SUPLEMENTOS E DOENÇAS REUMÁTICAS

Até agora foram publicadas poucas pesquisas sobre o uso de glicosamina, condroitina e IAS para outras doenças reumáticas além de osteoartrite, apesar do interesse crescente por parte da comunidade científica. Mas, embora seu uso não seja corroborado por estudos clínicos, muitas pessoas que sofrem dessas doenças tomam glicosamina e condroitina. Os suplementos podem ser eficazes. Os mecanismos benéficos de ação de glicosamina, condroitina e IAS abrangem outras doenças reumáticas, de modo que existe um embasamento teórico. Como são bastante seguros, mal com certeza não farão, muito pelo contrário. Acompanho cuidadosamente as pesquisas nessas áreas. Consulte meu *site* em inglês no endereço www.drtheo.com para ficar a par das últimas novidades.

O IAS tem sido usado com sucesso na Europa no tratamento de esclerodermia. Se você tem essa doença, discuta o uso de IAS com seu médico antes de experimentar o suplemento. Ele foi lançado recentemente e, portanto, pode ser que seu médico ainda não o conheça.

Atualmente, existem tratamentos modificadores da doença comprovados para diversas afecções reumáticas. Antes de experimentar glicosamina, condroitina e IAS, discuta o uso desses suplementos com seu médico. Não tome os suplementos por conta própria; não pare de tomar seus medicamentos nem altere a dose sem falar com o médico. Lembre-se, não existem estudos clínicos suficientes para que possamos saber se os suplementos são úteis no tratamento de outras doenças reumáticas. Qualquer decisão no sentido de experimentá-los deve ser tomada junto com o médico e sob sua cuidadosa supervisão.

# Referências

## Capítulo 1: Osteoartrite tem cura?

1. Centers for Disease Control, "Prevalence of Disability and Associated Health Conditions – United States, 1991-1992." *Mortality and Morbidity Weekly Review,* 43(40), 1994, pp. 730-31, 737-39.
2. Ibid.
3. Yelin, E. e Callahan, L. F. (National Arthritis Data Work Group), "The Economic Costs and Social and Psychological Impact of Musculoskeletal Condition." *Arthritis and Rheumatism,* 38(10), 1995, pp. 1351-362.
4. Report in American College of Rheumatology 64th Annual Scientific Meeting. *Arthritis and Rheumatism,* 43(9 supplement), 2000, p. S220.
5. McKenzie, L. S., Horsburgh, B. A., Ghosh, R., e Taylor, T. K. E., "Osteoarthrosis: Uncertain Rationale for Anti-inflammatory Drug Therapy." *Lancet,* 1, 1976, pp. 908-09.
6. Vidal y Plana, R. R., Bizzardi, D., e Rovati, A. L., "Articular Cartilage Pharmacology: In Vitro Studies on Glucosamine and Nonsteroidal Antiinflammatory Drugs." *Pharmacological Research Communications,* 10(6), 1978, pp. 557-69.
7. Palmoski, J.J., e Brandt, K. D., "Effects of Some Non-steroidal Antiinflammatory Drugs on Proteoglycan Metabolism and Organization in Canine Articular Cartilage." *Arthritis and Rheumatism,* 23, 1980, pp. 1010-020.
8. Felson, D. T., Zhang, Y., Hannan M. T., "Risk Factors for Incident Radiographic Knee Osteoarthritis in the Elderly: The Framingham Study." *Arthritis and Rheumatism,* 40, 1997, pp. 728-33.
9. Lanyon, P., Muir, K., Doherty, S., e Doherty, M., "Assessment of a Genetic Contribution to Osteoarthritis of the Hip: Sibling Study." *British Medical Journal,* 321, 2000, pp. 1179-183.
10. Griffin, M., et al., "Practical Management of Osteoarthritis." *Archives of Family Medicine,* 4 de dezembro de 1995, pp. 1049-055.
11. Swedberg, J. A., e Steinbauer, J. R., "Osteoarthritis." *American Family Physician,* 45(2), fevereiro de 1992, pp. 557-68.
12. Tsang, J. K., "Update on Osteoarthritis." *Canadian Family Physician,* 36(614), 1990, pp. 539-44.

13. Lawrence, R. C., et al., "Estimates of the Prevalence of Arthritis and Selected Musculoskeletal Disorders in the United States." *Arthritis and Rheumatism*, 41, 1998, pp. 778-99.
14. Liang, M. H., e Fortin, R., "Management of Osteoarthritis of the Hip and Knee." *Journal of the American Medical Association*, 325 (2), 1991, pp. 125-27.
15. Adams, M. E., "Cartilage Research and Treatment of Osteoarthritis." *Current Opinions in Rheumatology*, 4, 1992, pp. 552-59.

## Capítulo 2: Quando as articulações adoecem

1. Buckwalter, J. A. et al., "Restoration of Injured or Degenerated Articular Cartilage." *Journal of the American Academy of Orthopaedic Surgeons*, 2(4), 1994, pp. 192-201.
2. Caplan, A. I., "Cartilage." *Scientific American*, 251 (I), outubro de 1984, pp. 84-97.
3. Buckwalter, J. A. et al., "Restoration of Injured or Degenerated Articular Cartilage." *Journal of the American Academy of Orthopaedic Surgeons*, 2(4), 1994, pp. 192-201.

## Capítulo 3: Uma nova esperança para derrotar a osteoartrite

1. Mueller-Fassbender, H., Bach, G. L., Haase, W., et al., "Glucosamine Sulfate Compared to lbuprofen in Osteoarthritis of the Knee." *Osteoarthritis and Cartilage*, 2, 1994, pp. 61-9.
2. Crolle, G., e D'Este, E., "Glucosamine Sulphate for the Management of Arthrosis: A Controlled Clinical Investigation." *Current Medical Research and Opinion*, 7(2),1980, pp. 104-09.
3. Manicourt, D. H., Poilvache, P., Nzeusseu, A., et al., "Serum Levels of Hyaluronan, Antigenic Keratan Sulfate, Matrix Metalloproteinase 3, and Tissue Inhibitor of Metalloproteinases 1 Change Predictably in Rheumatoid Arthritis Patients Who Have Begun Activity after a Night of Bed Rest." *Arthritis and Rheumatism*, 42, 1999, pp. 1861-869.
4. Piperno, M., Reboul, P., Hellio le Graverand, M. P., et al., "Osteoarthritic Cartilage Fibrillation Is Associated with a Decrease in Chondrocyte Adhesion to Fibronectin." *Osteoarthritis and Cartilage*, 6, 1998, pp. 393-99.
5. Meininger, M. A., Kelly, K. A., et al. "Glucosamine Inhibits Inducible Nitric Oxide Synthesis." *Biochemical and Biophysical Research Communications*, 279(1), 2000, pp. 234-39.
6. Shikhman, A. R., Alaaeddine, A., e Lotz, M. K., "N-Acetylglucosamine Prevents IL-I-Mediated Activation of Chondrocytes." *Arthritis and Rheumatism*, 42(9 suplemento), 1999, p. S381.
7. Dovanti, A., Bignamini, A. A., e Rovati, A. L., "Therapeutic Activity of Oral Glucosamine Sulphate in Osteoarthrosis: A Placebo-Controlled Double-Blind Investigation." *Clinical Therapeutics*, 3(4), 1980, pp. 266-72.

8. Pujalte, J. M., Llavore, E. P. e Ylescupidez, E. R., "Double-Blind Clinical Evaluation of Oral Glucosamine Sulphate in the Basic Treatment of Osteoarthrosis." *Current Medical Research and Opinion*, 7(2), 1980, pp. 110-14.

9. Cordoba, F., e Nimni, M. E., "Chondroitin Sulfate and Other Sulfates Containing Chondroprotective Agents May Exhibit Their Effects by Overcoming a Deficiency of Sulfur Amino Acids." *Osteoarthritis and Cartilage*, 11, 2003, pp. 228-30.

10. Fenton, J. I., Chlebek-Brown, K. A., Peters, T. L., et al., "The Effects of Glucosamine Derivatives on Equine Articular Cartilage." *Osteoarthritis and Cartilage*, 8, 2000, pp. 444-51; Karzel, K., Domenjoz, R., "Effect of Hexosamine Derivatives and Uronic Acid Derivatives on Glycosaminoglycan Metabolism of Fibroblast Cultures." *Pharmacology*, 5, 1971, pp. 337-45.

11. Reginster, J. Y., Deroisy, R., Rovati, L. C., et al., "Long-Term Effects of Glucosamine Sulphate on Osteoarthritis Progression: A Randomised, Placebo-Controlled Clinical Trial." *Lancet*, 357, 2001, pp. 247-48.

12. Pavelka, K., Gatterova, J., Olejarova, M., et al., "Glucosamine Sulfate Delays Progression of Knee Osteoarthritis: A 3-Year, Randomized, Placebo-Controlled, Double-Blind Study." *Archives of Internal Medicine*, 162, 2002, pp. 2113-123.

13. Dovanti, A., Bignamini, A. A., e Rovati, A. L., "Therapeutic Activity of Oral Glucosamine Sulphate in Osteoarthrosis: A Placebo-Controlled Double-Blind Investigation." *Clinical Therapeutics*, 3(4), 1980, pp. 266-72.

14. Towheed, T., "Current Status of Glucosamine Therapy in Osteoarthritis." *Arthritis and Rheumatism*, 49(4), 2003, pp. 601-04.

15. Tapadinhas, M. J., Rivera, I. C., e Bignamini, A. A., "Oral Glucosamine Sulphate in the Management of Arthrosis: Report on a Multicentre Open Investigation in Portugal." *Pharmatherapeutica*, 3(3), 1982, pp. 157-68.

16. Fassbender, H. M., et al., "Glucosamine Sulfate Compared to Ibuprofen in Osteoarthritis of the Knee." *Osteoarthritis and Cartilage*, 2(1), 1994, pp. 61-9.

17. Norman, M. R., "Evaluation of Glucosamine Sulfate Compared to Ibuprofen for the Treatment of Temporomandibular Joint Osteoarthritis: A Randomized Double-Blind Controlled 3 Month Clinical Trial." *Journal of the American Medical Association*, 286(6), 2001, p. 654.

18. Caplan, A. I., "Cartilage." *Scientific American*, outubro de 1984, pp. 84-97.

19. Conte, A., Volpi, N., Palmieri, L., et al., "Biochemical and Pharmacokinetic Aspects of Oral Treatment with Chondroitin Sulfate." *Arzneimittelforschung*, 45(8), 1995, pp. 918-25.

20. Ronca, F., Palmieri, L., et al., "Anti-Inflammatory Activity of Chondroitin Sulfate." *Osteoarthritis and Cartilage*, 6(Suplemento A), 1998, pp. 14-21.

21. Soldani, G., e Romagnoli, J., "Experimental and Clinical Pharmacology of Glycosaminoglycans (GAGs)." *Drugs in Experimental and Clinical Research*, 18(1), 1991, pp. 81-5.

22. Conrozier, T., "Death of Articular Chondrocytes. Mechanisms and Protection" [Francês]. *Presse Medicin,* 27(36), 1998, pp. 1859-861.

23. Soldani, G., e Romagnoli, J., "Experimental and Clinical Pharmacology of Glycosaminoglycans (GAGs)," *Drugs in Experimental and Clinical Research,* 18(1),1991, pp. 81-5.

24. Nishikawa, H., Mori, I. e Umemoto, J., "Influences of Sulfated Glycosaminoglycans on Biosynthesis of Hyaluronic Acid in Rabbit Knee Synovial Membranes." *Archives of Biochemistry and Biophysics,* 240, 1985, pp. 145-53; Videla Dorna, I., e Guerrero, R. C., "Effects of Oral and Intramuscular Use of Chondroitin Sulphate in Induced Equine Aseptic Arthritis." *Journal of Equine Veterinary Science,* 18, 1998, pp. 548-50.

25. Hamon, V., "Effect of One Compound Structum® on Cytokines Secretion by Human Macrophages and PBMC." Pierre Fabre Laboratories–Intemal Reports, 1997, pp. 1-32.

26. Ronca, F., Palmieri, L., et al., "Anti-inflammatory Activity of Chondroitin Sulfate." *Osteoarthritis and Cartilage,* 6 (Suplemento A), 1998, pp. 14-21; Weyers, W., e Iseli, D., "Expériences pharmacologiques sur l'efficacité antiphilogistique de chondroitine sulfrique (Structum®)." *Therapie Woche Schweiz,* 3, 1987, pp. 869-74.

27. Hardingham, T., "Chondroitin Sulphate and Joint Disease." *Osteoarthritis and Cartilage,* 6(Suplemento A), 1998, pp. 3-5.

28. Lippiello, L., Woodward, J., Karpman, R., e Hammad, T. A., "In Vivo Chondroprotection and Metabolic Synergy of Glucosamine and Chondroitin Sulfate." *Clinical Orthopedics,* 381, 2000, pp. 229-40.

29. McAlindon, T. E., LaValley, M. P., Gulin, J. P., e Felson, D. T., "Glucosamine and Chondroitin for Treatment of Osteoarthritis: A Systematic Quality Assessment and Meta-Analysis." *Journal of the American Medical Association,* 283(11), 2000, pp. 1469-475.

30. Michel, B., Vignon, E., et al., "Oral Chondroitin Sulphate in Knee OA Patients: Radiographic Outcomes of a 2-Year Prospective Study." *Osteoarthritis and Cartilage,* 9(suplemento B), 2001, p. S68.

31. Michel, B. A., Stucki, G., et al., "Retardation of Knee Joint Space Narrowing Through Chondroitin 4&6 Sulphate." *Arthritis and Rheumatism,* 48 (9 suplemento), 2003, p. S77.

32. Mazières, B., et al., "Le Chondroitin Sulfate dans le Traitement de la Gonarthrose et de la Coxarthrose." *Rev. Rheum. Mal Osteoartic,* 59(7-8), 1992, pp. 466-72.

33. Conrozier, T., "Chondroitin Sulfates (CS 4&6): Practical Applications and Economic Impact" [Francês]. *Presse Medicin,* 27(36), 1998, pp. 1866-868.

34. Soroka, N. F., e Chyzh, K. A., "Clinical Efficiency and Pharmacoeconomical Evaluation of Treatment by Chondroitinsulphate (Structum® in Patients with Primary Osteoarthritis (POA)." EULAR 2002 Annual Meeting, Estocolmo, Suécia.

35. McAlindon, T. E., LaValley, M. P., Gulin, J. P., e Felson, D. T., "Glucosamine and Chondroitin for Treatment of Osteoarthritis: A Systematic Quality Assessment and Meta-Analysis." *Journal of the American Medical Association,* 283(11), 2000, pp. 1469-475; Richy, F., Bruyere, O., Ethgen, O., et al., "Structural and Symptomatic Efficacy of Glucosamine and Chondroitin in Knee Osteoarthritis: A Comprehensive Meta-Analysis." *Archives of Internal Medicine,* 163, 2003, pp. 1514-522.

36. Lippiello, L., Woodward, J., Karpman, R., e Hammad, T. A., "In Vivo Chondroprotection and Metabolic Synergy of Glucosamine and Chondroitin Sulfate." *Clinical Orthopedics,* 381, 2000, pp. 229-40.

## Capítulo 4: IAS: Mais uma arma para o arsenal terapêutico

1. S-Adenosyl-L-Methionine for Treatment of Depression, Osteoarthritis, and Liver Disease. Summary, Evidence Report/Technology Assessment: Number 64. AHRQ Publication nº 02-E033, agosto de 2002. Agency for Healthcare Research and Quality, Rockville, MD. www.ahrq.gov/clinic/ epcsums/samesum.htm.

2. Lozano, Y. F., Mayer, C. D., et al, "Unsaponifiable Matter, Total Sterol and Tocopherol Contents of Avocado Oil Varieties." *Journal of the American Oil Chemists' Society,* 70(6), 1993, pp. 561-65.

3. Messina, M., e Barnes, S., "The Role of Soy Products in Reducing the Risk of Cancer." *Journal of the National Cancer Institute,* 83, 1991, pp. 541-46.

4. Szczepanski, A., Dabrowska, H., e Moskalewska, K., "Piascledine in the Treatment of Scleroderma" [Polonês]. *Przeglad Dermatologiczny,* 61(4), 1974, pp. 525-27; Szczepanski, A., Dabrowska, H., e Moskalewska, K., "Effect of Piascledine Treatment of Scleroderma" [Polonês]. *Przeglad Dermatologiczny,* 62(4), 1975, pp. 555-58; Jarzab, G., "Piascledine in the Treatment of Parodontopathies" [Polonês]. *Czasopismo Stomatologiczne,* 28(4), 1975, pp. 443-45.

5. Nguyen, T. T., "The Cholesterol-Lowering Action of Plant Stanol Esters." *Journal of Nutrition,* 129, 1999, pp. 2109-112; Ling, W. H., e Jones, P. J. H., "Dietary Phytosterols: A Review of Metabolism, Benefits and Side Effects." *Life Sciences,* 57, 1995, pp. 195-206.

6. Kris-Etherton, P. M., Hecker, K. D., Bonanome, A., et al., "Bioactive Compounds in Foods: Their Role in the Prevention of Cardiovascular Disease and Cancer." *American Journal of Medicine,* 113(Supl. 9B), 2002, pp. 71S-88S.

7. Bouic, P. J., "Sterols and Sterolins: New Drugs for the Immune System?" *Drug Discovery Today,* 7(14), 2002, pp. 775-78; Bouic, P. J., "The Role of Phytosterols and Phytosterolins in Immune Modulation: A Review of the Past 10 Years." *Current Opinion in Clinical Nutrition and Metabolic Care,* 4(6), 2001, pp. 471-75.

8. Gerber, G. S., "Phytotherapy for Benign Prostatic Hyperplasia." *Current Urology Reports,* 3(4), 2001, pp. 285-91.

9. Henrotin, Y. E., Labasse, A. H., Jaspar, J. M., et al., "Effects of Three Avocado/Soybean Unsaponifiable Mixtures on Metalloproteinases, Cytokines and Prostaglandin E2

Production by Human Articular Chondrocytes." *Clinical Rheumatology*, 17(1), 1998, pp. 31-9.

10. Ibid.

11. Henrotin, Y. E., Sanchez, C., Deberg, M. A., et al., "Avocado/Soybean Unsaponifiables Increase Aggrecan Synthesis and Reduce Catabolic and Proinflammatory Mediator Production by Human Osteoarthritic Chondrocytes." *Journal of Rheumatology*, 30(8), 2003, pp. 1825-834.

12. Little, C. V., Parsons, T., e Logan, S., "Herbal Therapy for Treating Osteoarthritis (Cochrane Review)." In: *The Cochrane Library*, 2, 2001.

13. Lequesne, M., Maheu, E., Cadet, C., e Dreiser, R. L., "Structural Effect of Avocado/Soybean Unsaponifiables on Joint Space Loss in Osteoarthritis of the Hip." *Arthritis Care and Research*, 47(1) 2002, pp. 50-8.

14. Appelboom, T., Schuermans, J., Verbruggen, G., Henrotin, Y., e Reginster, J. Y., "Symptoms Modifying Effect of Avocado/Soybean Unsaponifiables (ASU) in Knee Osteoarthritis: A Double-Blind, Prospective, Placebo-Controlled Study." *Scandinavian Journal of Rheumatology*, 30(4), 2001, pp. 242-47.

15. Maheu, E., Mazieres, B., Valat, J. P., et al., "Symptomatic Efficacy of Avocado/Soybean Unsaponifiables in the Treatment of Osteoarthritis of the Knee and Hip: A Prospective, Randomized, Double-Blind, Placebo-Controlled, Multicenter Clinical Trial with a Six-Month Treatment Period and a Two-Month Followup Demonstrating a Persistent Effect." *Arthritis and Rheumatism*, 41(1), 1998, pp. 81-91.


## Capítulo 5: A cura da artrite

1. Bolen, J., Helmick, C. G., Sacks, J. J., et al., "Adults Who Have Never Seen a Health-Care Provider for Chronic Joint Symptoms — United States, 2001." *Morbidity and Mortality Weekly Report*, 52(18), 2003, pp. 416-19.

2. Fries, J. F., et al., "Running and the Development of Disability with Age." *Annals of Internal Medicine*, 121, 1994, pp. 502-09.

3. Bunning, R. D., e Materson, R. S., "A Rational Program of Exercise for Patients with Osteoarthritis." *Seminars in Arthritis and Rheumatism*, 21(3), 1991, pp. 33-43.

4. Felson, D. T., et al., "Weight Loss Reduces the Risk for Symptomatic Knee Osteoarthritis in Women: The Framingham Study." *Annals of Internal Medicine*, 116, 1992, pp. 535-39.

5. Traut, E. F., e Thrift, C. B., "Obesity in Arthritis: Related Factors, Dietary Factors." *Journal of the American Geriatric Society*, 17, 1969, pp. 710-17.

6. Moseley, J. B., O'Malley, K., Petersen, N. J., et al., "A Controlled Trial of Arthroscopic Surgery for Osteoarthritis of the Knee." *New England Journal of Medicine*, 347(2), 2002, pp. 81-8.

7. Parsch, D., e Bru, T. H., "Replicative Aging of Human Articular Chondrocytes during Ex Vivo Expansion." *Arthritis and Rheumatism*, 46(11), 2002; pp. 2911-916.

8. Fox, S., e Fox, B. *Beyond Positive Thinking.* Carson, Calif.: Hay House, 1991, p. 64.

## Capítulo 6: Como escolher e usar suplementos para artrite

1. Russell, A. S., Aghazadeh-Habashi, A., e Jamali, F., "Active Ingredient Consistency of Commercially Available Glucosamine Sulfate Products." *Journal of Rheumatology,* 29, 2002, pp. 2407-409.
2. Michel, B., Vignon, K., et al., "Oral Chondroitin Sulphate in Knee OA Patients: Radiographic Outcomes of a 2-Year Prospective Study." *Osteoarthritis and Cartilage,* 9(supl. B), 2001, p. S68.
3. Ibid.
4. Scroggie, D. A., Albright, A., e Harris, M. D., "The Effect of Glucosamine-Chondroitin Supplementation on Glycosylated Hemoglobin Levels in Patients with Type 2 Diabetes Mellitus: A Placebo-Controlled, Double-Blinded, Randomized Clinical Trial." *Archives of Internal Medicine,* 163(13), 2003, pp. 1587-590.
5. Reginster, J. Y., Deroisy, R., Rovati, L. C., et al., "Long-Term Effects of Glucosamine Sulphate on Osteoarthritis Progression: A Randomised, Placebo-Controlled Clinical Trial." *Lancet,* 357, 2001, pp. 247-48. Pós-publicação da apresentação do autor principal.
6. Adebowale, A. O., Cox, D. S., Liang, Z., e Eddington, N. D., "Analysis of Glucosamine and Chondroitin Sulfate Content in Marketed Products and the Caco-2 Permeability of Chondroitin Sulfate Raw Materials." *Journal of the American Nutraceutical Association,* 3(1), 2000, pp. 37-44.
7. *Consumer Reports,* janeiro de 2002.
8. Russell, A. S., Aghazadeh-Habashi, A., e Jamali, F.; "Active Ingredient Consistency of Commercially Available Glucosamine Sulfate Products." *Journal of Rheumatology,* 29, 2002, pp. 2407-409.

## Capítulo 7: O problema dos analgésicos

1. Singh, G., "Recent Considerations in Nonsteroidal Anti-inflammatory Drug Gastropathy." *American Journal of Medicine,* 105 (1B), 1998, pp. 31S-38S; Wolfe, M., Lichtenstein, D., e Singh, G., "Gastrointestinal Toxicity of Nonsteroidal Anti-Inflammatory Drugs." *New England Journal of Medicine,* 340(24), 1999, pp. 1888-889.
2. Curhan, G. C., Willett, W. C., Rosner, B., e Stampfer, M. J., "Frequency of Analgesic Use and Risk of Hypertension in Younger Women." *Archives of Internal Medicine,* 162, 2002, pp. 2204-208.
3. Dedier, J., Stampfer, M. J., Hankinson, S. E., et al., "Nonnarcotic Analgesic Use and the Risk of Hypertension in U.S. Women." *Hypertension,* 40, 2002, pp. 604-08.

4. Ruoff, G. E., "The Impact of Nonsteroidal Anti-Inflammatory Drugs on Hypertension: Alternative Analgesics for Patients at Risk." *Clinical Therapeutics,* 20, 1998, pp. 376-87.

5. Bradley, J. D., et al., "Comparison of an Anti-Inflammatory Dose of Ibuprofen, an Analgesic Dose of Ibuprofen, and Acetaminophen in the Treatment of Patients with Osteoarthritis of the Knee." *New England Journal of Medicine,* 325, 1991, pp. 87-91.

6. Sandler, D. P., Smith, J. C., Weinberg, C. R, et al., "Analgesic Use and Chronic Renal Disease." *New England Journal of Medicine,* 320, 1989, pp. 1238-243.

7. Garcia Rodriguez, L. A., e Hernandez-Diaz, S., "Relative Risk of Upper Gastrointestinal Complications among Users of Acetaminophen and Nonsteroidal Anti-Inflammatory Drugs." *Epidemiology,* 12, 2001, pp. 570-76.

8. Kuffner, E. K., Dart, R. C., Bogdan, G. M., et al., "Effect of Maximal Daily Doses of Acetaminophen on the Liver of Alcoholic Patients: A Randomized, Double-Blind, Placebo-Controlled Trial." *Archives of Internal Medicine,* 161, 2001, pp. 2247-252.

9. Ostapowicz, G., Fontana, R. J., Schiodt, F. V., et al., "Results of a Prospective Study of Acute Liver Failure at 17 Tertiary Care Centers in the United States." *Annals of Internal Medicine,* 137, 2002, pp. 947-54.

10. Bolesta, S., e Haber, S. L., "Hepatoxicity Associated with Chronic Acetaminophen Administration in Patients without Risk Factors." *Annals of Pharmacotherapy,* 36, 2002, pp. 331-33.

11. Sandler, D. P., Smith, J. C., Weinberg, C. R, et al., "Analgesic Use and Chronic Renal Disease." *New England Journal of Medicine,* 320, 1989, pp. 1238-243.

12. Fored, C. M., Ejerblad, E., Lindblad, P., et al., "Acetaminophen, Aspirin, and Chronic Renal Failure." *New England Journal of Medicine,* 345, 2001, pp. 1801-808.

13. Williams, H. J., Ward, J. R., Egger, M. J., et al., "Comparison of Naproxen and Acetaminophen in a Two-Year Study of Treatment of Osteoarthritis of the Knee." *Arthritis and Rheumatism,* 36, 1993, pp. 1196-206.

14. Catella-Lawson, F., Reilly, M. P., Kapoor, S. C., et al., "Cyclooxygenase Inhibitors and the Antiplatelet Effects of Aspirin." *New England Journal of Medicine,* 345, 2001, pp. 1809-817.

15. Ding, C., "Do NSAIDs Affect the Progression of Arthritis?" *Inflammation,* 26, 2002, pp. 139-42.

16. Rashad, S., Revell, P., Hemingway, A., et al., "Effect of Non-Steroidal Antiinflammatory Drugs on the Course of Osteoarthritis." *Lancet,* 2, 1989, pp. 519-22.

17. Pelletier, J. P., "The Influence of Tissue Cross-Talking on OA Progression: Role of Nonsteroidal Antiinflammatory Drugs." *Osteoarthritis and Cartilage,* 7(4), 1999, pp. 374-76; Dingle, J. T., "The Effects of NSAID on the Matrix of Human Articular Cartilages." *Zeitschrift für Rheumatologie,* 58(3), 1999, pp. 125-29; Hugenberg,

S. T., Brandt, K. D., e Cole, C. A., "Effect of Sodium Salicylate, Aspirin, and Ibuprofen on Enzymes Required by the Chondrocyte for Synthesis of Chondroitin Sulfate." *Journal of Rheumatology,* 20(12), 1993, pp. 2128-133; de Vries, B. J., van den Berg, W. B., e van de Putte, L. B., "Salicylate-Induced Depletion of Endogenous Inorganic Sulfate. Potential Role in the Suppression of Sulfated Glycosaminoglycan Synthesis in Murine Articular Cartilage." *Arthritis and Rheumatology,* 28(8), 1985, pp. 922-29; Palmoski, M. J., e Brandt, K. D., "Effects of Some Nonsteroidal Antiinflammatory Drugs on Proteoglycan Metabolism and Organization in Canine Articular Cartilage." *Arthritis and Rheumatology,* 23(9), 1980, pp. 1010-020.

18. Stehlin, D., "How to Take Your Medicine — Nonsteroidal Antiinflammatory Drugs." *FDA Consumer,* junho de 1990, pp. 33-4.

19. Silverstein, F. E., Faich, G., Goldstein, J. L., et al., "Gastrointestinal Toxicity with Celecoxib vs Nonsteroidal Anti-Inflammatory Drugs for Osteoarthritis and Rheumatoid Arthritis: The CLASS Study: A Randomized Controlled Trail. Celecoxib Long-Term Arthritis Safety Study." *Journal of the American Medical Association,* 284, 2000, pp. 1247-255.

20. Chan, F. K., Hung, L. C., Suen, B. Y., et al., "Celecoxib versus Diclofenac and Omeprazole in Reducing the Risk of Recurrent Ulcer Bleeding in Patients with Arthritis." *New England Journal of Medicine,* 347, 2002, pp. 2104-110.

21. Bombardier, C., Laine, L., Reicin, A., et al., "Comparison of Upper Gastrointestinal Toxicity of Rofecoxib and Naproxen in Patients with Rheumatoid Arthritis. VIGOR Study Group." *New England Journal of Medicine,* 343, 2000, pp. 1520-528.

22. Day, R., Morrison, B., Luza, A., et al., "A Randomized Trial of the Efficacy and Tolerability of the COX-2 Inhibitor Rofecoxib vs Ibuprofen in Patients with Osteoarthritis. Rofecoxib/Ibuprofen Comparator Study Group." *Archives of Internal Medicine,* 160, 2000, pp. 1781-787.

23. Geba, G. P., Weaver, A. L., Polis, A. B., et al., "Efficacy of Rofecoxib, Celecoxib, and Acetaminophen in Osteoarthritis of the Knee: A Randomized Trial." *Journal of the American Medical Association,* 287, 2002, pp. 64-71.

24. Bombardier, C., Laine, L., Reicin, A., et al., "Comparison of Upper Gastrointestinal Toxicity of Rofecoxib and Naproxen in Patients with Rheumatoid Arthritis. VIGOR Study Group." *New England Journal of Medicine,* 343, 2000, pp. 1520-528.

25. Mukherjee, D., Nissen, S. E., e Topol, E. J., "Risk of Cardiovascular Events Associated with Selective COX-2 Inhibitors." *Journal of the American Medical Association,* 286, 2001, pp. 954-59.

26. Ray, W. A., Stein, C. M., Daugherty, J. R., et al., "COX-2 Selective Non-Steroidal Anti-Inflammatory Drugs and Risk of Serious Coronary Heart Disease." *Lancet,* 360, 2002, pp. 1071-073.

**Capítulo 8: Exercícios que ajudam, e não que machucam**

1. Gecht, M. R., et al., "A Survey of Exercise Beliefs and Exercise Habits Among People with Arthritis." *Arthritis Care and Research,* 9(2), 1996, pp. 82-8.
2. Rock, M., "A Strong Case for Strength Training." *Arthritis Today,* 8(6),1994, pp. 45-50.
3. Miyaguchi, M., Kobayashi, A., et al., "Biochemical Change in Joint Fluid after Isometric Quadriceps Exercise for Patients with Osteoarthritis of the Knee." *Osteoarthritis and Cartilage,* 11, 2003, pp. 252-59.
4. Bunning, R. D., e Materson, R. S., "A Rational Program of Exercise for Patients with Osteoarthritis." *Seminars in Arthritis and Rheumatism,* 21(3), 1991, pp. 33-43.
5. Rock, M., "A Strong Case for Strength Training." *Arthritis Today,* 8(6), 1994, pp. 45-50.
6. Morrow, S., "Take It in Stride: Walking Is Fun for Fall." *Arthritis Today,* 8(5), 1994, pp. 59-61.
7. *Arthritis Information: Exercise and Your Arthritis.* Brochure nº 835-5455. Atlanta, Ga.: The Arthritis Foundation, janeiro de 1996.
8. McNeal, R. L., "Aquatic Therapy for Patients with Rheumatic Disease." *Rheumatic Disease Clinics of North America,* 16(4),1990, pp. 915-43.
9. "Stretching, the Truth," *UC Berkeley Wellness Letter,* novembro de 1994, 11, pp. 4-6.

**Capítulo 9: Uma alimentação saudável é muito importante**

1. Felson, D. T., Anderson J. J., Naimark A., et al., "Obesity and Knee Osteoarthritis. The Framingham Study." *Annals of Internal Medicine,* 109(1), 1988, pp. 18-24.
2. Felson, D. T., Zhang, Y., Hannan, M. T., et al., "Risk Factors for Incident Radiographic Knee Osteoarthritis in the Elderly: The Framingham Study." *Arthritis and Rheumatism,* 40(4), 1997, pp. 728-33.
3. Martin-Moreno, J. M., Willett, W. C., Gorgojo, L., et al., "Dietary fat, Olive Oil Intake and Breast Cancer Risk." *International Journal of Cancer;* 58, 1994, pp. 774-80; Trichopoulou, A., Katsouyanni, K., Stuver, S., et al., "Consumption of Olive Oil and Specific Food Groups in Relation to Breast Cancer Risk in Greece." *Journal of the National Cancer Institute,* 87, 1995, pp. 110-16.
4. De Lorgeril, M., Salen, P., et al., "Mediterranean Diet, Traditional Risk Factors, and the Rate of Cardiovascular Complications after Myocardial Infarction. Final Report of the Lyon Diet Heart Study." *Circulation,* 99, 1999, pp. 779-85.
5. McAlindon, T. E., Jacques, P., Zhang, Y., et al., "Do Antioxidant Micronutrients Protect against the Development and Progression of Knee Osteoarthritis?" *Arthritis and Rheumatism,* 39, 1996, pp. 648-56.
6. Travers, R. L., Rennie, G. C., Newnham, R. E., "Boron and Arthritis: The Results of a Double-Blind Pilot Study." *Journal of Nutritional Medicine,* 1, 1990, pp. 127-32.

7. De Fabio, A., "Treatment and Prevention of Osteoarthritis." *Townsend Letter for Doctors,* fevereiro-março de 1990, pp. 143-48.

## Capítulo 10: Como combater a depressão

1. O'Koon, M., "Out of the Dark." *Arthritis Today,* 9(1), janeiro/fevereiro de 1996, pp. 34-40.
2. Ibid.
3. "Mental Disorders in America." NIH Publication nº 01-4584.
4. Keefe, F. J., Caldwell, D. S., Queen, K., et al., "Osteoarthritic Knee Pain: A Behavioral Analysis." *Pain,* 28, 1987, pp. 309-21.
5. Murphy, H., Dickens, C., Creed, F., e Bernstein, R., "Depression, Illness Perception and Coping in Rheumatoid Arthritis." *Journal of Psychosomatic Research,* 46, 1999, pp. 155-64.
6. S-Adenosyl-L-Methionine for Treatment of Depression, Osteoarthritis, and Liver Disease. Summary, Evidence Report/Technology Assessment: Number 64. AHRQ Publication nº 02-E033, agosto de 2002. Agency for Healthcare Research and Quality, Rockville, MD. www.ahrq.gov/clinic/ epcsums/samesum.htm.
7. McAlindon, T. E., Lavalley, M. P., e Felson, D. T., "Glucosamine and Chondroitin for Treatment of Osteoarthritis: A Systematic Quality Assessment and Meta-Analysis." *Journal of the American Medical Association,* 283, 2000, pp. 1469-475.
8. O'Koon, M., "Out of the Dark." *Arthritis Today,* 9(1), janeiro/fevereiro de 1996, pp. 34-40.
9. Fries, J. F. *Arthritis: A Take Care of Yourself Health Guide.* Reading, Mass.: Addison Wesley, 1995, pp. 238-39.
10. O'Koon, M., "Out of the Dark." *Arthritis Today,* 9(1), janeiro/fevereiro de 1996, pp. 34-40.
11. Mondimore, E. M., *Depression: The Mood Disease.* Baltimore, Md.: The Johns Hopkins University Press, 1993.
12. Dexter, R., Brandt, K., "Distribution and Predictors of Depressive Symptoms of Osteoarthritis." *The Journal of Rheumatology,* 21(2), 1994,   pp. 279-86.
13. Creamer, P., Lethbridge-Cejku, M., e Hochberg, M. C., "Factors Associated with Functional Impairment in Symptomatic Knee Arthritis." *Rheumatology* 39, 2000, pp. 490-96.
14. Creamer, P., Lethbridge-Cejku, M., e Hochberg, M. C., "Determinants of Pain Severity in Knee Osteoarthritis: Effect of Demographic and Psychological Variables Using 3 Pain Measures." *Journal of Rheumatology,* 26, 1999, pp. 1785-792.
15. Orlock, C., "The Healing Power of Touch." *Arthritis Today* 8(6), novembro/dezembro de 1994, pp. 34-7.

**Capítulo 11: Você *pode* evitar a osteoartrite**

1. Lavigne, P., Shi, Q., et al., "Modulation of IL-lβ, IL-6, TNF α and $PGE_2$ by Pharmacological Agents in Explants of Membranes from Failed Total Hip Replacement." *Osteoarthritis and Cartilage,* 10(11), 2002, pp. 898-904.

2. Felson, D. T., Anderson J.J., Naimark, A., et al., "Obesity and Knee Osteoarthritis. The Framingham Study." *Annals of Internal Medicine,* 109(1), 1988, pp. 18-24.

3. Felson, D. T., Zhang, Y., Hannan, M. T., et al., "Risk Factors for Incident Radiographic Knee Osteoarthritis in the Elderly: The Framingham Study." *Arthritis and Rheumatism,* 40(4), 1997, pp. 728-33.

4. Sandmark H., Hogstedt, C., Lewold, S., e Vingard, E., "Osteoarthrosis of the Knee in Men and Women in Association with Overweight, Smoking, and Hormone Therapy." *Annals of the Rheumatic Diseases,* 58(3), 1999, pp. 151-55.

5. Coggon, D., Reading, I., Croft, P., et al., "Knee Osteoarthritis and Obesity." *International Journal of Obesity and Related Metabolic Disorders,* 25(5), 2001, pp. 622-27.

6. Flugsrud, G. B., Nordsletten, L., Espehaug, B., et al., "Risk Factors for Total Hip Replacement Due to Primary Osteoarthritis: A Cohort Study in 50,034 Persons." *Arthritis and Rheumatology,* 46(3), 2002, pp. 675-82.

7. Felson, D. T., Zhang, Y., Anthony, M. J., et al., "Weight Loss Reduces the Risk for Symptomatic Knee Osteoarthritis in Women. The Framingham Study." *Annals of Internal Medicine,* 116(7),1992, pp. 535-39.

8. Selesnick, H., "Prevalence of Abnormal Findings on MRI in the Knees of Professional Basketball Players," Presentation at American Orthopedic Society for Sports Medicine, Sports Medicine and the NBA Conference, 17 de novembro de 2000, Miami Beach, Flórida.

9. Jensen, M. C., Brant-Zawadzki, M. N., Obuchowski, N., et al., "Magnetic Resonance Imaging of the Lumbar Spine in People without Back Pain." *New England Journal of Medicine,* 331(2), 1994, pp. 69-73.

10. Borenstein, D. G., O´Mara, J. W. Jr., Boden, S. D., et al., "The Value of Magnetic Resonance Imaging of the Lumbar Spine to Predict Low-Back Pain in Asymptomatic Subjects: A Seven-Year Follow-Up Study." *Journal of Bone and Joint Surgery,* 83 (A9), 2001, pp. 1306-311.